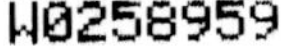


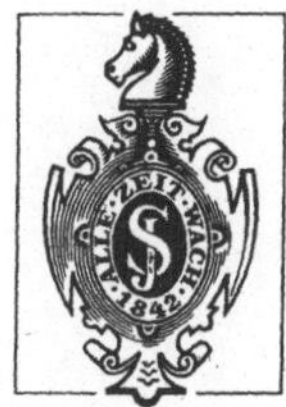
HALLE · ZEIT · WACH
1842

B. E. Strauer

# Das Hochdruckherz

## Pathophysiologie – Diagnostik – Differentialtherapie

Dritte, neu bearbeitete und erweiterte Auflage

Mit 118 Abbildungen und 78 Tabellen

Springer-Verlag Berlin Heidelberg GmbH

Professor Dr. med. Bodo-Eckehard Strauer
Medizinische Klinik und Poliklinik B
Heinrich-Heine-Universität Düsseldorf
Moorenstraße 5
W-4000 Düsseldorf 1, FRG

ISBN 978-3-662-06466-5 ISBN 978-3-662-06465-8 (eBook)
DOI 10.1007/978-3-662-06465-8



Gesamtherstellung: K. Triltsch GmbH, Würzburg
2119/3335-543210 – Gedruckt auf säurefreiem Papier – Printed on acid-free paper

# Vorwort zur 3. Auflage

Nach statistischen, epidemiologischen und klinischen Kenndaten gibt es in der ehemaligen Bundesrepublik Deutschland derzeit etwa 9 Mio. Hypertoniker. Davon sind ca. ⅔ bekannt (6 Mio.), ⅓ der Hypertoniker ist Dunkelziffer (3 Mio.). Etwa 50–75% aller Hypertoniker weisen kardiale Organmanifestationen auf. Die Gesamtletalität an Bluthochdruck und seinen Folgeerkrankungen liegt bei ca. 25%.

Die hohe kardiale Morbiditäts- und Mortalitätspotenz des Risikofaktors „Hochdruck" liegt in der Entwicklung von Herzhypertrophie, Herzinsuffizienz und koronarer Herzkrankheit begründet. Hochdruckkranke weisen darüber hinaus eine bevorzugte Prädisposition für kardiale Zweiterkrankungen auf.

Die vorliegende Studie hat das Ziel, die Myokardfunktion und koronare Hämodynamik sowie deren pharmakotherapeutische Beeinflußbarkeit bei der essentiellen Hypertonie, der häufigsten Form der Druckbelastung des menschlichen Herzens, zu analysieren. Damit werden Funktion und Arbeitsweise des Hochdruckherzens dargestellt, eine bislang pathophysiologisch und diagnostisch nicht ausreichend beachtete Hypertrophieform des menschlichen Herzens.

In der 3. Auflage dieses Buches, die neu bearbeitete und erheblich erweitert wurde, werden zahlreiche neue Befunde zur Pathophysiologie, Diagnostik und Pharmakotherapie mitgeteilt und diskutiert. Schwerpunktmäßig werden systematische Untersuchungsserien zur Hypertrophieregression des Ventrikelmyokards und des Koronarkreislaufs, zur stummen Myokardischämie des Hypertonikers, zum Rhythmusproblem, zur Rheologie und zur klinischen Pharmakotherapie dargestellt. Darüber hinaus ist es ein besonderes Anliegen, durch Einbeziehung nichtinvasiver, diagnostischer Befunde und pharmakotherapeutischer Resultate die Klinik des Hochdruckherzens schwerpunktmäßig darzustellen. Dadurch erhält diese Neuauflage ein zunehmendes Anwendungsgebiet nicht nur für den kardiologisch orientierten Spezialisten, sondern als diagnostischer und therapeutischer Leitfaden auch für klinisch und praktisch tätige Ärzte, die sich mit dem Problem „Hochdruck und Herz" befassen.

Düsseldorf, Januar 1991

B. E. Strauer

# Inhaltsverzeichnis

# 1 Einleitung

## 1.1 Klinische Grundlagen, Definitionen und Problemstellung

Die essentielle Hypertonie ist die häufigste Form der Druckbelastung des linken Ventrikels. Neben den zerebralen, renalen und peripher-arteriellen Organmanifestationen stellt sie einen der gravierenden Risikofaktoren der koronaren Herzkrankheit (KHK) dar (Tabelle 1.1; [17, 67, 68, 74, 98, 105]). In Abhängigkeit und unabhängig

**Tabelle 1.1.** Hypertensive Organmanifestationen am Augenhintergrund, am Herzen (Myokard, Herzkranzgefäße), Gehirn, an den Blutgefäßen und den Nieren

Augenhintergrund
- fundus hypertonicus

Herz
- Herzhypertrophie, Dilatation } Hochdruckherz
- Koronare Herzkrankheit } Hochdruckherz

Gehirn
- hypertensive Blutung
- hypertensive Encephalopathie
- transiente ischämische Attacken

Blutgefäße
- hypertensive Angiopathie (Makro-Mikroangiopathie)

Nieren
- Abnahme der Nierendurchblutung
- Abnahme der glomerulären Filtrationsrate
- Niereninsuffizienz

von einer begleitenden KHK führt sie zu Herzhypertrophie, Herzdilatation und Herzinsuffizienz (Abb. 1.1; [105, 108, 109, 224, 225]). Eine wirksame Behandlung der essentiellen Hypertonie ist somit gleichbedeutend mit einer wirksamen Prophylaxe und Therapie der hypertensiven kardialen und extrakardialen Organmanifestationen [93, 257, 258, 273, 273a, 277]. In Anbetracht der multifaktoriellen Herzbeteiligung beim essentiellen Hochdruck (koronare Herzkrankheit, Hypertrophie, Dilatation, Herzinsuffizienz) gewinnt die Erkennung und therapeutische Beeinflußbarkeit einer hypertensiven Herzerkrankung besondere Bedeutung. Bislang liegen zwar zahlreiche peripher-hämodynamische Untersuchungsbefunde, jedoch kaum kardiale und koronare Meßdaten beim essentiellen Hochdruck vor [265, 266, 274–276]. Es wurde daher eine langjährige Untersuchungsserie über die Ventrikelfunktion und koronare Hämodynamik der essentiellen Hypertonie initiiert, deren Ergebnisse im folgenden dargestellt werden.

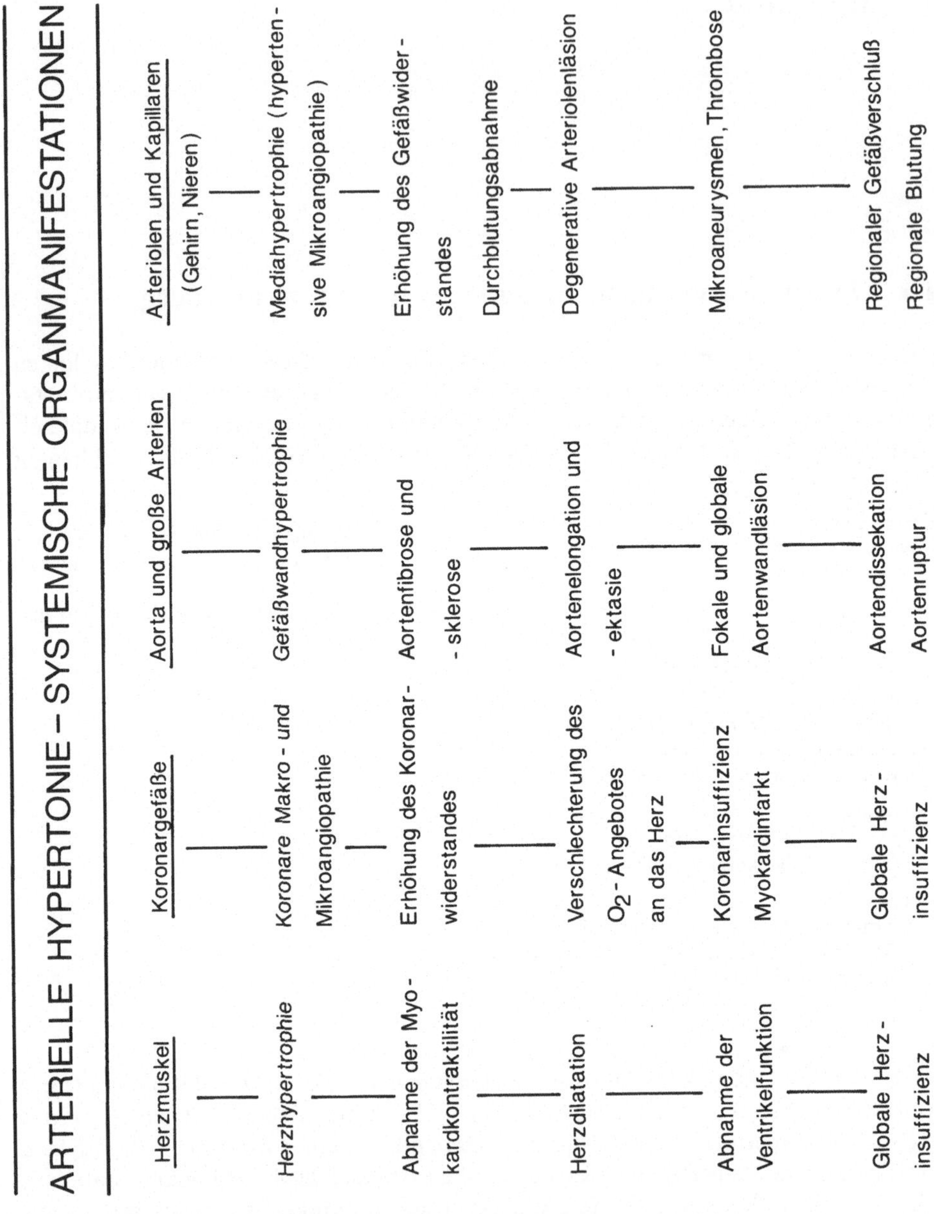

**ARTERIELLE HYPERTONIE – SYSTEMISCHE ORGANMANIFESTATIONEN**

| Herzmuskel | Koronargefäße | Aorta und große Arterien | Arteriolen und Kapillaren (Gehirn, Nieren) |
|---|---|---|---|
| Herzhypertrophie | Koronare Makro- und Mikroangiopathie | Gefäßwandhypertrophie | Mediahypertrophie (hypertensive Mikroangiopathie) |
| Abnahme der Myokardkontraktilität | Erhöhung des Koronarwiderstandes | Aortenfibrose und -sklerose | Erhöhung des Gefäßwiderstandes |
| | | | Durchblutungsabnahme |
| Herzdilatation | Verschlechterung des $O_2$-Angebotes an das Herz | Aortenelongation und -ektasie | Degenerative Arteriolenläsion |
| Abnahme der Ventrikelfunktion | Koronarinsuffizienz | Fokale und globale Aortenwandläsion | Mikroaneurysmen, Thrombose |
| | Myokardinfarkt | | |
| Globale Herzinsuffizienz | Globale Herzinsuffizienz | Aortendissekation | Regionaler Gefäßverschluß |
| | | Aortenruptur | Regionale Blutung |

**Abb. 1.1.** Systemische Organmanifestationen der arteriellen Hypertonie

Von den zahlreichen peripher-hämodynamischen Untersuchungsbefunden lassen sich die wichtigsten in Veränderungen von seiten der Herzfrequenz, des Blutdruckes, des Herzminutenvolumens des Schlagvolumens und des peripheren Widerstandes einteilen [104, 141, 149, 163, 214]. In Stadien I–II (III) der Hochdruckkrankheit (WHO-Klassifizierung) ist die Herzfrequenz meist erhöht. Der arterielle Blutdruck steigt unter körperlicher Belastung bei fortgeschrittenem Hochdruck prozentual meist stärker an als bei Normotonikern. Das Herzminutenvolumen ist im Stadium I erhöht und im Stadium III erniedrigt. Unter körperlicher Belastung ist die Zunahme des Herzminutenvolumens gegenüber der Norm herabgesetzt. Das Schlagvolumen ist als Resultante von Herzminutenvolumen und Herzfrequenz im Stadium I normal und in den höhergradigen Hochdruckstadien meist reduziert. Der arterielle, periphere Gesamtwiderstand ist in den höhergradigen Hochdruckstadien erhöht. Die arteriovenöse Sauerstoffdifferenz ist meist normal. Das Frühstadium der essentiellen Hypertonie zeigt somit eine leichte frequenzbedingte Hyperzirkulation bei nur mäßiggradig erhöhtem peripheren Gesamtwiderstand. Dagegen zeigt der essentielle Hochdruck mit zunehmendem Schweregrad eine fortschreitende Zunahme des peripheren Gesamtwiderstands und eine Abnahme der kardialen Pumpfunktion.

Nichtinvasive, echokardiographische Studien haben gezeigt, daß beim dekompensierten essentiellen Hochdruck eine erhebliche Zunahme des enddiastolischen Drukkes im linken Ventrikel auftreten kann [82–84]. Trotz hoher linksventrikulärer Füllungsdrücke kann jedoch der enddiastolische Volumenindex normal sein, während Schlagvolumen und Auswurffraktion des linken Ventrikels erheblich herabgesetzt sind [34, 35]. Elektrokardiographisch ist eine Veränderung des Elektroatriogramms mit biphasischen, verbreiterten negativen sowie abgeflachten oder überhöhten P-Wellen oft vor Einsetzen der ventrikulären Hypertrophiezeichen und Erregungsrückbildungsstörungen vorhanden [66–68].

Invasive Herzkatheterstudien und Koronardurchblutungsmessungen an älteren, arteriellen Hypertonikern ohne Herzdekompensation haben einen normalen Herzindex bei mittelgradiger Hypertonie (Smithwick-Grade I und II) und eine Abnahme des Herzindex bei höhergradiger Hypertonie (Smithwick-Grade III und IV) ergeben [11, 208]. Der periphere arterielle Gesamtwiderstand war bei allen Hypertonikern erhöht. Koronardurchblutung des linken Ventrikels und myokardialer Sauerstoffverbrauch waren bei den Hypertonikern geringgradig erhöht, während der Koronarwiderstand eine deutliche Zunahme zeigte [11, 208].

Morphologisch weist das Hochdruckherz in Abhängigkeit von Ausmaß und Dauer des Hochdruckes ein kompensatorisches Myokardwachstum auf, das nach dem Konzept von Linzbach bis zu einem Herzgewicht von ca. 500 g bzw. einem linksventrikulären Gewicht von ca. 200–250 g als harmonisch einzustufen ist und durch Dickenzunahme und Wachstum der bereits vorhandenen Myofibrillen und Muskelfasern erfolgt [142–144]. Erst bei höheren Herz- bzw. Ventrikelgewichten, d. h. bei pathologischer Druckhypertrophie kann eine echte Vermehrung von Muskelfasern einsetzen. Makroskopisch ist die kompensierte Druckhypertrophie durch eine dicke Kammerwand, ein kleines Kammerinnenvolumen und eine verlängerte Ausflußbahn gekennzeichnet, während im dekompensierten Stadium große Ventrikel mit hohem enddiastolischen Volumen und exzentrischer Dilatation auftreten können.

Das hypertrophierte Hypertonikerherz bietet klinisch (Symptomatik, EKG-Veränderungen) und morphologisch (Ödem der Herzmuskelzellen, Quellung und Zerfall von Mitochondrien) in besonders häufigem Maße die manifesten Zeichen einer Koronarinsuffizienz. Dies ist 1) durch ein Sistieren des Wachstums der aortalen Koronarostienlumina bei weiterwachsenden myokardialen Koronararterien und Koronararterienaufzweigungen, 2) durch ein Mißverhältnis zwischen hypertrophierter Myokardmasse und des sie versorgenden Koronararteriensystems, 3) durch einen frühzeitigen Befall der kleinen intramuralen Arteriolen [96, 101, 110, 202] und 4) durch einen

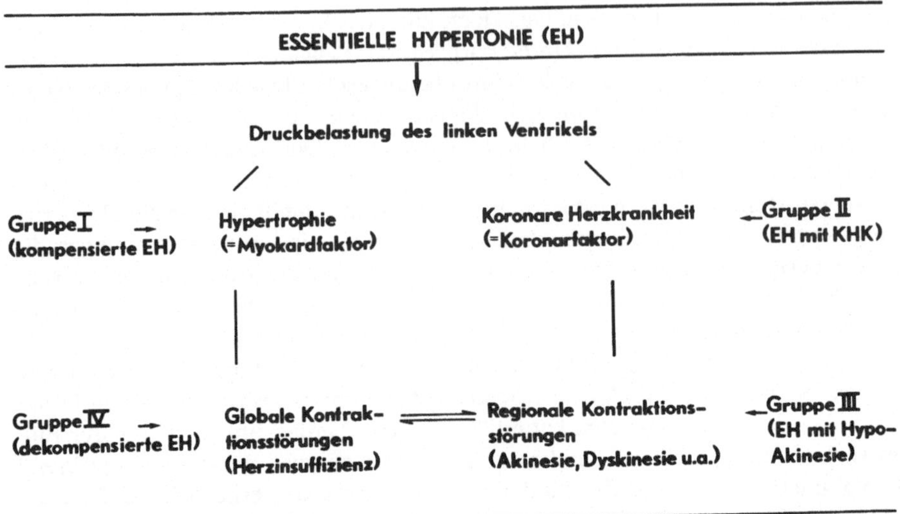


**Abb. 1.2.** Manifestationsmöglichkeiten der essentiellen Hypertonie entsprechend dem untersuchten Patientengut. Kompensiert: NYHA 0/I, dekompensiert: NYHA III/IV

abnormen intramuralen Druck mit konsekutiver Erhöhung der myokardialen Komponente des Koronarwiderstandes erklärt worden. Etwa 50% aller 50jährigen Hypertoniker haben Hinweise auf eine morphologisch faßbare Sklerose der kleinen intramuralen Koronararterien. In-vivo-Messungen über systemische Koronarangiographien, über die stadienabhängig veränderte Myokardperfusion, über den myokardialen Sauerstoffverbrauch und über die koronare Regulationsbreite des Hochdruckherzens liegen bislang nicht vor.

Aus den Befunden über die periphere Hämodynamik, die Ventrikelfunktion, die Hypertrophie und koronaren Manifestationen der essentiellen Hypertonie geht hervor, daß die Auswirkungen auf die Ventrikelfunktion vorrangig von dem Grad der Hypertonie und resultierenden Linksherzhypertrophie, dem *Myokardfaktor*, zum anderen von der Entwicklung einer KHK, dem *Koronarfaktor*, abhängig sind. Beide Faktoren können zu globalen und regionalen Kontraktionsstörungen führen (Abb. 1.2). Eine Beurteilung der Ventrikelfunktion und koronaren Hämodynamik bei der essentiellen Hypertonie hat somit den Hypertrophie- und Insuffizienzgrad des Ventrikels wie auch Koronararterienstenosierungen und konsekutive regionale Wandkontraktionsstörungen zu berücksichtigen.

Die Prävalenz des Myokardfaktors oder des Koronarfaktors bzw. einer Kombination der myokardialen und koronaren Organmanifestationen führt zu unterschiedlicher Hypertrophie, Ventrikelgeometrie und koronarer Hämodynamik. Demzufolge sind in Abhängigkeit von Ausmaß und Dauer der essentiellen Hypertonie sowie als Folge der kardialen Zweiterkrankungen für das jeweilige Krankheitsstadium typische Befundkonstellationen zu erwarten. Darüber hinaus ist denkbar, daß pharmakologische bzw. therapeutische Eingriffe, inbesondere $\beta$-Rezeptorenblocker und Digitalisglykoside, zu einer im Vergleich zum normotonen linken Ventrikel andersartigen Ventrikeldynamik führen können. Die ventrikeldynamischen und koronaren Auswirkungen lassen sich bei Brücksichtigung morphologischer Befunde und Verlaufsuntersuchungen beim Hochdruckherzen wie folgt umreißen:

1) Die Hypertrophie des linken Ventrikels bei der essentiellen Hypertonie geht mit Änderungen der Wanddicke, der Muskelmasse, des enddiastolischen Druckes und Volumens einher [5, 80, 157, 163–168, 266–269]. Damit sind Änderungen derjenigen ventrikelgeometrischen Faktoren verbunden, die den Hypertrophiegrad des linken Ventrikels determinieren [61, 79, 271, 272, 274–276, 322]. Die unterschiedliche Wechselwirkung dieser Variablen hat eine unterschiedliche Wandspannung des linken Ventrikels zur Folge. Eine Änderung der Wandspannung wiederum führt zu Änderungen der Ventrikelfunktion, so daß der Hypertrophiegrad die Funktion des linken Ventrikels im Verlauf der essentiellen Hypertonie bestimmt.
2) Parallel zur Hypertrophie des linken Ventrikels setzt eine Massenzunahme mit Veränderung der Ventrikeldimensionen ein. In Abhängigkeit von Grad, Dauer und Intensität der Druckbelastung sowie von koronaren und myokardialen Zweiterkrankungen kann die röntgenologisch faßbare Herz- und Ventrikelgröße von einer Normalkonfiguration bis zur allseitigen Herzdilatation variieren. Bei gleicher absoluter linksventrikulärer Muskelmasse kann einmal ein normal großer linker Ventrikel mit normalem oder verkleinertem intraventrikulärem Volumen und stark vermehrter Wanddicke, zum anderen ein erheblich und allseits vergrößerter linker Ventrikel mit erhöhtem intraventrikulärem Volumen und normaler oder lediglich gering vermehrter linksventrikulärer Wanddicke nachweisbar sein. Eine quantitativ vergleichbare, im Gefolge der arteriellen Druckbelastung auftretende Massenzunahme des linken Ventrikels kann somit bei der essentiellen Hypertonie mit ganz unterschiedlichen Ventrikeldimensionen einhergehen. Arbeitsweise und Funktion des Ventrikels wiederum sind von der absoluten Muskelmasse, der Wanddicke, dem intraventrikulären Druck und Volumen bzw. dem Radius abhängig. Bei einer Veränderung dieser ventrikelgeometrischen Größen, z.B. im Gefolge der arteriellen und inksventrikulären Druckbelastung bei der essentiellen Hypertonie, ist mit einer Änderung der Ventrikelfunktion zu rechnen. Da die genannten Größen eine Folge der linksventrikulären Druckbelastung darstellen, repräsentieren sie gleichzeitig die Determinanten des Hypertrophiegrades des linken Ventrikels [265, 266, 269, 271, 272, 274–276]. Der Hypertrophiegrad, der in den vorliegenden Studien als von den ventrikelgeometrischen Größen der Wanddicke, der Ventrikelmasse, des intraventrikulären Druckes und Volumens abhängige Resultante der chronischen Druckbelastung des linken Ventrikels definiert wird, bestimmt somit in entscheidendem Maße die Funktion des linken Ventrikels [163–168, 271–276].
3) Konfiguration und Form des linken Ventrikels sowie die röntgenologisch faßbare Herzgröße sind bei der essentiellen Hypertonie vom Hypertrophie- und Insuffizienzgrad, von koronaren Hochdruckmanifestationen (Hypo-, A-, Dyskinesie) und von begleitenden Zweiterkrankungen abhängig [263–265]. Demzufolge variiert die Herzgröße vom Normalbefund mit konzentrischer Ventrikelhypertrophie, vermehrter Wanddicke und normalem oder verkleinertem Innenvolumen bis zur exzentrischen, allseits vergrößerten Herzsilhouette mit vergrößertem Innenvolumen und normaler oder verdickter Ventrikelwand. Gelegentliche Beobachtungen in unserem Laboratorium wiesen darauf hin, daß bei Hypertonikern, im Unter-

schied zu quantitativ vergleichbaren linksventrikulären Hypertrophien im Gefolge von Druck- und Volumenbelastungen des Herzens, ventrikulographische Bilder mit irregulärer Ventrikelwandhypertrophie auftreten können [264–266].

4) Die arterielle Hypertonie ist einer der gravierenden Risikofaktoren der KHK, der zu einer Störung der regionalen und globalen Myokarddurchblutung und der Koronarreserve des linken Ventrikels führt. Neben einer Beeinflussung der Koronardurchblutung infolge koronarer Hochdruckmanifestationen, d. h. begleitender Koronarstenosierungen (*Koronarfaktor*), ist eine Änderung der Koronardurchblutung durch Ventrikelhypertrophie und -dilatation bei der essentiellen Hypertonie denkbar (*Myokardfaktor*). Über die koronare Hämodynamik bei der arteriellen Hypertonie liegen lediglich vereinzelt Befunde vor [8, 11, 208, 272]. Nicht geklärt ist ferner, ob eine chronische Druckbelastung infolge essentieller Hypertonie zu einer Änderung der myokardialen Sauerstoffbilanz führt und ob die Ventrikelgeometrie (Hypertrophie, Dilatation) mit einer kritischen Beeinflussung der myokardialen Sauerstoffversorgung einhergehen kann.

5) Digitalisglykoside werden aufgrund ihrer positiv inotropen Wirkung beim Hochdruckherzen vorrangig zur Behandlung einer manifesten Herzinsuffizienz sowie zur Prophylaxe und Behandlung einer Belastungsinsuffizienz eingesetzt [257, 273, 273 a]. Diesen therapeutisch objektivierbaren und klinisch akzeptierten Indikationen steht die prophylaktische Anwendung von Digitalisglykosiden bei kardial kompensierten Hochdruckherzen gegenüber, mit der eine Verzögerung des Auftretens einer Belastungsinsuffizienz angestrebt wird. Studien, die eine derartige protektive Wirkung der Digitalisglykoside gesichert hätten, existieren nicht. Darüber hinaus ist nicht bekannt, ob und in welchem Ausmaß Koronardurchblutung und myokardialer Sauerstoffverbrauch beim Hochdruckherzen unter dem Einfluß von Digitalisglykosiden verändert werden [257].

6) $\beta$-Rezeptorenblocker werden bei der essentiellen Hypertonie u. a. zur Blutdrucksenkung [12, 15, 16, 19, 25, 44, 64, 83, 258] und zur Behandlung von Präkordialschmerz bzw. Angina pectoris angewendet [50, 65, 164, 165, 170, 258]. Durch ihre negativ inotrope und chronotrope Wirkung wird eine linksventrikuläre Entlastung mit Senkung des myokardialen Energiebedarfes und dem Ziel einer Verbesserung der myokardialen Sauerstoffversorgung angestrebt. Untersuchungen über die Beziehungen zwischen Ventrikelfunktion, koronarer Hämodynamik und dem myokardialen Sauerstoffverbrauch bei der essentiellen Hypertonie unter dem Einfluß von $\beta$-Rezeptorenblockern sind bislang ebenfalls nicht mitgeteilt worden.

## 1.2 Epidemiologische Kenndaten

Der arterielle Bluthochdruck ist aufgrund seiner hohen Inzidenz und Morbiditätspotenz die häufigste Ursache einer Druckbelastung des linken Ventrikels mit konsekutiver, hypertensiver Herzhypertrophie, Herzdilatation und Herzinsuffizienz [105, 108, 109, 224, 225, 240–242].

Neben der Auslösung myokardialer Organmanifestationen stellt er einen der gravierenden Risikofaktoren der KHK dar. In Anbetracht der multifaktoriellen Herzbeteiligung und der hohen Gesamtmortalität der kardialen Hochdruckfolgen gewinnt die Erkennung und therapeutische Beeinflußbarkeit einer hypertensiven Herzerkrankung besondere klinische Bedeutung [7, 16–18, 273–276]. Eine wirksame Diagnostik und Behandlung der essentiellen Hypertonie ist somit gleichbedeutend mit einer wirksamen Prophylaxe und Therapie der hypertensiven kardialen und extrakardialen Organmanifestationen.

In der Bundesrepublik Deutschland wird die Zahl der Hypertoniker auf ca. 9 Mio. geschätzt, entsprechend 15% der Gesamtbevölkerung [249]. Davon dürften ⅔ bekannt und ca. ⅓ dürfte Dunkelziffer sein (Tabelle 1.2). Nahezu alle Hypertoniker

**Tabelle 1.2.** Häufigkeit des Bluthochdrucks und seiner kardialen Manifestationen in der (ehemaligen) Bundesrepublik Deutschland

| | |
|---|---|
| Einwohner | ~ 60 Mio. |
| Hypertoniker | ≳ 9 Mio. |
| bekannt | ≧ 6 Mio. |
| Dunkelziffer | ~ 3 Mio. |
| Herzbeteiligung bei Bluthochdruck | |
| Herzinsuffizienz, koronare Herzkrankheit | ~ 50% aller Hypertoniker |
| Hypertensive Hypertrophie | ≳ 75% aller Hypertoniker |
| Gesamtletalität an Bluthochdruck (1984) | ~ 25% |

weisen eine Herzbeteiligung im Sinne einer hypertensiven Hypertrophie auf, und etwa jeder 2. Hypertoniker hat kardiale Organmanifestation von Krankheitswert. Die Gesamtletalität an Bluthochdruck betrug 1984 etwa 25%. Damit ist der Bluthochdruck mit seinen Folgeerkrankungen eine der häufigsten Erkrankungen bzw. Todesursachen überhaupt [275].

Wie lebenswichtig bzw. krankheitswertig die Herzbeteiligung bei Hochdruck ist, verdeutlichen Zahlen (Abb. 1.3; [240–242]), nach denen bei nicht ausreichend therapierter Hypertonie 43% der Hypertoniker am globalen myogenen Pumpversagen und 36% an den Folgen der Koronarinsuffizienz starben, d. h. ⅘ der Hypertoniker starben am Herzen. Demgegenüber waren die Letalitätsraten aus zerebralen (14%) und renalen Ursachen (7%) deutlich geringer [275].

## 1.3 Ziel und Aufgabenstellung

Es ist das Ziel der vorliegenden Studien, die *Ventrikelfunktion* und koronare Hämodynamik in Abhängigkeit von der *Druckbelastung* und dem *Hypertrophiegrad*, d. h. von den kardial *quantifizierbaren Hypertoniefolgen* auf der Basis der ventrikulographisch bestimmten *Wanddicke* und *Muskelmasse*, der *Masse-Volumen-Relation* und der Beziehung zwischen Masse, Volumen und *Wandspannung* zu *analysieren*. Darüber hinaus sollen systematische Untersuchungen zur diagnostischen bzw. prognostischen Einstufung der essentiellen Hypertoniker sowie die konsekutiv ableitbaren therapeutischen Konsequenzen für die hypertensive Herzerkrankung vom Standpunkt der kardialen Manifestationsmöglichkeiten der essentiellen Hypertonie mitgeteilt werden. Für diese Studien kamen Patienten mit essentieller Hypertonie in den Jahren 1969–1990 zur Auswertung, bei denen zur Abklärung kardialer und/oder extrakardialer

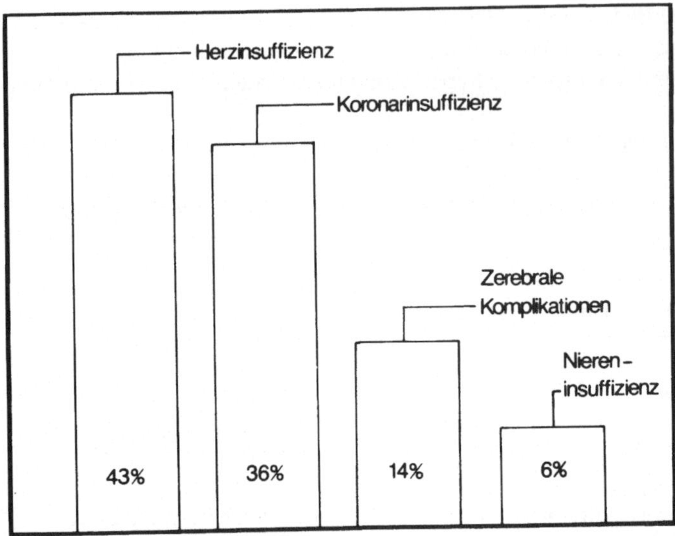


**Abb. 1.3.** Todesursachen einer unzureichend behandelten arteriellen Hypertonie. Beachte, daß etwa ⁴/₅ aller Hypertoniker an den Folgen einer Herzinsuffizienz bzw. Koronarinsuffizienz, d. h. aus kardialer Ursache, starben, während demgegenüber die Todesursachen aus zerebralen und renalen Komplikationen mit 14% bzw. 6% weitaus geringer lagen. (Nach Siegenthaler)

Beschwerden, Symptome und abnormer Befundkonstellationen Echokardiographien, Herzkatheterisierungen, Koronarangiographien, Ventrikulographien und Renovasographien durchgeführt wurden.

Im einzelnen haben die vorliegenden Untersuchungen folgende Fragen zu bearbeiten und zu analysieren versucht:

1. Durch welche ventrikeldynamischen und hämodynamischen Eigenschaften ist das Hochdruckherz in Ruhe und unter körperlicher Belastung gekennzeichnet? Gibt es funktionelle Abweichungen in der Ventrikelfunktion bei der essentiellen Hypertonie im Vergleich zur Ventrikelfunktion bei anderen Herzerkrankungen mit linksventrikulärer Hypertrophie?
2. Welche Bedeutung kommt der Ventrikelhypertrophie des Hochdruckherzens (Myokardfaktor) und den koronaren Manifestationen der essentiellen Hypertonie, wie Koronarstenosierungen und regionalen Wandkontraktionsstörungen (Koronarfaktor), für die Ventrikelfunktion in Ruhe und unter körperlicher Belastung zu?
3. Wie verhalten sich Koronardurchblutung, Koronarwiderstand, myokardiale Sauerstoffextraktion und Sauerstoffverbrauch des linken Ventrikels bei der essentiellen Hypertonie? Besteht eine vermehrte Ischämiegefährdung des Hochdruckherzens mit und ohne koronare Herzkrankheit, und läßt sich die Ischämiegefährdung durch Untersuchungsmethoden objektivieren sowie durch medikamentöse Maßnahmen verändern?
4. Welche Bedeutung besitzt die pharmakologisch bestimmbare Koronarreserve des linken Ventrikels in der Diagnostik der koronaren Regulationsbreite bei der essentiellen Hypertonie? Welche Unterschiede bestehen zum normalen und ätiologisch andersartig hypertrophierten Herzen?

5. Durch welche ventrikeldynamischen und hämodynamischen Faktoren wird der Sauerstoffverbrauch des linken Ventrikels bei der essentiellen Hypertonie determiniert? Welchen Einfluß üben Ventrikelgeometrie, Hypertrophiegrad und ventrikuläre Wandspannung auf den Sauerstoffverbrauch aus?
6. Welche Hypertrophieformen lassen sich im Gefolge und Verlauf der essentiellen Hypertonie voneinander abgrenzen? Gibt es bei der linksventrikulären Druckbelastung infolge essentieller Hypertonie typische bzw. spezifische Hypertrophieformen des linken Ventrikels?
7. Wie lassen sich Grad und Proportionalität der Hypertrophie bei der essentiellen Hypertrophie quantifizieren, und von welchen Faktoren werden Hypertrophiegrad und Dehnbarkeit des linken Ventrikels beeinflußt?
8. Welche Wirkungen zeigen Digitalisglykoside (Digoxin) und $\beta$-Rezeptorenblocker (Atenolol) auf Funktion, koronare Hämodynamik und Sauerstoffverbrauch des linken Ventrikels?
9. Gibt es, zumindestens im experimentellen Ansatz, Möglichkeiten der wirksamen Prävention und/oder Regression der hypertonieinduzierten Herzmuskelhypertrophie im Gefolge therapeutischer antihypertensiver Maßnahmen?
10. Existieren, ebenfalls im zunächst experimentellen Ansatz, wirksame Einflußnahmen auf die koronare Hämodynamik des Hochdruckherzens vor und nach antihypertensiver Therapie?
11. Läßt sich im klinischen kontrollierten Vergleich eine wirksame Unterscheidung zwischen der kardialen Wirksamkeit von $\beta$-Rezeptorenblockern mit und ohne intrinsische Aktivität finden, speziell läßt sich mit Metoprolol vs. Pindolol eine kontraktilitätsbezogene differente Wirkungscharakteristik erzielen?
12. Welche diagnostischen Möglichkeiten und therapeutischen Konsequenzen lassen sich aus den ventrikeldynamischen, hämodynamischen und pharmakologischen Untersuchungen ableiten?

Es ist anzumerken, daß die essentielle Hypertonie eine der häufigsten Krankheiten und die häufigste Form der Druckbelastung des linken Ventrikels überhaupt darstellt. Es ist ferner anzumerken, daß systematische Untersuchungen über eine der unter 1.–12. genannten Fragestellungen bezüglich Ventrikelfunktion und koronarer Hämodynamik bei der essentiellen Hypertonie – abgesehen von Einzelmitteilungen – bislang nicht vorliegen [7, 62, 138, 160, 167, 168, 181, 183, 186, 298, 307–309]. Es ist daher das übergreifende Ziel dieser Arbeit, die klinisch relevanten, ventrikeldynamischen und metabolischen Veränderungen im Verlauf der Hypertrophie und Entwicklung einer koronaren Herzkrankheit bei der essentiellen Hypertonie zu analysieren und diagnostisch sowie therapeutisch verwertbare Konsequenzen zu erarbeiten.

# 2 Methodik

Die den nachfolgenden Studien zugrundeliegenden Untersuchungen wurden an insgesamt mehr als 1000 Patienten mit essentieller Hypertonie im Rahmen diagnostischer Herzkatheterisierungen, Ventrikulographien, Koronarangiographien und Renovasographien durchgeführt (vgl. Abb. 1.2). Existenz und Ausmaß bzw. Grad der essentiellen Hypertonie wurden entsprechend den WHO-Kriterien [WHO-Report, 11, 98, 150, 332, 333] nach Ausschluß aller begründbaren und nichtessentiellen Hochdruckursachen definiert. Die Indikation zur invasiven kardialen Diagnostik wurde ausschließlich nach dem klinischen Beschwerdenbild bzw. nach der Notwendigkeit einer Abklärung aufgrund verfügbarer Vorbefunde gestellt.

Im Mittel 8–10 Tage vor Durchführung der invasiven Diagnostik wurde eine vorbestehende Prämedikation abgesetzt. Für den gleichen Zeitraum wurde nach Möglichkeit Bettruhe eingehalten. Eine Diätvorschrift bestand nicht. Eine gegebenenfalls vorliegende Hypokaliämie wurde durch orale Kaliumsubstitution ausgeglichen. Patienten mit Diabetes mellitus und mit Schilddrüsenfunktionsstörungen wurden in die Untersuchungen nicht einbezogen.

Die methodischen Einzelheiten zur Durchführung der Herzkatheterisierung, Ventrikulographie, Koronarangiographie, Bestimmung der Koronardurchblutung und Ermittlung der Koronarreserve des linken Ventrikels (Argonmethode) sind kürzlich ausführlich mitgeteilt worden [21, 22, 82, 123–125, 205, 222, 252–261, 267, 268]. Alle Untersuchungen erfolgten vormittags, im Nüchternzustand, in Lokalanästhesie und ohne vorherige Prämedikation. Die erforderlichen Katheter wurden mittels Seldinger-Technik eingeführt [236]. Die Druckmessungen erfolgten über Statham-Druckrezeptoren bzw. alternativ oder simultan über Kathetertipmanometer. Das Herzminutenvolumen wurde mit der Kälteverdünnungsmethode bestimmt.

Die Quantifizierung des Hypertrophiegrades des linken Ventrikels wurde durch Messung und Ermittlung seiner ventrikelgeometrischen Determinanten aus quantitativer Ventrikulographie und intraventrikulärer Druckmessung vorgenommen. Die linksventrikulären Angiokardiogramme wurden vor der Koronarangiographie (Judkins-Technik) durch intraventrikuläre Injektion von 40–60 ml Ultravist (Contrac) in 30° RAO dargestellt [6, 70–72, 90, 93–95, 97, 162, 194, 200, 206, 211–213, 252, 272]. Die Längsachse des linken Ventrikels wurde direkt aus dem Ventrikulogramm ermittelt, die größte Querachse wurde aus der vertikal zur halbierten Längsachse verlaufenden Querachse abgeleitet. Für jedes Ventrikulogramm wurde zur Auswertung und Berechnung der Volumina ein spezifischer Vergrößerungs- und Aberrationsfaktor berücksichtigt. Intraventrikulärer Druck und intraventrikuläres Volumen wurden Bild für Bild in der Enddiastole sowie der Systole ausgewertet, bis die fortlaufend ermittelte zirkumferentielle Wandspannung des linken Ventrikels ihren Maximalwert erreicht hatte. Die maximale Wandspannung ($T_{syst}$) wurde aus dem intraventrikulären Druck (P) (systolischer Druck abzüglich des enddiastolischen Druckes), dem Ventrikelradius (r) und der Wanddicke des Ventrikels (d) entsprechend der Laplace-Beziehung bestimmt ($T = p \cdot r/2d$) [5, 57, 61, 69, 93, 142–144, 261, 262]. Der linksventrikuläre Innenradius wurde für jedes Cinebild aus Volumenmessungen abgeleitet ($r = \sqrt{3\ V/4\pi}$). Ebenso wurde die Wanddicke des linken Ventrikels für jedes Cinebild ausgewertet, und zwar als durchschnittliche Wanddicke eines ca. 4 cm langen Segmentes der Ventrikelvorderwand, das je 2 cm oberhalb und unterhalb des Äquators abgegriffen wurde [91–95, 97, 271–276]. Es ist zu erwähnen, daß die aus dem aktiv entwickelten intraventrikulären Druck, dem Ventrikelinnenradius und der Wanddicke ermittelte Wandspannung einen Mittelwert der Wandspannung, bezogen auf die Ventrikelwand bzw. Ventrikeldicke, darstellt. Dieser Mittelwert unterbewertet den Maximalwert der Wandspannung, der an der subendokardialen Innenschicht auftritt, und überbewertet den niedrigsten Spannungswert innerhalb der Ventrikelwand, der an den Außenschichten entsteht [93–95, 271–276]. Allerdings ist der endoepikardiale Wandspannungsgradient an dickwandigen Systemen relativ konstant und dürfte auch bei hypertrophierten Wänden im Vergleich zu dünnwandigen Modellrechnungen 10–15% nicht überschreiten [93–95, 271–276]. Aussagen über die Verteilung der Wandspannung innerhalb der Ventrikelwand des linken Ventrikels sind somit bei Auswertung dickwandiger Systeme nicht möglich. Dagegen erlaubt das hier angewandte Verfahren eine brauchbare Messung der mittleren zirkumferentiellen Wandspannung des linken Ventrikels. An Limitationen einer ventrikulographischen Ermittlung von Wandspannungen sind die Möglichkeiten der quantitativen Überbewertung der systolischen Wandspannung bei sehr hohen systolischen Wandverdickungen und kleinem intraventrikulärem Volumen sowie eine gegebenenfalls auftretende leichte zeitliche Verschiebung im Bereich des systolischen Maximalwertes der Wandspannung bei nicht genügend hoher Auflösungs- bzw. Cinefilmfrequenz anzuführen [218]. Dadurch sind Unter- oder Überbewertungen der maximalen, systolischen Wandspannung möglich. Zur Vermeidung einer Fehlbeurteilung der systolischen Wandspannung wurden daher in der vorliegenden Arbeit im Unterschied zu anderen Verfahren [72, 97] mit Einbeziehung von maximalem systolischen Druck und endsystolischem Volumen stets diejenigen systolischen Ventrikeldimensionen (Radius, Wanddicke, Volumen) berücksichtigt, die mit den zeitlich koinzidierenden intraventrikulären Drücken übereinstimmen. Zum anderen wurden alle Patienten mit Dyskinesien, paradoxen Pulsationen und Aneurysmen des linken Ventrikels in die Auswertungen nicht einbezogen, da dabei erhebliche Phasenverschiebungen der systolischen Wandspannungen auftreten können. Somit konnten mögliche quantitative Fehlbeurteilungen der systolischen Wandspannung auf ein Minimum reduziert werden. Für die Ermittlung der enddiastolischen Wandspannungen treffen diese Limitationen weniger zu.

Die Muskelmasse des linken Ventrikels (LVMM) wurde ausschließlich aus den enddiastolischen Ventrikeldimensionen berechnet, d.h. aus Messungen von enddiastolischem Volumen und Ventrikelwanddicke zum Zeitpunkt der Enddiastole [69, 71, 72, 95, 97, 200]. Diesen Berechnungen lag die Bestimmung des Ventrikelwallvolumens bei Einbeziehung des spezifischen Herzmuskelgewichtes zugrunde (LVMM = LVTV – EDV; LVTV: totales linksventrikuläres Volumen, EDV: enddiastolisches Volumen). $LVTV = 4/3 \cdot \pi \cdot (L/2 + d)\ (M/2 + d)^2$; $LVMM = 4/3 \cdot \pi \cdot (L/2 + d)\ (M/2 + d)^2 = EDV$ [187, 195, 196]. Diese für unser Herzkatheterlabor standardisierte Ventrikelmassenbestimmung ergab Normalwerte von 90–98 g/$m^2$ Körperoberfläche, während für extrem hypertrophierte Herzen linksventrikuläre Muskelmassen bis zu 400 g nachweisbar waren. Somit bestand eine gute Übereinstimmung mit den direkt anatomisch verifizierbaren Ventrikelgewichten [112].

Zur Abschätzung bzw. Ermittlung der ventrikulären Dehnbarkeit wurden mehrere Dehnbarkeitsindizes ermittelt [79, 161, 254, 274–276]: als Index der Volumendehnbarkeit der Quotient aus dem diastolischen Volumeneinstrom (dV) und des während dieser Zeitspanne parallel verlaufenden diastolischen Druckanstieges im linken Ventrikel (dP) sowie der Quotient aus dV/dP, normiert auf das enddiastolische Volumen (dV/dP · V); als Index der ventrikulären Steifigkeit der Quotient aus diastolischem Druckanstieg (dP) und diastolischem Volumeneinstrom (dV); als Index des effektiven ventrikulären Preload (Faservordehnung) das Produkt aus der enddiastolischen Wandspannung und der auf die Wanddicke des linken Ventrikels sowie auf das enddiastolische Volumen normierten Volumendehnbarkeit (linear muscle fiber stretch), $LMFS = T_{diast} (dV \cdot d/3 \cdot V \cdot dP)$ [69–71].

Die Bestimmungen der regionalen Wanddicke, der regionalen Wandkontraktionsstörungen (Hypokinesie, Akinesie, Dyskinesie) der Wanddickenänderungen und Wandspannungen erfolgte echokardiographisch aus 48 radialen Ventrikelsegmenten (Abb. 2.1) und ventrikulographisch aus 5 Ventrikelwandsegmenten. Vertikal zur Längsachse des linken Ventrikels (Verbindungslinie zwischen der Mitte der Aortenklappe und der Ventrikelspitze) wurden in gleichen Abständen 5 Ventrikelachsen bzw. 48 Radialachsen gebildet und die anterioren Hemiachsen eingetragen [82, 85]. Vertikal zur und an die Tangente der Ventrikelaußenkontur wurde der Berührungspunkt der Hemiachsen und der Ventrikelinnenkontur verbunden, so daß Ventrikelwandsegmente bzw. -distanzen abgreifbar waren, die einen annähernd zentrifugalen Verlauf, ausgehend von einem virtuellen Ventrikelmittelpunkt, aufwiesen [274–276]. Im Unterschied zu anderen in der Literatur mitgeteilten Verfahren wurde diese Technik gewählt, um durch Verprojizierung der Ventrikelaußenkonturen mögliche quantitative Überbewertungen der regionalen Wanddicke, speziell der basalen und apikalen Segmente zu vermeiden bzw. zu reduzieren. Für alle untersuchten Patienten wurden die enddiastolischen und endsystolischen Ventrikulogramme sowie jedes einzelne Cineventrikulogramm während der ersten Hälfte der Systole auf Bild-zu-Bild-Basis ausgewertet, bis die aus dem intraventrikulären Druck und den Ventrikeldimensionen fortlaufend berechnete systolische Wandspannung ihren Maximalwert erreicht hatte ($T_{syst}$) [274–276]. Die enddiastolische Wandspannung ($T_{diast}$) wurde unter Zugrundelegung von enddiastolischem Druck und Volumen ermittelt. Die Berechnung beider Wandspannungsgrößen erfolgte nach der Laplace-Beziehung. Zur Beurteilung der Wandspannung in Abhängigkeit von der Regularität der Hypertrophie wurden die maximalen systolischen Wandspannungen regional, d.h bezogen auf die regional unterschiedlichen Wanddicken und Radien für die Ventrikelwandsegmente $M_1$, $M_2$, M, $M_3$ und $M_4$ bestimmt. Ebenso wurden als Parameter des regionalen Hypertrophiegrades die enddiastolischen ($d_{diast}$) und maximalen systolischen Wanddicken ($d_{syst}$) des linken Ventrikels an den 5 Ventrikelwandsegmenten sowie ihre systolische Änderung in Prozent der enddiastolischen Ausgangswerte ermittelt.

Die Bestimmung der Koronardurchblutung des linken Ventrikels erfolgte mittels der Argonmethode durch gaschromatographische Bestimmung von Argon im arteriellen und koronarvenösen Blut (Sinus coronarius) [21, 22, 123–125, 253, 259–261,

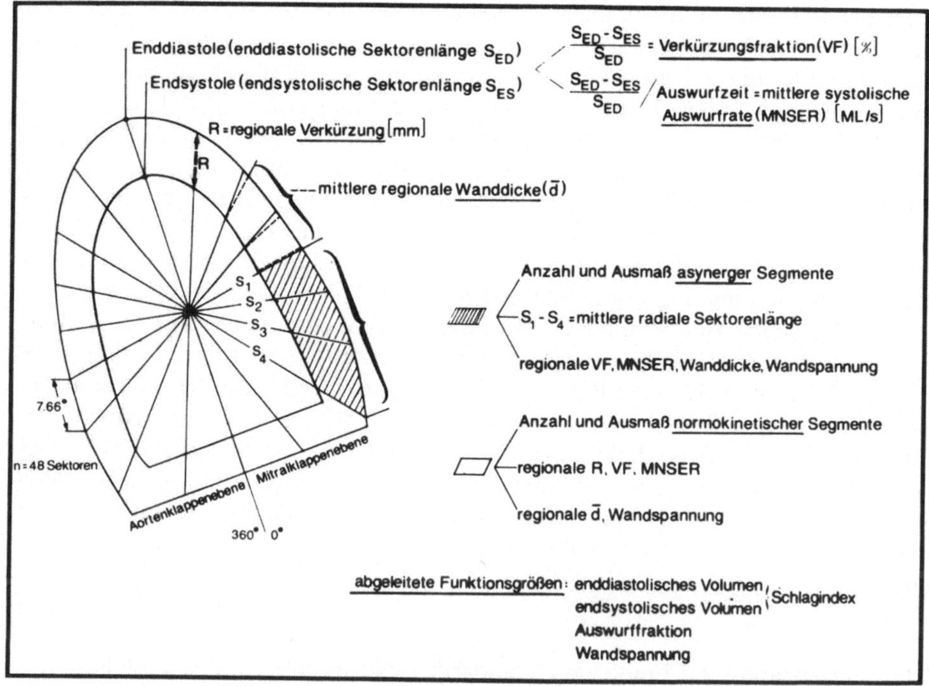


**Abb. 2.1.** Schematische Darstellung des radialen Achsensystems zur Auswertung zweidimensionaler Echokardiogramme und linksventrikulärer Kontrastmitteldarstellungen. Bei dem aufgetragenen System werden 48 Sektoren unterteilt. Der schraffierte Myokardbezirk repräsentiert asynerges Myokard (Hypokinesie, Akinesie, Dyskinesie), der nichtschraffierte Bereich entspricht normal-kontrahierendem Myokard

268, 271–276, 300]. Zur Ermittlung der Koronarreserve des linken Ventrikels wurde Dipyridamol (0,5 mg/kg Körpergewicht) i.v. über 8–10 min injiziert. Die Koronarreserve wurde als das Verhältnis des Koronarwiderstandes unter Kontroll- bzw. Ruhebedingungen zum Koronarwiderstand unter maximaler Koronardilatation (Dipyridamol) definiert [21, 22]. Als koronarwirksamer Perfusionsdruck wurde der mittlere diastolische Aortendruck abzüglich des mittleren diatolischen Druckes im linken Ventrikel zugrundegelegt. Der Sauerstoffverbrauch des linken Ventrikels (ml/min · 100 g) wurde als Produkt aus der Koronardurchblutung (ml/min · 100 g) und der arteriokoronarvenösen Sauerstoffdifferenz bestimmt. Die Ermittlung der Sauerstoffsättigungen im arteriellen und koronarvenösen Blut erfolgte durch CO-Oximetrie.

Der enddiastolische Druck im linken Ventrikel wurde am Ende der Vorhofkontraktion unmittelbar vor dem Steilanstieg des isovolumetrischen Anteils der Ventrikeldruckkurve gemessen. Die äußere bzw. Druck-Volumen-Leistung des linken Ventrikels wurde als Produkt aus dem mittleren systolischen Aortendruck und dem Herzindex ermittelt. Ebenso erfolgte die Bestimmung des „tension time index" als Näherungswert durch Bestimmung des Druck-Frequenz-Produktes aus dem mittleren systolischen Aortendruck und der Herzfrequenz.

Da der arterielle Blutdruck auch unter stationärer und Herzkatheterbedingungen z.T. erheblichen Schwankungen unterworfen ist [4, 117], wurden stets diejenigen Blutdruckwerte zugrunde gelegt, die simultan zur linksventrikulären Volumenbestimmung gemessen wurden. Damit war die Voraussetzung erfüllt, jeweils denjenigen aktuellen Blutdruck sowohl als Parameter der linksventrikulären Druckbelastung als auch als Größe zur Berechnung der Wandspannungen zu berücksichtigen, der unter den jeweiligen aktuellen Meßbedingungen vorlag. Dementsprechend wurde vermieden, daß bei situativen Blutdruckerhöhungen während der Herzkatheterisierungen Fehlbeurteilungen der Beziehungen zwischen dem systolischen Druck, der systolischen Wandspannung und konsekutiv der Masse-Volumen-Relation auftraten.

Die Vergleichbarkeit der unter den Bedingungen der chronischen Druckbelastung bei der essentiellen Hypertonie ermittelten klinischen Korrelationen mit entsprechenden Funktionsgrößen des linken Ventrikels bei akuten Druck- und Volumenänderungen wurde in Experimenten an normotonen (NR) und spontan hypertonen Ratten (SHR) geprüft (s. Abb. 4.34). Dabei konnten die erforderlichen Parameter (Wanddicke, intraventrikuläres Volumen u.a.) direkt im Experiment gemessen werden, so daß ein qualitativer Vergleich zwischen den ventrikulographischen Daten am Patienten und den direkten ventrikelgeometrischen Größen im Experiment möglich war.

## Echokardiographische Funktionsdiagnostik (Metoprolol-/Pindololstudie)

### *Technische Ausrüstung*

Die ein- und zweidimensionale Echokardiographie wurde mit einem elektronischen 84°-Sektorscanner (Varian V-3400) mittels eines 2,25-MHz-Schallkopfs und Maßstabraster durchgeführt. Die Aufzeichnung und Archivierung der 21 Aufnahmen erfolgte mit einem Videokassettenrecorder (Sanyo VTR 1360). Die Auswertung der zweidimensionalen Echogramme erfolgte mit einem computerisierten Lightpen-System (Cardio 80, Kontron) [82, 83].

### *Patientengut*

Für den methodischen Vergleich wurden 25 nichtselektierte stationäre Patienten einen Tag vor der Herzkatheteruntersuchung echokardiographisch untersucht [82, 83]. Es handelte sich um 24 Männer und 1 Frau, das Alter betrug im Mittel $51 \pm 11$ Jahre (27–71 Jahre). Bei 5 Patienten lag ein Herzvitium (1 Patient hatte eine Mitralstenose, 1 Patient hatte eine Mitralinsuffizienz, 2 Patienten hatten ein kombiniertes Aortenvitium, 1 Patient eine Aortenstenose, NYHA I°–IV°) vor, 12 hatten eine koronare Herzkrankheit des Schweregrades I–IV, 1 Patient litt an einer dilativen Kardiomyopathie, 2 an einer hypertrophisch-obstruktiven Kardiomyopathie und 1 Patient hatte eine Myokarditis. In 4 Fällen wurde angiographisch ein Normalbefund erhoben.

Bei dem echokardiographischen Normalkollektiv handelt es sich um 22 ambulante Patienten, bei denen auf Grund der Anamnese, der klinischen Untersuchung, des EKG in Ruhe und unter Belastung sowie der Laborbefunde kein Anhalt für eine

Herzerkrankung bestand [82, 83]. Das Alter betrug im Mittel 38±9 Jahre (22–61 Jahre). Es wurden 16 Männer und 6 Frauen untersucht.

*M-Mode*

Die M-Mode-Registrierung erfolgte nach den üblichen Kriterien [64, 65].

*Zweidimensionale Untersuchungstechnik*

Die 2-D-Echokardiogramme wurden in Linksseitenlage unter Verwendung der Apexechokardiographie durchgeführt. Durch Anlotung des Herzens am Herzspitzenstoß erfolgte zunächst die Darstellung der Vierkammerschnittebene. Durch Drehung des Schallkopfes um 90° im Uhrzeigersinn wurde die zweite Schnittebene, das RAO-Äquivalent (RAO-Ä), gewonnen. Enddiastole und Endsystole wurden unter Berücksichtigung von Aorten- und Mitralklappenbewegung und des simultan aufgezeichneten Elektrokardiogramms bestimmt. Für die Auswertung wurden jeweils mindestens 3 konsekutive Zyklen herangezogen, aus denen die Mittelwerte für Flächen und Längen berechnet wurden. Dabei betrugen die Abweichungen minimal 11% und maximal 28%, je nach Registrierqualität. Die Längsachsen wurden in der Vierkammerprojektion vom Mittelpunkt der Mitralklappe zum Apex und in der RAO-Ä-Projektion vom Aortenmitralpunkt zum Apex gezogen. Alle Patienten hatten Sinusrhythmus [82, 83].

*Berechnungen*

## 1. Volumenberechnung (Abb. 2.1; [82, 83])

Die Volumina wurden für die ventrikulographischen und 2-D-Messungen nach der Flächen-Längen-Methode monoplan und biplan bestimmt:

a) monoplan $V = 8/3\,\pi \cdot F^3_{(A)}/L_{(A)}$;
b) biplan $V = 8/3\,\pi \cdot F_{(A)}\,F_{(B)}/L_{(A)\,(B)}$;
L = maximale Längsachse der Fläche A oder B.

Aus den enddiastolischen (EDV) und endsystolischen (ESV) Volumina wurden Schlagvolumen (SV) und Auswurffraktion (AF) berechnet.

## 2. Wandspannungsberechnung ($T_{syst}$)

Für die zweidimensionale Echokardiographie wurde unter Einbeziehung des systolischen Blutdrucks die maximale systolische Wandspannung nach Laplace und im Vergleich dazu für die M-Mode-Technik nach Ratshin bestimmt [82, 83, 204, 301]:

zweidimensional (2D-Echo) = $T_{syst}$(Laplace) = $P_{syst} \cdot r/2d$;
eindimensional (M-Mode) = $T_{syst}$(Ratshin) = $P_{syst} \cdot PED/2D \cdot \{1-[PED/8/PED+d)]\}$

mit: PED = linksventrikulärer enddiastolischer Diameter;
d = linksventrikuläre Wanddicke $d = IVS + LHW/2$;
$P_{syst}$ = systolischer Blutdruck nach Riva-Rocci;
r = linksventrikulärer Radius $r = \sqrt{3\,EDV/4}$.

Die Wandspannungsberechnung für die Cineventrikulographie wurde nach der von uns beschriebenen Methode unter Einbeziehung enddiastolischer Dimensionen und systolischer Blutdruckwerte durchgeführt.

Die für die Patientengruppen mit essentieller Hypertonie erhobenen Befunde wurden mit den entsprechenden Messungen an folgenden Patientengruppen (n = 554) verglichen:

| | |
|---|---|
| n = 22 | Normalgruppe; keine Hypertonie, keine Hypertrophie, keine Vitien und Koronararterienstenosierungen; |
| n = 98 | KHK; Stenosierungen der linken Koronararterie > 75%; |
| n = 12 | hypertrophische obstruktive Kardiomyopathie; |
| n = 22 | kombinierte Aortenvitien; |
| n = 400 | Patientengruppen mit Druck- und Volumenbelastungen des linken Ventrikels im Rahmen angeborener und erworbener Herzfehler [124]. |

Die statistische Auswertung erfolgte für die Mittelwerte und Standardabweichungen. Die Signifikanzen der hämodynamischen, koronaren, ventrikelgeometrischen und ventrikeldynamischen Veränderungen und Befunde wurden mittels t-Test geprüft. Für die nichtlinearen Beziehungen zwischen der Masse-Volumen-Relation und der enddiastolischen sowie maximalen systolischen Wandspannung des linken Ventrikels wurden nichtlineare Regressionen entsprechend einem Polynomfitting zweiter und dritter Ordnung durchgeführt. Für die pharmakologischen Studien wurden die Mittelwerte vor und nach dem jeweiligen Eingriff (Digoxin, Atenolol) sowie die Mittelwerte der Paardifferenzen ermittelt; die Berechnung der Signifikanzen erfolgte nach dem t-Test für Paardifferenzen.

## ST-Strecken-Holter-Monitoring (Stumme-Myokardischämie-Studie)

Die elektrokardiographischen Aufzeichnungen wurden jeweils über 24-h-Perioden durchgeführt. Jegliche kardiale Prämedikation wurde für mindestens eine Woche vorher abgesetzt. Bei allen Messungen kam ein Marquette-Laser-Holter-System zur Anwendung.

Die Haut wurde gründlich präpariert, die Elektroden wurden unter Monitorkontrolle angelegt: Anlagelokalisationen waren das obere Sternum und das Präkordium (CM 2 entsprechend Ableitung V 2, CM 5 entsprechend Ableitung V 5), so daß die R-Zacke die höchsten Amplituden ergab. Durch kompensatorisches Monitoring wurden jegliche ST-Streckenmodulationen durch Lagewechsel, Vornüberbeugen, Links- oder Rechtsseitenlage oder Hyperventilation ausgeschlossen. Die Patienten wurden angehalten, alle bemerkten Symptome zu protokollieren.

Die gespeicherten Holter-Daten wurden digital ausgewertet. Der isoelektrische Punkt im PQ-Segment als auch die J- und L-Punkte (80 oder 60 ms (frequenzabhängig nach dem J-Punkt)) wurden zur Bestimmung des ST-Segments individuell für jeden

Patienten analysiert. Die Auswertung erfolgte halbautomatisch unter visueller Kontrolle. Fragwürdige Befunde wurden mit einer Papiergeschwindigkeit von 25 mm/s registriert.

Positive Kriterien für das Vorhandensein einer Myokardischämie waren horizontal oder deszendierend-gesenkte ST-Segmente von mindestens 1 mm Tiefe 80 ms nach dem J-Punkt für mindestens 1 min Dauer. EKG mit intermittierenden Schenkelblökken, aberrierender Leitung wurden verworfen. Die Auswertung erfolgte in Ableitung CM 5. Die Intervalle zwischen 2 stummen Myokardischämieepisoden mußten mindestens 1 min betragen.

Folgende Parameter wurden bei jeder ST-Streckenepisode analysiert:
1) Dauer der Episode, 2) Herzfrequenz zu Beginn der ST-Streckensenkung, 3) maximale Tiefe der ST-Streckensenkung.

# 3 Funktion und Dynamik des linken Ventrikels

## 3.1 Ventrikelfunktion in Ruhe und unter körperlicher Belastung

Die in dieser Studie darzustellenden Untersuchungen wurden an insgesamt 88 Patienten im Rahmen diagnostischer Herzkatheterisierungen, Koronarangiographien und Ventrikulographien durchgeführt (Tabelle 3.1). Es wurden 76 kompensierte und 12 dekompensierte essentielle Hypertoniker untersucht. Von den kompensierten Hypertonikern hatten 32 Patienten signifikante Stenosen im Gebiet der A. coronaria sinistra (Stenosegrad >75%). Bei 29 Patienten bestanden zusätzlich Hypo- und Akinesien von mehr als 30% der linksventrikulären Hemizirkumferenz. Hypertoniker mit ventrikulographisch objektivierbaren Dyskinesien des linken Ventrikels wurden wegen der abnormen zeitlichen Position der während der Systole entwickelten maximalen systolischen Wandspannung nicht berücksichtigt. Die Gruppeneinteilung bzw. Klassifizierung der untersuchten Hypertoniker erfolgte nach dem Hypertrophiegrad, der koronaren Manifestation und dem Leistungsgrad des linken Ventrikels (Abb. 1.2):

Gruppe I: kompensierte essentielle Hypertonie ohne Koronarstenosen;
Gruppe II: kompensierte essentielle Hypertonie mit Koronarstenosen;
Gruppe III: essentielle Hypertonie mit regionalen Wandkontraktionsstörungen;
Gruppe IV: dekompensierte essentielle Hypertonie.

**Tabelle 3.1.** Patientengut (n = 88) (Ventrikelfunktion in Ruhe und unter körperlicher Belastung). *EH* essentielle Hypertonie; *KHK* koronare Herzkrankheit; *LCA* linke Koronararterie

| | Kompensierte EH<br>n = 15 | Kompensierte EH mit KHK (LCA > 75%)<br>n = 32 | Kompensierte mit Hypo-Akinesie<br>n = 29 | Dekompensierte EH<br>n = 12 |
|---|---|---|---|---|
| Alter der Patienten [Jahre] | 44 | 41 | 39 | 49 |
| Fundus opticus [65] | I/II | II | II/III | III/IV |
| WHO-Stadium [165] | II | II | III | III |
| Krankheitsdauer [Jahre] | > 8 | > 3 | > 8 | > 9 |
| Angina pectoris | n = 8 (53%) | n = 32 (100%) | n = 26 (90%) | n = 3 (25%) |
| Zustand nach Myokardinfarkt | n = 2 (13%) | n = 6 (19%) | n = 23 (79%) | n = 3 (25%) |
| Herzhypertrophie (EKG, Rö) | n = 13 (87%) | n = 27 (84%) | n = 19 (66%) | n = 12 (100%) |
| Kardiomegalie (Rö) | n = 3 (20%) | n = 11 (34%) | n = 22 (76%) | n = 12 (100%) |
| Abnorme Herzgeräusche | n = 9 (60%) | n = 12 (38%) | n = 13 (45%) | n = 12 (100%) |

Die körperlichen Belastungsuntersuchungen erfolgten in liegender Position bei einer Ergometerbelastung, die mit einer Zunahme des fortlaufend ermittelten „tension time index" im Mittel um 60% der jeweiligen Ausgangswerte (ca. 1 W/kg KG) einherging. Vor und während der Ergometrie wurden Herzfrequenz, Herzminutenvolumen, Aortendruck, Druck im linken Ventrikel, maximale Druckanstiegsgeschwindigkeit im linken Ventrikel und abgeleitete Größen bestimmt.

Die Befunde über die Beziehungen zwischen dem enddiastolischen Volumen und der Auswurffraktion des linken Ventrikels wurden mit kürzlich mitgeteilten Messungen an über 400 Patienten mit Druck- und Volumenbelastungen des Herzens verglichen [265, 266].

## Ergebnisse

### *Patientengut*

Gerichtete Altersunterschiede sowie Unterschiede in der anamnestisch eruierbaren Krankheitsdauer der untersuchten Patientengruppen I–IV bestanden nicht. Linksventrikuläre [246], linksatriale [66–68] sowie röntgenologische Linksherzhypertrophiezeichen fanden sich bei den 3 Gruppen der kardial kompensierten essentiellen Hypertoniker mit und ohne koronare Herzkrankheit in 20–87% und bei den dekompensierten Hypertonikern in 100% der Fälle (Tabelle 3.1). Die klinisch objektivierbare Größe des linken Ventrikels nahm mit zunehmenden koronaren Manifestationen (Koronarstenosierungen, Hypo- und Akinesien) der essentiellen Hypertonie zu und war bei den dekompensierten Hypertonikern und bei allen kardial dekompensierten Hypertonikern auskultierbar. Die höchste Myokardinfarktrate fand sich bei den essentiellen Hypertonikern mit Hypo- und Akinesien (79%), eine Angina-pectoris-Symptomatik war bei den essentiellen Hypertonikern mit Stenosierungen der linken Koronararterie (Stenosegrad >75%) und mit Hypo- und Akinesien in nahezu allen Fällen (90–100%) nachweisbar. Entsprechend den Schweregradkriterien bzw. kardialen Organmanifestationen der essentiellen Hypertonie [111, 332, 333] bestand somit ein zunehmender klinischer Schweregrad der essentiellen Hypertonie in der Reihenfolge: kompensierte essentielle Hypertonie (Gruppe I) – kompensierte essentielle Hypertonie mit Koronarstenosen der linken Koronararterie (>75%; Gruppe II) – kompensierte essentielle Hypertonie mit regionalen Wandkontraktionsstörungen (Hypo- und Akinesien; Gruppe III) – dekompensierte essentielle Hypertonie (Gruppe IV). Diese auf den objektivierbaren bzw. diagnostisch quantifizierbaren Organmanifestationen basierende Einteilung der essentiellen Hypertoniker wurde als Grundlage zur Klassifizierung des kardialen Schweregrades aller kardial untersuchten Patienten (Abb. 1.2) verwendet.

### *Ventrikelmasse und -dimensionen*

Der arterielle Mitteldruck war bei den essentiellen Hypertonikern im Mittel um 50% gegenüber der Norm erhöht (Abb. 3.1). Die Ventrikelmasse lag in den Gruppen I und II um 40–48% und in den Gruppen III und IV um 78 bzw. 91% über der Norm. Die

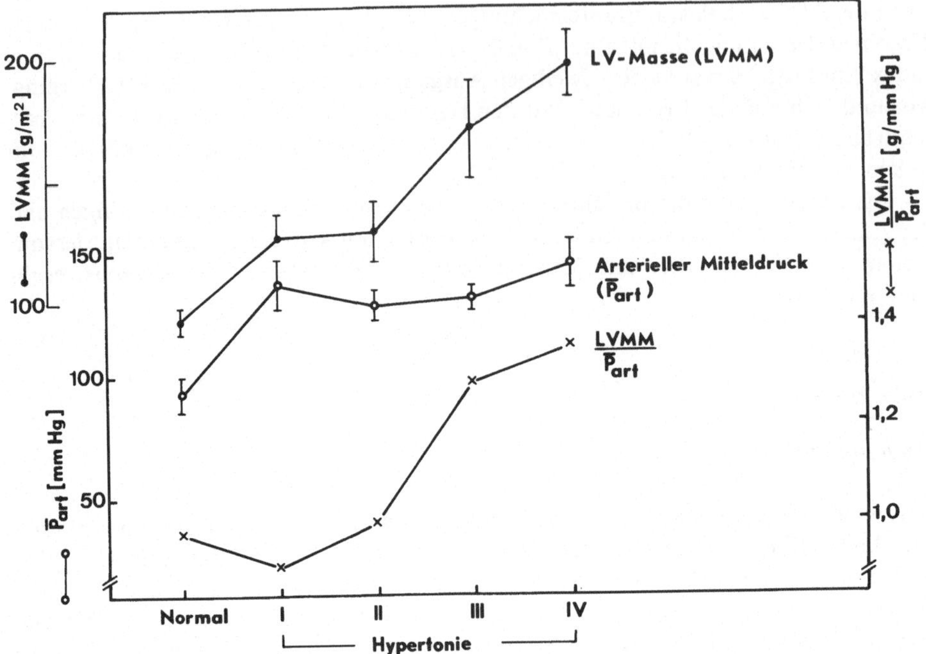


**Abb. 3.1.** Linksventrikuläre Muskelmasse (*LVMM*), arterieller Mitteldruck ($P_{art}$) und Muskelmasse pro arterieller Druckentwicklung ($LVMM/P_{art}$). Beachte, daß trotz annähernd vergleichbarem arteriellem Mitteldruck in den 4 untersuchten Patientengruppen (I–IV) die linksventrikuläre Muskelmasse sowie der Quotient aus Muskelmasse zu arteriellem Mitteldruck mit zunehmenden kardialen und koronaren Manifestationen der Hypertonie und Zweiterkrankungen ansteigen, so daß mit zunehmendem kardialem Schweregrad eine Zunahme der Herzmuskelhypertrophie einsetzt

Ventrikelmasse pro Druckentwicklung war in den Gruppen III und IV erheblich erhöht, so daß bei fortgeschrittener essentieller Hypertonie eine in Relation zur Druckbelastung (arterieller Mitteldruck) überproportionale Massenzunahme vorliegt (Tabelle 3.2).

Enddiastolischer Druck und enddiastolisches Volumen waren in den Hypertonikergruppen mit Koronarstenosierungen und mit regionalen sowie globalen Kontraktionsstörungen deutlich erhöht (Abb. 3.2). Die auf das enddiastolische Volumen bezogene Muskelmasse, d.h. die Masse-Volumen-Relation [61], war bei den kompensierten Hypertonikern (Gruppen I–III) zugunsten einer beträchtlichen Massenzunahme pro Volumen vermehrt. Dagegen bestand für die Masse-Volumen-Relation bei den dekompensierten Hypertonikern (Gruppe IV) eine Tendenz zur numerischen Normalisierung, allerdings als Folge einer überproportionalen Ventrikeldilatation bei fortschreitender Massenzunahme. Dies bedeutet, daß im Verlauf der essentiellen Hypertonie mindestens 2 inadäquate Hypertrophieformen vorliegen können: einmal eine in Relation zur Ventrikelgröße überproportionale Massenzunahme bei den kompensierten Hypertonikern, zum anderen eine bei fortschreitender Ventrikeldilatation nicht gleichermaßen schritthaltende Massenzunahme bei den dekompensierten Hypertonikern.

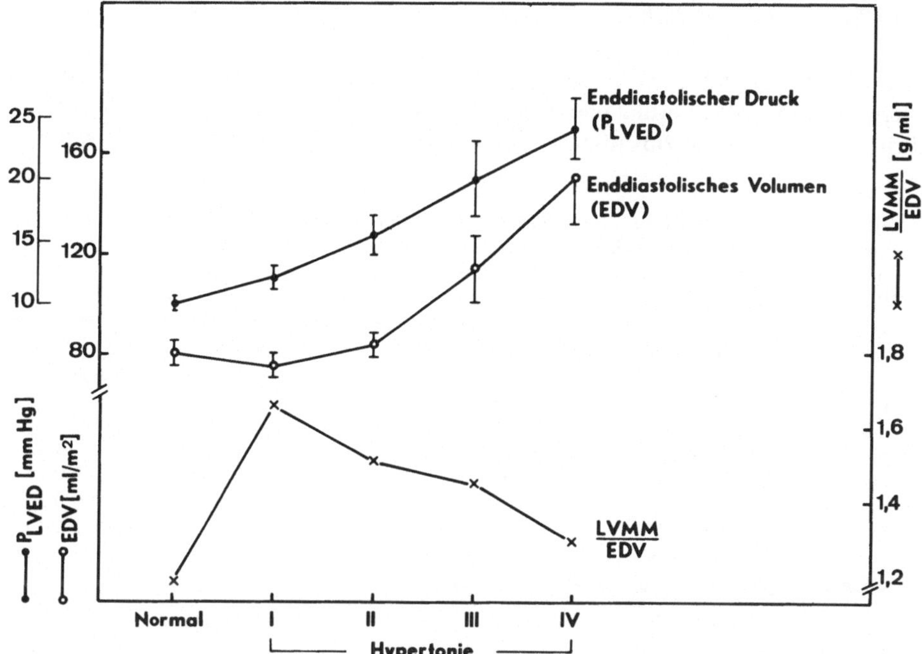


**Abb. 3.2.** Enddiastolischer Druck im linken Ventrikel ($P_{LVED}$), enddiastolisches Volumen (*EDV*) und Masse-Volumen-Relation (*LVMM/EDV*). Beachte die starke Zunahme der Masse-Volumen-Relation in *Gruppe I* (kompensierte essentielle Hypertonie ohne Koronarstenosen) entsprechend einer ausgeprägten Herzmuskelhypertrophie bei kleinem enddiastolischem Volumen, während sich die Masse-Volumen-Relation in Gegenwart von Koronarstenosen (*Gruppe II*), regionalen Wandkontraktionsstörungen (*Gruppe III*) und bei der dekompensierten essentiellen Hypertonie (globale Ventrikeldilatation) numerisch normalisiert

**Tabelle 3.2.** Arterieller Mitteldruck ($\bar{P}_{art}$), linksventrikuläre Muskelmasse (*LVMM*), Quotient aus linksventrikulärer Muskelmase und Druckentwicklung ($LVMM/\bar{P}_{art}$), enddiastolischer Druck im linken Ventrikel ($P_{LVED}$), enddiastolisches Volumen (*EDV*) und Quotient aus linksventrikulärer Muskelmasse und dem enddiastolischen Volumen (Masse-Volumen-Relation) (*LVMM/EDV*)

| | $\bar{P}_{art}$ [mm Hg] | LVMM [g/m²] | LVMM/$\bar{P}_{art}$ [g/m²·mm Hg] | $P_{LVED}$ [mm Hg] | EDV [ml/m²] | LVMM/EDV [g/ml] |
|---|---|---|---|---|---|---|
| Normal | 91 ± 9 | 92 ± 6 | 1,01 | 10 ± 1 | 81 ± 6 | 1,14 |
| Gruppe I | 136 ± 9[a] | 122 ± 11[b] | 0,90 | 12 ± 2 | 74 ± 6 | 1,65 |
| Gruppe II | 128 ± 6[a] | 129 ± 14[c] | 1,01 | 15 ± 4 | 80 ± 5 | 1,61 |
| Gruppe III | 131 ± 3[a] | 168 ± 16[a] | 1,28 | 19 ± 7[d] | 112 ± 16 | 1,50 |
| Gruppe IV | 146 ± 4[a] | 192 ± 15[a] | 1,32 | 23 ± 6[b] | 147 ± 17[b] | 1,31 |

[a] p<0,001; [b] p<0,01; [c] p<0,005; [d] p<0,05

## *Ventrikelfunktion in Ruhe*

Herzindex, Schlagindex und Auswurffraktion waren in den kompensierten Hypertonikergruppen I und II normal und in den Gruppen III und IV mit Wandkontraktionsstörungen und Linksherzinsuffizienz signifikant herabgesetzt (Tabelle 3.3). Die maxi-

**Tabelle 3.3.** Ventrikelfunktions- und Kontraktilitätsindices des linken Ventrikels. $dp/dt_{max}$ maximale Druckanstiegsgeschwindigkeit im linken Ventrikel. *MNSER*, $V_{CF}$ auf die Auswurfzeit normierte Auswurfparameter, ermittelt aus der Auswurffraktion (*AF*) pro Auswurfzeit (*MNSER*) bzw. der Umfangsänderung des linken Ventrikels pro Auswurfzeit ($V_{CF}$)

| | $dp/dt_{max}$ [mm Hg/s] | Herzindex [l/min·m²] | AF [%] | MNSER [vol/s] | $V_{CF}$ [circ/s] |
|---|---|---|---|---|---|
| Normal | 1690 ± 90 | 3,82 ± 0,09 | 72 ± 2 | 2,52 ± 0,18 | 1,62 ± 0,13 |
| Gruppe I | 2460 ± 110[a] | 3,95 ± 0,08 | 78 ± 5 | 2,68 ± 0,21 | 1,71 ± 0,12 |
| Gruppe II | 2400 ± 94[a] | 3,93 ± 0,09 | 69 ± 5 | 2,50 ± 0,20 | 1,36 ± 0,11 |
| Gruppe III | 2310 ± 88[c] | 3,22 ± 0,10[c] | 61 ± 6[d] | 1,98 ± 0,38[d] | 0,74 ± 0,14[a] |
| Gruppe IV | 2190 ± 102[b] | 3,24 ± 0,11[c] | 40 ± 8[b] | 1,21 ± 0,44[b] | 0,44 ± 0,14[c] |

[a] $p<0,001$; [b] $p<0,01$; [c] $p<0,005$; [d] $p<0,05$

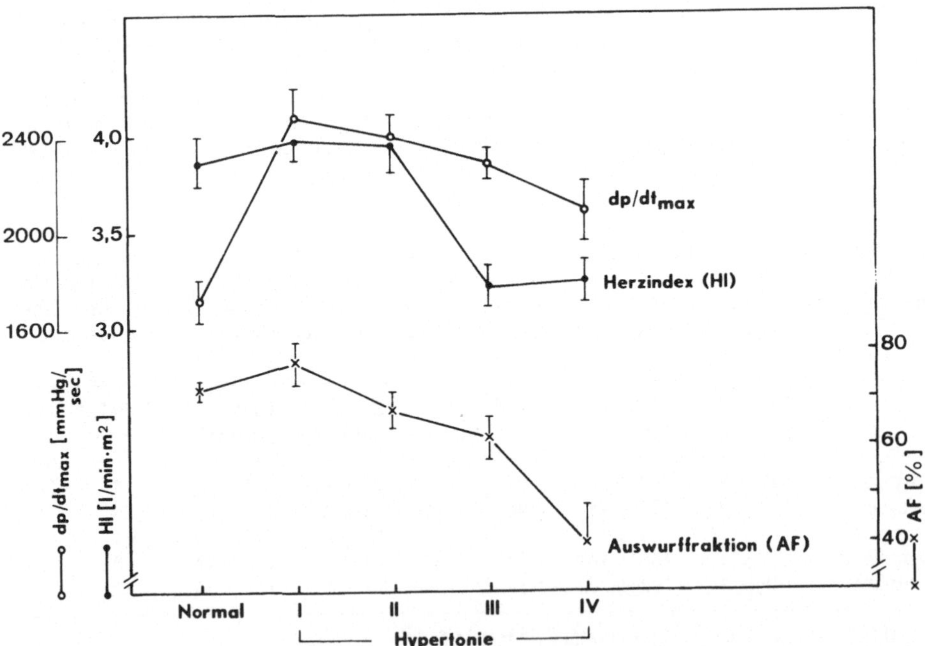


**Abb. 3.3.** Maximale Druckanstiegsgeschwindigkeit im linken Ventrikel ($dp/dt_{max}$), Herzindex und Auswurffraktion. Beachte die Druckabhängige der maximalen Druckanstiegsgeschwindigkeit in allen untersuchten Hochdruckkollektiven. Beachte ferner die Abnahmen des Herzindex und der Auswurffraktion in den Gruppen III und IV, d.h. bei den Patientengruppen mit regionalen Wandkontraktionsstörungen und globaler Ventrikeldilatation

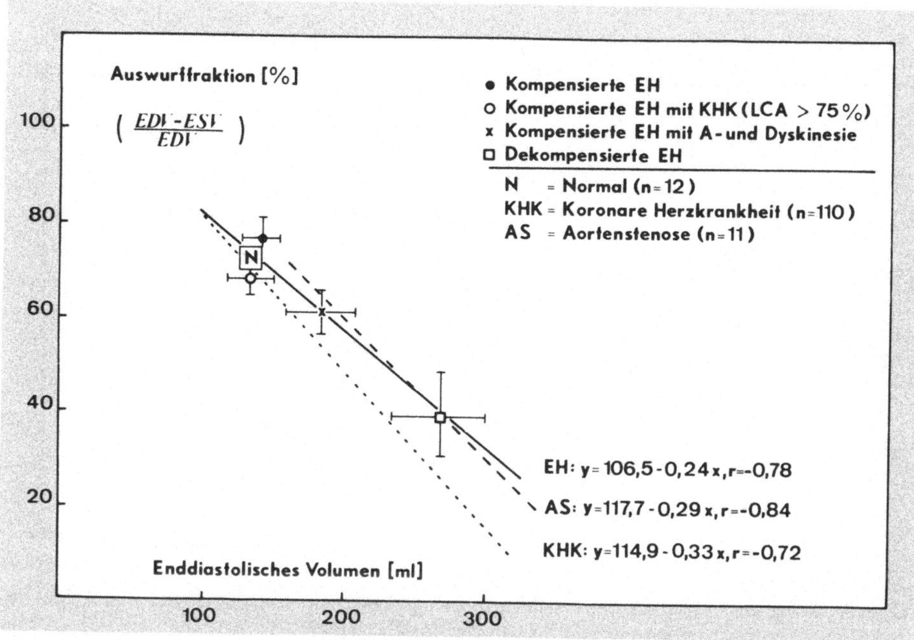


**Abb. 3.4.** Beziehung zwischen dem enddiastolischen Volumen und der Auswurffraktion des linken Ventrikels bei essentieller Hypertonie (*EH*), normotensiver koronarer Herzkrankheit (*KHK*, n = 110) und bei Aortenstenosen (*AS*, n = 11). Beachte den quantitativ ähnlichen Verlauf der Regressionsgeraden bei diesen drei Patientengruppen. Beachte ferner die erhebliche Abnahme der Auswurffraktion des linken Ventrikels mit steigendem enddiastolischem Volumen. Die drei dargestellten Regressionsgeraden entsprechen den drei in Abb. 3.5 dargestellten Regressionen für EH, AS und KHK

male Druckanstiegsgeschwindigkeit im linken Ventrikel war in allen Hypertonikergruppen druckabhängig erhöht (Abb. 3.3).

Die Beziehung zwischen dem enddiastolischen Volumen und der Auswurffraktion [265, 271, 272] zeigt, daß die Auswurffraktion des linken Ventrikels auch bei schwerer arterieller Hypertonie mit linksventrikulärer Hypertrophie so lange normal bleiben kann, wie eine Zunahme des enddiastolischen Volumens nicht einsetzt (kompensierte essentielle Hypertonie mit und ohne koronare Herzkrankheit) (Abb. 3.4). Dagegen ist bereits bei beginnender Ventrikeldilatation mit einer deutlichen Abnahme der Auswurffraktion entsprechend einer Regression wie bei Patientengruppen mit koronarer Herzkrankheit und Aortenstenosen zu rechnen. Damit gehört die essentielle Hypertonie gemeinsam mit der Aortenstenose und der koronaren Herzkrankheit zu den Herzerkrankungen, die bei zunehmender Linksherzvergrößerung mit einer im Vergleich zu anderen Herz- bzw. Herzklappenerkrankungen (Mitral- und Aortenvitien, Ventrikelseptumdefekte) ausgeprägten und empfindlichen Abnahme der Pumpfunktion und Kontraktilität, meßbar an der Änderung der linksventrikulären Auswurffraktion, einhergeht (Abb. 3.5). Vergleichbare Beziehungen ergaben sich auch zwischen dem enddiastolischen Volumen und der mittleren Faserverkürzungsgeschwin-

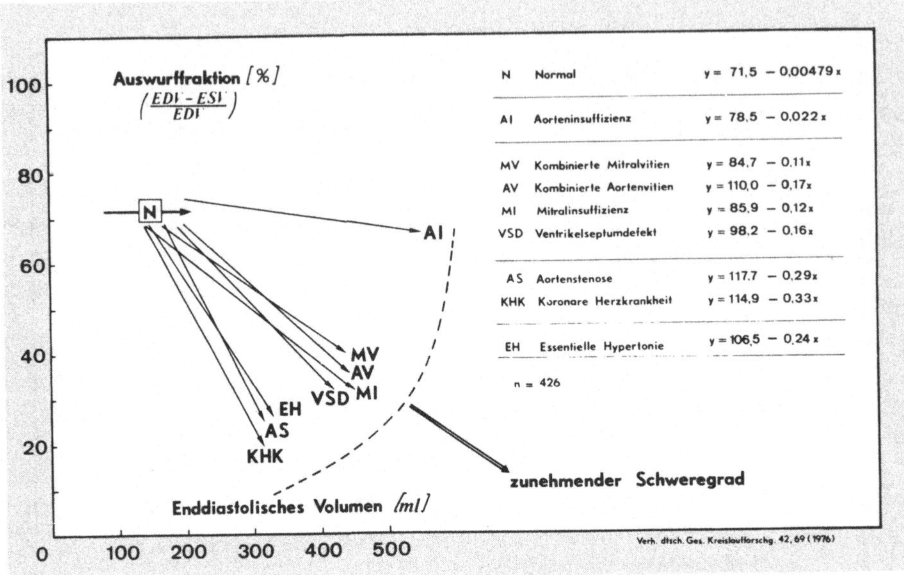


**Abb. 3.5.** Beziehung zwischen dem enddiastolischen Volumen und der Auswurffraktion des linken Ventrikels bei angeborenen und erworbenen Herzfehlern. Beachte die bei *EH, AS* und *KHK* wesentlich stärkere Abnahme der Auswurffraktion mit zunehmender linksventrikulärer Größe im Vergleich zu Aorten- und Mitralvitien sowie im Vergleich zu volumenbelasteten Shuntvitien

digkeit ($V_{CF}$) sowie der auf die Auswurfzeit normierten Auswurfrate (MNSER [194]; Abb. 3.6). Eine ventrikulographisch oder röntgenologisch faßbare Zunahme der Ventrikelgröße ist somit als Kriterium zur Erkennung einer Abnahme der Ventrikelfunktion bei Patienten mit essentieller Hypertonie geeignet.

Die Abnahme der Ventrikelfunktion (Auswurffraktion) mit steigender Ventrikelgröße erhält ihr ventrikeldynamisches Korrelat u.a. in einer Zunahme der systolischen Wandspannung. Letztere ist mit der Nachlast (Afterload) des linken Ventrikels quantitativ vergleichbar. Da die Wandspannung – bei vergleichbarem systolischem Druck – von der Wanddicke (d) und dem Ventrikelradius (r) abhängt, und da andererseits diese beiden Größen (d, r) bei den in Abb. 3.5 untersuchten Herzerkrankungen sehr variieren, wurde für diese Herzen mit sehr unterschiedlicher Wanddicke und Ventrikelgröße die systolische Wandspannung ermittelt (Abb. 3.7).

Es zeigt sich eine inverse Beziehung zwischen beiden Variablen, die eine deutliche Abnahme der Ventrikelfunktion, meßbar anhand der Auswurffraktion des linken Ventrikels, mit steigender Wandspannung (Afterload) erkennen läßt. Diese Beziehung berücksichtigt sowohl den Hypertrophiegrad (d, r) als auch den systolischen Druck der untersuchten Herzen. Sie ist zudem, abgesehen von akuten Kontraktilitätsänderungen, für angeborene und erworbene Herzerkrankungen gültig und kann somit als eine fundamentale Kennlinie der kardialen Funktionsdiagnostik eingestuft werden.

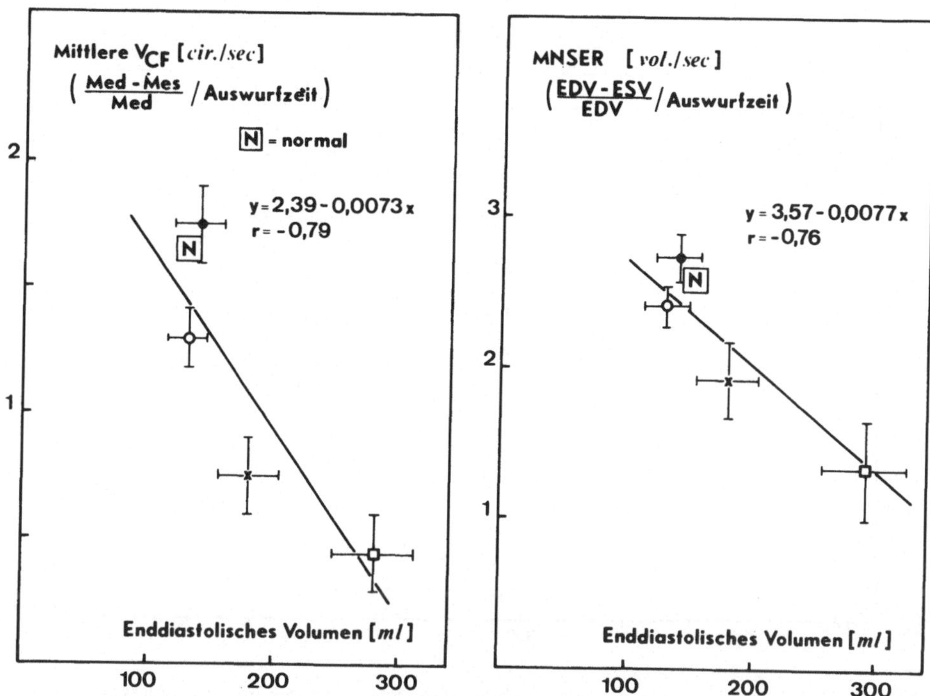


**Abb. 3.6.** Beziehung zwischen dem enddiastolischen Volumen und der auf die Auswurfzeit normierten Auswurf- bzw. Umfangsparameter des linken Ventrikels. Beachte die Abnahme der Geschwindigkeitsindices mit steigendem enddiastolischem Volumen

## *Ventrikelfunktion unter körperlicher Belastung*

Zur Bestimmung der Ventrikelfunktion unter körperlicher Belastung wurden 2 weitgehend gleichaltrige und kardial kompensierte Hypertonikergruppen mit unterschiedlicher Hypertrophie (Gruppe A: LV-Wanddicken 0,69 cm/m$^2$, Gruppe B: LV-Wanddicke 0,86 cm/m$^2$) und normalem Koronarangiogramm einer Ergometerbelastung unterzogen, die mit einer Erhöhung des „tension time index“ im Mittel um 60% der Ausgangswerte einherging. Der Anstieg des enddiastolischen Druckes im linken Ventrikel unter Belastung war in der Hypertonikergruppe A bei mittelgradiger Hypertrophie normal, während in der Hypertonikergruppe B bei hochgradiger Hypertrophie eine Druckzunahme von 12 auf 17 mm Hg auftrat (Abb. 3.8). Der Herzindex wurde in Gruppe A über die Norm hinaus gesteigert, in Gruppe B betrug der Anstieg 90% der Norm. Die Zunahme des Schlagindex war in allen Gruppen annähernd gleich hoch. Der Anstieg der maximalen Druckanstiegsgeschwindigkeit war bei der Hypertonikergruppe A normal und in Gruppe B geringgradig vermindert (auf 92% der Norm; Abb. 3.9).

Die Beziehungen zwischen dem enddiastolischen Druck und dem Herzindex (Abb. 3.10) bzw. der Druckanstiegsgeschwindigkeit (Abb. 3.11) in Ruhe und unter körperlicher Belastung verdeutlichen eine normale bzw. gesteigerte Belastungsreserve in Gruppe A mit mittelgradiger Linksherzhypertrophie, während die Hypertoniker

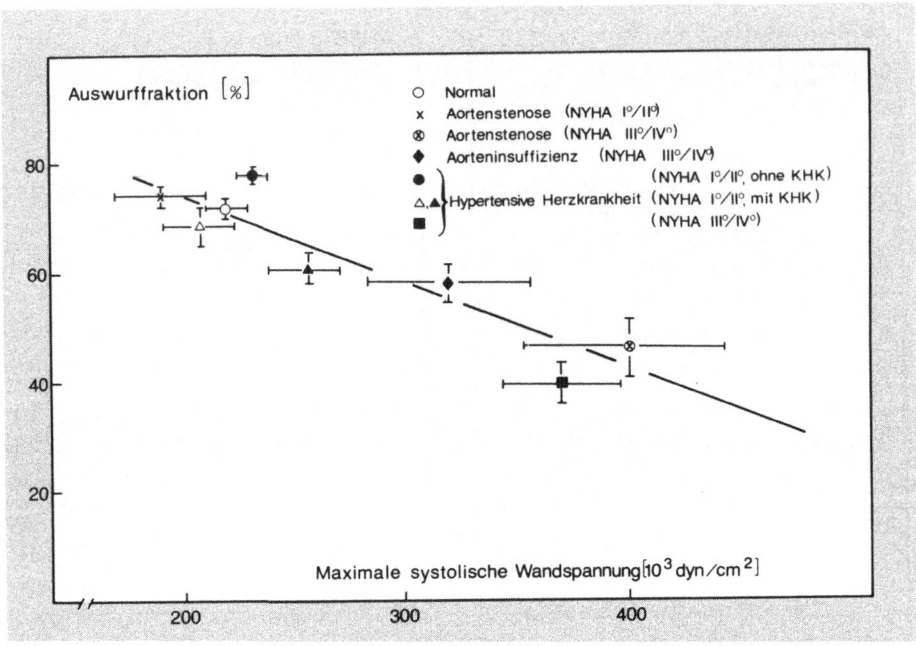


**Abb. 3.7.** Beziehung zwischen der systolischen Wandspannung des linken Ventrikels und der Auswurffraktion. Beachte die Abnahme der Auswurffraktion mit steigender systolischer Wandspannung. Beachte ferner, daß im Unterschied zu der in Abb. 3.5 dargestellten Divergenz nunmehr bei Einbeziehung von Wanddicke, Radius und systolischem Druck eine annähernd vergleichbare Verlaufsrichtung für alle untersuchten Patientengruppen resultiert, indem mit steigender systolischer Wandspannung (Nachlast) die Ventrikelfunktion (gemessen an der Auswurffraktion) abnimmt

mit schwerer Linksherzhypertrophie eine allenfalls leichte Einschränkung ihrer Belastungsreserve aufweisen können.

## Besprechung der Ergebnisse

Die an 88 Patienten mit essentieller Hypertonie durchgeführten Untersuchungen zeigen, daß die Funktion des nicht vergrößerten linken Ventrikels bei der essentiellen Hypertonie auch bei schwerer Druckhypertrophie in Ruhe und unter körperlicher Belastung weitgehend normal ist. Abnahmen der Kontraktilität sind nicht nachweisbar. Sie können dann auftreten, wenn die Ventrikelhypertrophie (Myokardfaktor) mit einer koronaren Herzkrankheit (Koronarfaktor) einhergeht, wenn regionale Kontraktionsstörungen auftreten und wenn eine Ventrikeldilatation durch Zunahme der Ventrikelgröße meßbar ist.

Die in den Hypertonikergruppen I und II normalen Werte für Herzindex, Auswurffraktion, maximale Druckanstiegsgeschwindigkeit und auxotone Geschwindigkeits- bzw. Auswurfparameter (Tabelle 3.3) lassen erkennen, daß trotz erheblicher linksventrikulärer Hypertrophie mit einer Massenzunahme um 30–40% (Tabelle 3.2)

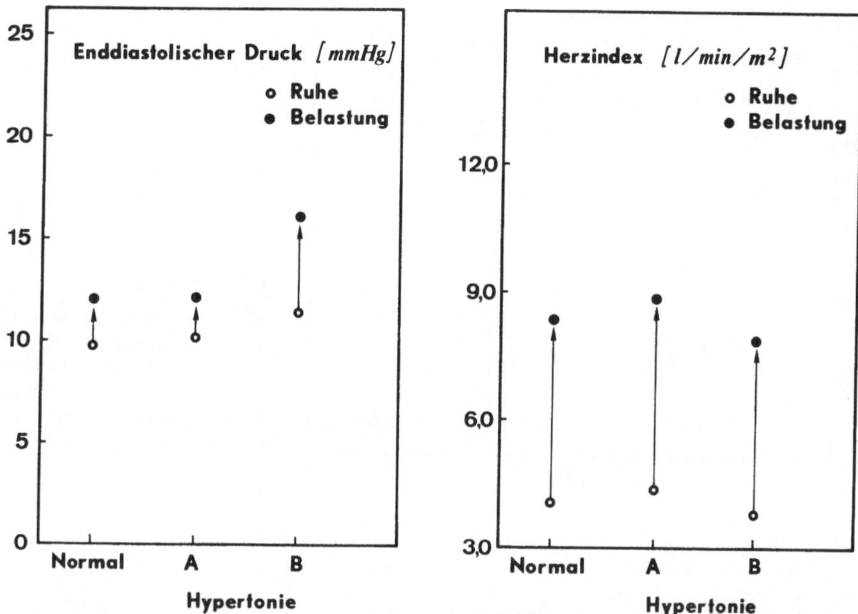


**Abb. 3.8.** Enddiastolischer Druck und Herzindex in Ruhe und unter körperlicher Belastung (n = 14)

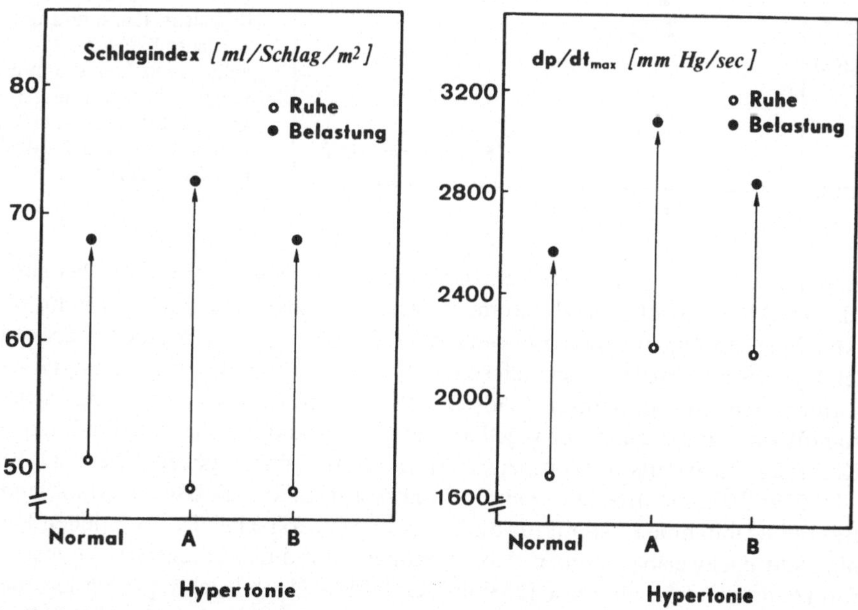


**Abb. 3.9.** Schlagindex und maximale Druckanstiegsgeschwindigkeit im linken Ventrikel in Ruhe und unter körperlicher Belastung (n = 14)

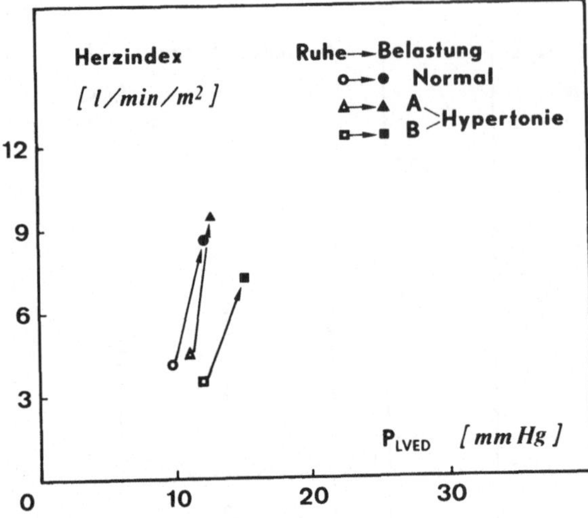


**Abb. 3.10.** Beziehung zwischen dem enddiastolischen Druck und dem Herzindex in Ruhe und unter körperlicher Belastung (n = 14). Beachte den annähernd gleichen Verlauf bei Normotonie und kompensierter arterieller Hypertonie

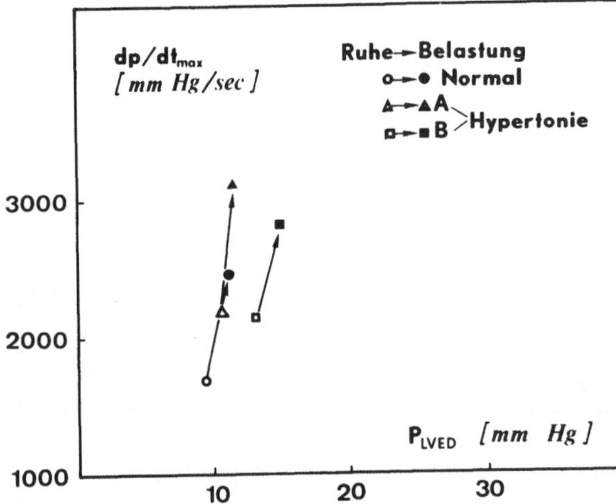


**Abb. 3.11.** Beziehung zwischen dem enddiastolischen Druck im linken Ventrikel und der maximalen Druckanstiegsgeschwindigkeit in Ruhe und unter körperlicher Belastung (n = 14). Beachte auch hier die annähernd vergleichbare Verlaufsrichtung der dargestellten Beziehung bei Normotonie und kardial kompensierter Hypertonie

eine normale oder gesteigerte Ventrikelfunktion vorliegen kann. Dies bedeutet, daß die Druckhypertrophie bei der kompensierten essentiellen Hypertonie nicht mit einer Abnahme der Ventrikelfunktion einhergeht. Die Druckhypertrophie bei der essentiellen Hypertonie unterscheidet sich somit wesentlich von anderen Druckhypertrophieformen, z. B. infolge Aortenstenosen und Aortenisthmusstenosen, bei denen eine signifikante Massenzunahme regelhaft mit einer Abnahme der Ventrikelfunktion und Kontraktilität bereits im kompensierten Stadium einherzugehen scheint [1, 28, 226, 248, 259–269]. Die Inzidenz zwischen linksventrikulärer Massenzunahme und Kontraktilitätsabnahme ist somit für die Druckhypertrophie bei der essentiellen Hypertonie nicht nachweisbar. Neben den experimentell induzierbaren Druckhypertrophieformen durch Hyperthyreose [263] und Goldblatt-Hochdruck repräsentiert die kompensierte essentielle Hypertonie des Patienten somit eine klinische Erkrankung, die von dem Konzept einer Kontraktilitätsabnahme im Gefolge einer druckinduzierten

Ventrikelhypertrophie abweicht. Ausschlaggebend könnte sein, daß die individuelle hämodynamische Vorgeschichte, d.h. Art, Dauer und Ausmaß der Druckbelastung des linken Ventrikels, bei Patienten mit essentieller Hypertonie von den hämodynamischen Vorbedingungen bei Patienten mit andersartigen Druckbelastungen des linken Ventrikels abweicht. Die generelle Annahme einer Kontraktilitätsabnahme im Gefolge einer Druckhypertrophie ist somit nicht gerechtfertigt.

Wie aus den Untersuchungen unter dosierter körperlicher Belastung hervorgeht, ist die Belastungsreserve des hypertrophierten linken Ventrikels bei der kompensierten essentiellen Hypertonie normal. Dies bedeutet, daß auch unter körperlichen Belastungsbedingungen mit einer normalen Herzleistung zu rechnen ist und daß eine signifikante Druckhypertrophie des linken Ventrikels nicht auch gleichzeitig eine Belastungsinsuffizienz zu implizieren braucht, die allerdings bei koronaren Zweiterkrankungen und weitergehenden kardialen Hochdruckmanifestationen (hämodynamisch wirksame Koronarstenosierungen, regionale Wandkontraktionsstörungen, Ventrikeldilatation) meist vorliegt. Als ableitbare therapeutische Konsequenz ist anzunehmen, daß positiv inotrop wirkende Maßnahmen, z.B. Digitalisglykoside, bei der kompensierten essentiellen Hypertonie unter dem Gesichtspunkt einer Verbesserung der Ventrikelfunktion und Kontraktilität nicht indiziert sind, da eine Einschränkung der Ruhe- und Belastungsfunktion des linken Ventrikels, die eine Anwendung von Digitalisglykosiden rechtfertigen könnte, nicht nachweisbar ist. Ob darüber hinaus durch die Anwendung von Digitalisglykosiden bei der kompensierten essentiellen Hypertonie die Entwicklung einer Belastungsinsuffizienz verzögert werden kann, ist bislang nicht gesichert [82–84].

Eine klinisch relevante Beeinträchtigung der Ventrikelfunktion und Kontraktilität kann bei der essentiellen Hypertonie auftreten, wenn 1) Koronarstenosierungen (Stenosegrad >75%) mit oder ohne abgelaufenen Myokardinfarkt, 2) regionale Wandkontraktionsstörungen (Hypo- und Akinesien) im Gefolge einer koronaren Herzkrankheit und 3) eine Dilatation des linken Ventrikels als Folge einer koronaren oder nichtkoronaren Organmanifestation der essentiellen Hypertonie vorhanden sind. Da die koronaren Organmanifestationen der essentiellen Hypertonie in der überwiegenden Mehrzahl für die Ventrikeldilatation, Abnahme der Ventrikelfunktion und kardialen Dekompensationsbereitschaft verantwortlich sind, kommt dem Koronarfaktor, d.h. der koronaren Makro- oder Mikroangiopathie bei Hochdruck ein wesentlicher potentieller Krankheitswert zu. Allerdings können Hypertoniker mit erheblichen Koronarstenosierungen auch bei schwerer Druckhypertrophie eine normale Ventrikelfunktion aufweisen, so daß die alleinige Existenz von Koronarstenosierungen für die Ventrikelfunktion des Hypertonikers nicht limitierend zu sein braucht. Dagegen sind die Konstellationen:

1. Koronarstenosierungen und abgelaufender Myokardinfarkt,
2. Koronarstenosierungen und regionale Wandkontraktionsstörungen und
3. abgelaufener Myokardinfarkt und/oder regionale Wandkontraktionsstörungen auch ohne koronarangiographisch erkennbare Koronarstenosierungen

bei der essentiellen Hypertonie meist gleichbedeutend mit einer klinisch manifesten Störung der Ventrikelfunktion. Dabei scheint das Auftreten der koronaren Zweiterkrankung die Funktion und Kontraktion des linken Ventrikels beim essentiellen Hochdruck quantitativ wie bei normotoner koronarer Herzkrankheit zu beeinflussen.

Die Änderungen von Ventrikelfunktion und Kontraktilität bei der essentiellen Hypertonie weisen eine deutliche Abhängigkeit von der ventrikulographisch bestimmten Größe des linken Ventrikels auf. Mit zunehmender Ventrikelgröße nehmen Auswurffraktion und zeit- bzw. geschwindigkeitsnormierte Parameter der Auswurfphase ab. Da die Auswurffraktion sowohl von Preload und Afterload als auch von der Kontraktilität abhängig ist [223, 274, 275], darf geschlossen werden, daß die Ventrikelfunktion und Kontraktilität bei der essentiellen Hypertonie mit zunehmender Herzgröße bzw. Größe des linken Ventrikels abnehmen. Dies bedeutet, daß die ventrikulographisch oder im Thoraxröntgenbild bestimmbare Ventrikelgröße als klinisch verwertbares Kriterium zur Beurteilung der Ventrikelfunktion bei der essentiellen Hypertonie angesehen werden darf. Da der unkomplizierte Hochdruck selbst keine Indikation zur Ventrikulographie und damit zur ventrikulographischen Bestimmung der Ventrikelgröße darstellt, ergibt sich als begründete, klinisch-praktische Konsequenz, daß mit der Anfertigung einer standardisierten Thoraxröntgenaufnahme und der Bestimmung der Herzgröße bzw. der Größe des linken Ventrikels eine *näherungsweise* Möglichkeit zur Beurteilung der Ventrikelfunktion und kardialen Leistungsfähigkeit bei der essentiellen Hypertonie gegeben ist.

Mit der Bestimmung von Herz- und Ventrikelgröße ist eine Basis zur Beurteilung des kardialen Schweregrades der essentiellen Hypertonie und zur Entscheidungshilfe für therapeutische Konsequenzen, speziell durch Verlaufskontrollen, vorhanden. Dabei ist zu berücksichtigen, daß die Einbeziehung des Kriterims „Herzgröße" Änderungen der Herzgröße bzw. der Ventrikelgröße unterschiedlicher Ätiologie impliziert. So kann eine Herzvergrößerung beim essentiellen Hochdruck u.a. durch Ventrikelhypertrophie ohne Ventrikeldilatation, durch eine Ventrikelhypertrophie und -dilatation, durch regionale Wandkontraktionsstörungen, speziell im Gefolge einer koronaren Herzkrankheit, und als Ausdruck einer globalen Kontraktionsstörung des linken Ventrikels bei manifester Ruhe- oder Belastungsinsuffizienz auftreten. Ursächlich kommt fast stets die abnorme Druckbelastung mit den Folgen der Ventrikelhypertrophie (Myokardfaktor) und KHK (Koronarfaktor) in Betracht. Es ist somit denkbar, daß eine ausgedehnte regionale Wandkontraktionsstörung bei der essentiellen Hypertonie mit konsekutiver Zunahme des akinetischen Segmentes zu einer qualitativ vergleichbaren Zunahme der Ventrikelgröße und Abnahme der Auswurffraktion und Ventrikelfunktion führt wie eine hypertensive Ventrikelhypertrophie mit Ventrikeldilatation ohne KHK. Für die normotone KHK und für die linksventrikuläre Druckhypertrophie infolge Aortenstenosen ist eine Abnahme der Auswurffraktion mit zunehmender Ventrikeldilatation gleichermaßen nachweisbar (Abb. 1.3). Ebenso zeigt die Korrelation zwischen dem enddiastolischen Volumen und der Auswurffraktion bei der essentiellen Hypertonie einen nahezu identischen Verlauf. Demzufolge ist der Schluß berechtigt, daß die normotone KHK, die Aortenstenose ohne KHK und die essentielle Hypertonie mit und ohne KHK eine untereinander vergleichbare und empfindliche Abnahme der Auswurffraktion bzw. Ventrikelfunktion mit zunehmender Ventrikelgröße aufweisen, und daß die Ermittlung der Beziehung zwischen beiden Variablen einer funktionellen und therapiebezogenen Kontraktionsbewertung bei diesen Erkrankungen gerecht wird.

## 3.2 Regionaler Hypertrophiegrad und Proportionalität der Ventrikelwandhypertrophie

Es ist das Ziel dieses Abschnitts, die regionale linksventrikuläre Hypertrophie an einem größeren Patientengut mit essentieller Hypertonie unter Einbeziehung von regionalen Wanddickenmessungen, Hemiachsenverkürzungen, regionalen Wandspannungen und Dickenänderungen der Ventrikelwand zu analysieren.

Die Untersuchungen wurden an 92 Patienten mit essentieller Hypertonie durchgeführt. Alle für die Hypertonikergruppen ermittelten Werte wurden mit denen einer Normalgruppe ($n=12$) verglichen, die zum Ausschluß eines Vitium cordis katheterisiert worden war, bei der jedoch keine Hypertrophie, Hypertonie, Vitien oder Koronararterienstenosierungen vorlagen.

### Ergebnisse

#### *Patientengut*

Von den 92 untersuchten Patienten hatten $n=13$ (entsprechend 14%) eine irreguläre Hypertrophie der Vorderwand des linken Ventrikels bzw. eine asymmetrische Ventrikelkonfiguration vorzugsweise in Ventrikelmitte bzw. der spitzenwärts lokalisierten Ventrikelfunktion (Tabelle 3.4). Die quantitative Ventrikulographie ergab bei diesen 13 Patienten ein weitgehend normales enddiastolisches Volumen ($EDV=92\pm3$ ml/m$^2$) bei normalem oder verkleinertem endsystolischem Volumen ($ESV=21\pm1$ ml/m$^2$) (Tabelle 3.5). Qualitativ waren die Ventrikulogramme durch eine in Endsystole auftretende Asymmetrie mit z. T. völlig irregulärer Ventrikelkonfiguration gekennzeichnet (Abb. 3.12).

Formal waren auffallende Ähnlichkeiten mit Ventrikulogrammen wie bei hypertrophischer obstruktiver Kardiomyopathie vorhanden. Die intraventrikulären Druckmessungen sowie Provokationstests (Valsalva-Versuch, Amylnitritinhalation, postextrasystolische Potenzierung) ergaben allerdings in keinem Falle einen Hinweis für eine hämodynamisch wirksame Obstruktion bzw. für einen ventrikuloarteriellen Druckgradienten. Die bei allen Patienten durchgeführte rechtskardiale Angiographie erbrachte eine normale rechtsventrikuläre Kontraktionsfunktion. Neun dieser Patienten hatten erhebliche Angina pectoris mit koronarangiographisch nachweisbaren Koronarstenosierungen (Grade II–IV) [139]. Zwei Patienten hatten gleichzeitig operationspflichtige Karotisstenosen. Die arterielle Hypertonie war bei allen Patienten für mehr als 6 Jahre anamnestisch bekannt. Hervorzuheben ist, daß eine auffallend gute Ansprechbarkeit von Angina pectoris und Hochdruck bei diesen Patienten auf Propranolol bestand (Tabelle 3.4).

#### *Regionaler Hypertrophiegrad*

Zur Quantifizierung von Grad, Ausmaß und Regularität der regionalen Hypertrophie wurden die regionalen Wanddicken und enddiastolisch-endsystolischen Wanddickenänderungen in den fünf Ventrikelwandsegmenten (Abb. 3.13) analysiert. Die enddia-

**Tabelle 3.4.** Patientengut (regionaler Hypertrophiegrad und Proportionalität der Ventrikelwandhypertrophie). Anamnestische Daten und klinische Symptomatik bei den 13 untersuchten Hypertonikern mit irregulärer Ventrikelwandhypertrophie. Beachte den hohen prozentualen Anteil an Angina pectoris

| Irreguläre Ventrikelwandhypertrophie bei essentieller Hypertonie | |
|---|---|
| Anzahl | n = 13 (von 92), entsprechend 14% |
| Alter [Jahre] | 39 |
| Schweregrad [165] | II |
| Fundus opticus [65] | II |
| Dauer der Hypertonie [Jahre] | > 6 |
| Belastungsherzinsuffizienz | n = 5 (38%) |
| Ruheherzinsuffizienz | – |
| Angina pectoris | n = 13 (100%) |
| Herzrhythmusstörungen | n = 1 (VES) |
| Linksherzhypertrophie (Thorax-Rö) | n = 8 (62%) |
| (EKG) | n = 13 (100%) |
| Linksatriale Hypertrophie (EKG) | n = 10 (77%) |
| Koronarstenosen (°III, LCA) | n = 9 (69%) |
| Extrakardiale Gefäßstenosen | n = 2 (15%) |
| Systolische Herzgeräusche | n = 8 (62%) |
| Spätsystolika | n = 5 (38%) |
| Extratöne | n = 2 (15%) |
| Provokationstests (Amylnitrit u. a.) | – |
| Ventrikulo-arterieller Druckgradient | – |
| Propranololansprechbarkeit: Angina pectoris | n = 13 (100%) |
| Hypertonie | n = 10 (77%) |

**Tabelle 3.5.** Ventrikeldynamik und Ventrikelgeometrie bei 12 Normalpatienten und bei den 13 Patienten mit irregulärer Ventrikelwandhypertrophie. *EH* essentielle Hypertonie; *IRVH* irreguläre Ventrikelwandhypertrophie; *EDV* enddiastolisches Volumen; *ESV* endsystolisches Volumen; *SV* Schlagvolumen; *AF* Auswurffraktion; $d_{diast}$ diastolische Wanddicke; $d_{syst}$ systolische Wanddicke; *Δ-Wanddicke* prozentuale Änderung der ventrikulären Wanddicke bezogen auf den enddiastolischen Ausgangswert (100%); $T_{syst}$ maximale zirkumferentielle systolische Wandspannung des linken Ventrikels; $T_{diast}$ enddiastolische zirkumferentielle Wandspannung des linken Ventrikels

| | Normal (n = 12) | EH + IRVH (n = 13) |
|---|---|---|
| EDV [ml/m$^2$] | 82 ± 4 | 92 ± 3 |
| ESV [ml/m$^2$] | 24 ± 2 | 21 ± 1 |
| SV [ml/m$^2$] | 64 ± 3 | 71 ± 3 |
| AF [%] | 73 | 77 |
| $d_{diast}$ [cm/m$^2$] | 0,62 ± 0,02 | 0,91 ± 0,06 |
| $d_{syst}$ [cm/m$^2$] | 0,98 ± 0,05 | 2,12 ± 0,09 |
| Δ-Wanddicke [%] | + 58 | + 133 |
| $T_{syst}$ [10$^3$ dyn/cm$^2$] | 221 ± 27 | 142 ± 39 |
| $T_{diast}$ [10$^3$ dyn/cm$^2$] | 27 ± 8 | 30 ± 3 |

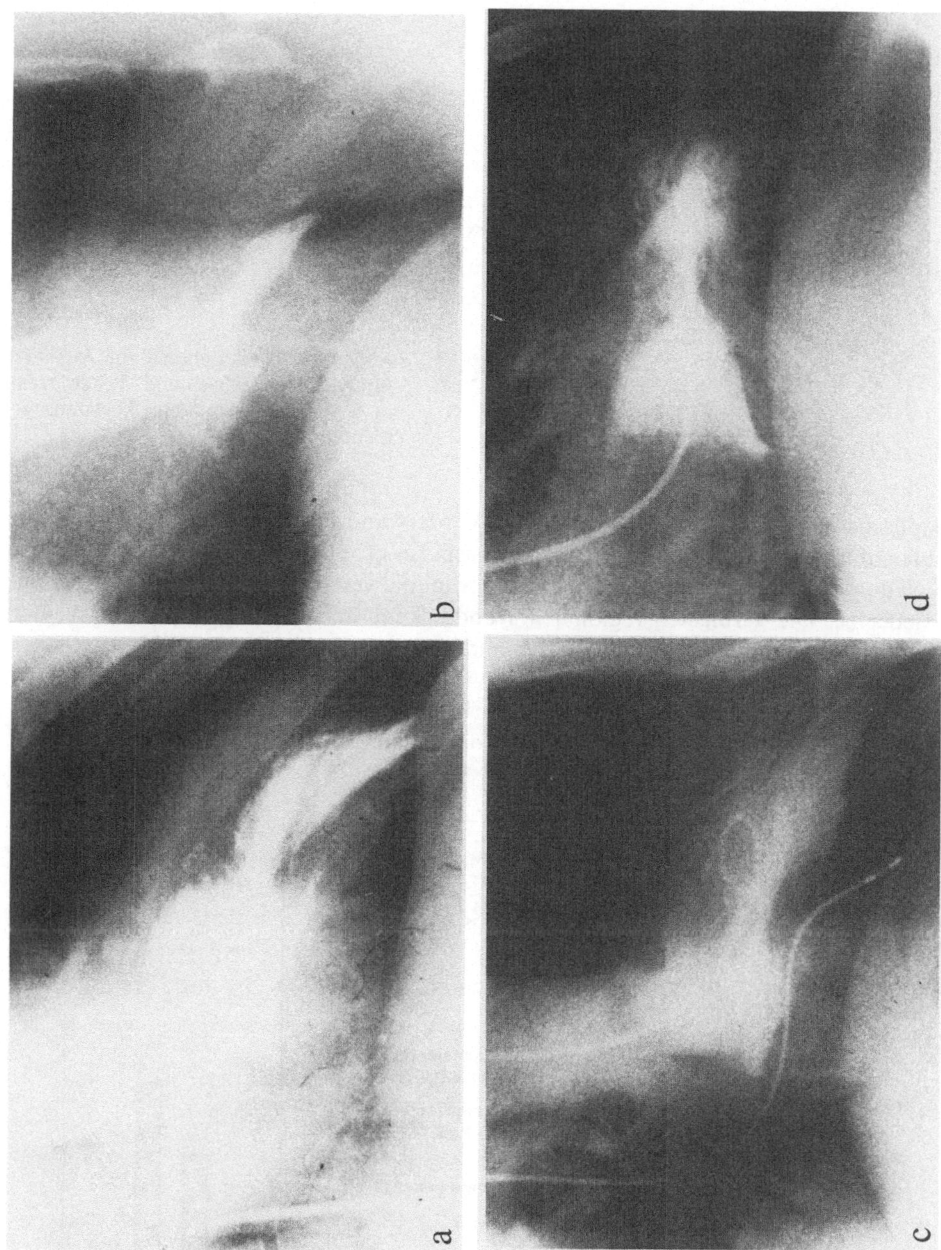

**Abb. 3.12 a–d.** Ventrikulogramme von 4 Patienten mit irregulärer bzw. asymmetrischer Ventrikelwandhypertrophie bei essentieller Hypertonie

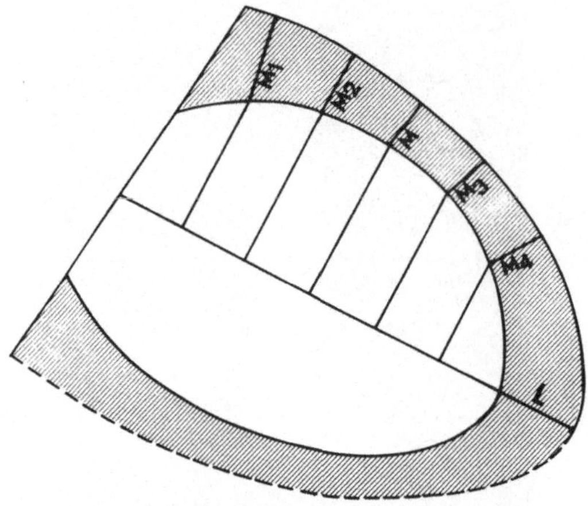


Abb. 3.13. Grundschema zur Auswertung der Hemiachsen und Wanddicken in 5 verschiedenen Ventrikelwandsegmenten

stolische sowie endsystolische Dicke der Vorderwand des linken Ventrikels war bei allen untersuchten Patienten an der Herzbasis am größten. Sie nahm bis zum Ventrikeläquator ab bzw. erreichte dort ihren Minimalwert und nahm herzspitzenwärts wieder zu. Die geringsten regionalen Wanddickenunterschiede in Enddiastole oder Endsystole wiesen die dekompensierten und linksventrikulär dilatierten Hypertoniker auf, die größten Wanddickenunterschiede in Enddiastole oder in Endsystole fanden sich bei den kompensierten und konzentrisch hypertrophierten Hypertonikern mit koronarangiographisch nachweisbaren Koronarstenosen (Abb. 3.14, 3.15).

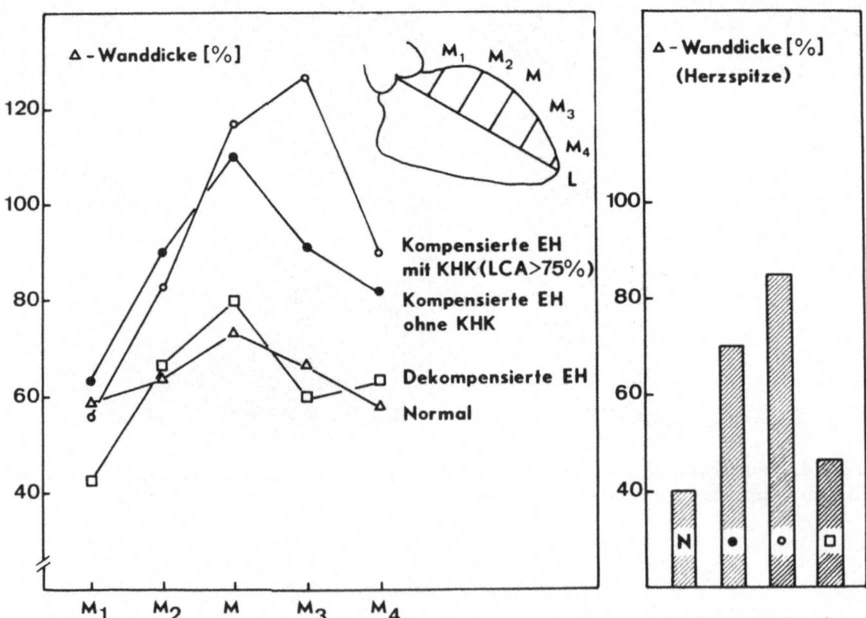


Abb. 3.14. Prozentuale Wanddickenänderungen (enddiastolisch–endsystolisch) in den untersuchten Hypertonikergruppen

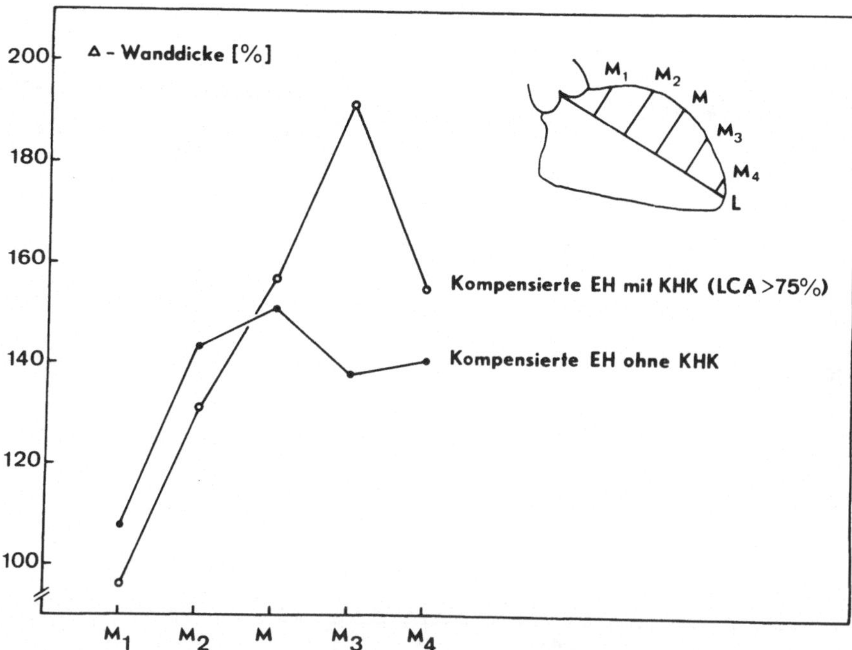


**Abb. 3.15.** Prozentuale Wanddickenänderungen (enddiastolisch–endsystolisch) bei den kompensierten Hypertonikern mit und ohne KHK. Normalwert = 100%

Die maximale Verdickung der Vorderwand des linken Ventrikels im Verlauf einer Herzaktion, d. h. die enddiastolisch-endsystolische Wanddickenänderung war in spitzenwärts orientierter Äquatornähe (M, $M_3$) am größten (Abb. 3.14, 3.15). Dies bedeutet, daß diejenige Ventrikelwandregion mit der größten enddiastolisch-endsystolischen Distanzänderung und Hemiachsenverkürzung auch die größte relative Dickenzunahme der Ventrikelwand während eines Herzzyklus aufwies. Die in diesem Ventrikelwandbereich meßbare Wanddickenzunahme war innerhalb der Hypertonikergruppen bei den kompensierten Hypertonikern mit koronarangiographisch gesicherter koronarer Herzkrankheit am größten (Abb. 3.15). Dies bedeutet, daß diese Gruppe die relativ größten Unterschiede in der regionalen enddiastolisch-endsystolischen Wanddickenänderung aufwies, und daß hierbei mit der größten Asymmetrie bzw. Irregularität der Ventrikelwandhypertrophie, insbesondere in Ventrikelmitte, zu rechnen ist.

Die Analyse der regionalen Wandspannungen ergab, daß die größten enddiastolischen und endsystolischen Wandspannungen an der äquatoriellen Zirkumferenz des linken Ventrikels nachweisbar waren, d. h. in der Ventrikelregion, die diastolisch und systolisch den größten Ventrikelradius und diastolisch die geringste Wanddicke aufwies (Abb. 3.16, 3.17). Innerhalb der kompensierten Hypertonikergruppen war dabei die maximale systolische Wandspannung in allen fünf untersuchten Ventrikelwandsegmenten bei den irregulär hypertrophierten Hypertonikern. Gleichzeitig war das Wandspannungsgefälle von der Basis zum Äquator und vom Äquator zur Herzspitze abgeflacht und nicht so ausgeprägt wie bei der regulären Hypertrophie. Andererseits zeigten die dekompensierten Hypertoniker eine noch stärkere Angleichung an die

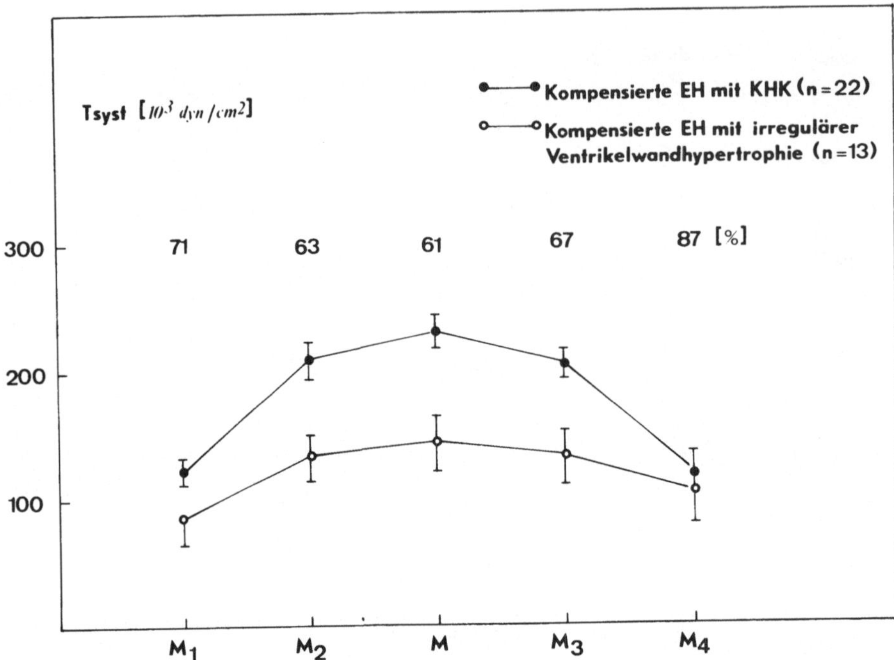


**Abb. 3.16.** Maximale, zirkumferentielle systolische Wandspannung bei kompensierten essentiellen Hypertonikern mit koronarer Herzkrankheit (n = 22) sowie bei den 13 Patienten mit irregulärer Ventrikelwandhypertrophie. Die Zahlen innerhalb der Darstellung geben den Prozentsatz (%) der maximalen systolischen Wandspannung bei den 13 Patienten mit irregulärer Ventrikelwandhypertrophie, bezogen auf die Wandspannungswerte der kompensierten Hypertoniker ohne Irregularität der Ventrikelhypertrophie (100%), wieder

regionalen Wandspannungen, so daß bei zunehmender Ventrikeldilatation mit einer numerischen Angleichung der Wanddicken und Wandspannungen und damit der regionalen Afterloadbelastung des linken Ventrikels zu rechnen ist.

## Besprechung der Ergebnisse

Die vorliegenden Untersuchungen haben gezeigt, daß eine signifikante und ventrikelgeometrisch wirksame irreguläre Ventrikelwandhypertrophie in 14% der essentiellen Hypertoniker vorhanden ist. Da die essentielle Hypertonie eine der häufigsten Erkrankungen überhaupt darstellt, bedeutet dies, daß die essentielle Hypertonie nach dem bisherigen Kenntnisstand die häufigste Ursache einer asymmetrischen bzw. irregulären Ventrikel- oder Ventrikelwandhypertrophie repräsentiert.

Die Lokalisation der Ventrikelwandasymmetrie bei der essentiellen Hypertonie ist nicht einheitlich, auch wenn überwiegend Wandabschnitte in Ventrikelmitte (M) und im apikalen Drittel des Ventrikels ($M_3$) betroffen waren. Eine asymmetrische Hypertrophie im basisnahen Ventrikeldrittel ($M_1$, $M_2$) fand sich in keinem der untersuchten Fälle. Die Form des abnorm hypertrophierten Ventrikelwandsegmentes war irregulär, d.h. nicht vorhersehbar und uneinheitlich, wobei stets die Vorderwand, vorzugsweise

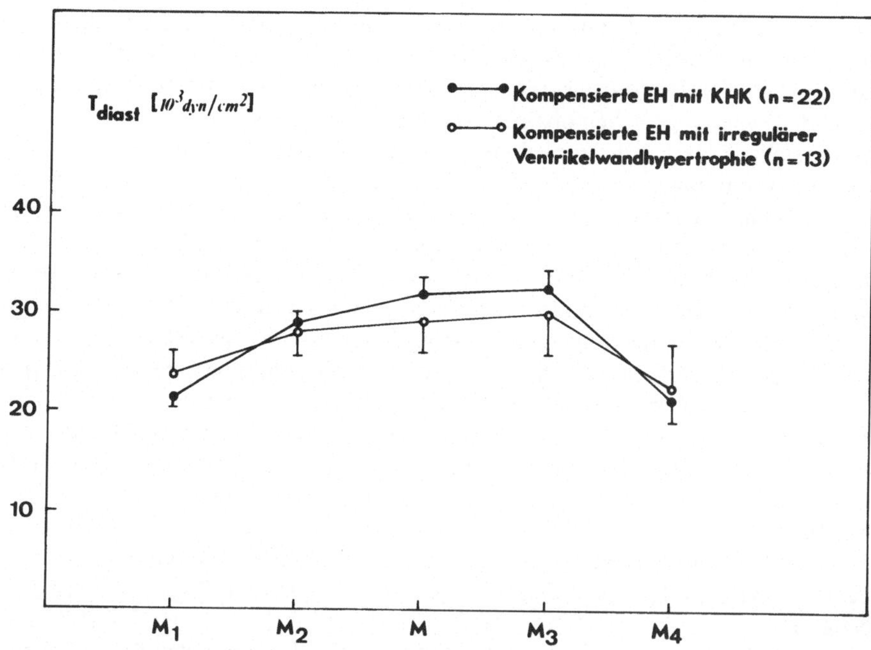


**Abb. 3.17.** Maximale, zirkumferentielle enddiastolische Wandspannung des linken Ventrikels bei 22 kompensierten Hypertonikern mit KHK und regulärer Ventrikelwandhypertrophie sowie bei den 13 Patienten mit essentieller Hypertonie und irregulärer Ventrikelwandhypertrophie. Beachte die annähernd gleich hohen enddiastolischen Wandspannungswerte in allen Ventrikelwandsegmenten bei den beiden untersuchten Patientengruppen

in Ventrikelmitte (M) und spitzenwärts ($M_3$), involviert war. In vier Fällen bestand eine sanduhrförmige zirkuläre Wandverdickung in Ventrikelmitte (M).

Der Prototyp einer asymmetrischen bzw. irregulären Ventrikelwandhypertrophie ist die hypertrophische obstruktive Kardiomyopathie [63, 86, 124, 264, 327]. Bei dieser Erkrankung können das Ventrikelseptum, der subaortale Ausflußtrakt oder auch alle anderen Abschnitte des linken Ventrikels von der asymmetrischen Hypertrophie betroffen sein. Von leichten Formen mit lediglich angedeuteter Sanduhrform des linken Ventrikels ohne ventrikuloarteriellen Druckgradienten und mit negativem Ausfall von Provokationstests bis zur schwersten intraventrikulären Obstruktion mit hohem Druckgradienten, positiven Provokationstests und Angina pectoris sind alle Übergänge möglich. Eine arterielle Hypertonie findet sich bei der hypertrophisch obstruktiven Kardiomyopathie allerdings lediglich in ca. 1–3% der Fälle. Ein Zusammenhang zwischen beiden Erkrankungen (essentielle Hypertonie – hypertrophische obstruktive Kardiomyopathie) ist nicht wahrscheinlich. Koronarstenosierungen sind selten, und die koronare Hämodynamik ist weitgehend normal [123, 264, 268, 274–276]. Demgegenüber bestand bei keinem der untersuchten Hypertoniker trotz erheblicher Irregularität der Ventrikelhypertrophie eine intraventrikuläre Obstruktion. Die Provokationstests waren negativ. Rechter Ventrikel und Ausflußtrakt des rechten Ventrikels waren regelrecht. Die Koronarreserve des linken Ventrikels war auf mehr als die Hälfte der Norm eingeschränkt [267, 268]. Die Mehrzahl der Patienten hatte signifikante Koronarstenosierungen der linken Koronararterie. Aufgrund der klinischen und Befundkonstellation ist es somit wenig wahrscheinlich, daß die irreguläre Ventrikelwandhypertrophie bei der essentiellen Hypertonie hinsichtlich der Existenz bzw. des Fehlens einer intraventrikulären Obstruktion lediglich eine asymptomatische Form der hypertrophischen obstruktiven Kardiomyopathie mit essentieller Hypertonie darstellt. Dies würde implizieren, daß ätiologische Gemeinsamkeiten zwischen beiden Erkrankungen bestünden, für die sich keinerlei Hinweise finden. Vielmehr ist anzunehmen, daß sich die irreguläre Hypertrophie bei der essentiellen Hypertonie formal so entwickelt, daß ventrikulographische Bilder wie bei hypertrophischer obstruktiver Kardiomyopathie entstehen können, ohne daß damit jedoch eine Beziehung zwischen beiden Krankheitsbildern gegeben sein müßte.

Die Analyse der regionalen enddiastolisch-endsystolischen Wanddickenänderungen des linken Ventrikels läßt erkennen, daß die Erfassung einer irregulären Hypertrophie, d.h. irregulären Wanddickenänderung, durch Messung der regionalen Wanddicken möglich ist. Dabei ist zu beachten, daß die Wanddicken $M_1$ (Herzbasis) und $M_4$ sowie L (Herzspitze) durch die Film- und Auswertungstechnik quantitativ zu hoch ausfallen. Allerdings ist diese numerische Überschätzung, die in den Projektoren $M_1$, $M_4$ und L ca. 15–25% beträgt, weitgehend konstant, so daß ein Gruppenvergleich bei konstanter Trechnik zwischen den Normalpatienten, den regulär hypertrophierten Hypertonikern und den irregulär hypertrophierten Hypertonikern gerechtfertigt ist.

Bislang aus der Literatur verfügbare Daten über die regionalen Wanddicken bzw. Kontraktionsmuster lassen kein verbindliches Urteil über das Ausmaß der enddiastolisch-endsystolischen Wanddickenänderung, d.h. über das Ausmaß der Wanddickenzunahme während der Systole beim Normalen oder Herzkranken zu [37, 49, 52, 57, 87, 97, 162]. Im Tierexperiment wurde über Wanddickenänderungen zwischen 10–80% berichtet; die bei Normalpatienten an der äquatoriellen Zirkumferenz gemessene Wanddickenzunahme variiert zwischen 20–150%. An den in dieser Studie untersuchten Normalpatienten betrug die enddiastolisch-endsystolische Wanddickenänderung am Äquator im Mittel 58% und nahm basiswärts sowie spitzenwärts mit zunehmender enddiastolischer Wanddicke ab. Dies bedeutet, daß diejenige Zirkumferenz mit der größten Hemiachsenbewegung und größten regionalen Auswurffraktion auch die größte relative Wanddickenzunahme während der Systole aufwies. Im Unterschied zu den Normalpatienten und den Hypertonikern mit regulärer Ventrikelwandhypertrophie zeigten die Hypertoniker mit irregulärer Hypertrophie exzessive Wanddickenzunahmen von im Mittel maximal 133% (M) mit einer entsprechend starken Hemiachsenverkürzung in diesem Bereich. Dagegen waren die Wanddickenzunahmen in den basis- und spitzennahen Ventrikelanteilen wesentlich geringer. So betrug die Wanddickenänderung an der Herzbasis ($M_1$) bei den Normalpatienten 28%, den kompensierten Hypertonikern mit regulärer Ventrikelwandhypertrophie 37% und bei den kompensierten Hypertonikern mit irregulärer Ventrikelwandhypertrophie 41%. Entsprechende Relationen waren für die Wanddickenänderungen an der Herzspitze nachweisbar. Dies bedeutet, daß die regionale Wandverdickung an der Basis bei Normalpatienten mit Hypertonikern mit irregulärer Hypertrophie lediglich um das 1,46fache variiert, während am Äquator die Wanddickenzunahme bei den irregulär hypertrophierten Hypertonikern das 2,29fache der Norm ausmacht.

Die im Vergleich zur Herzbasis und -spitze stärkere äquatoriale Wandverdickung zeigt, daß die am Äquator (M) gemessene maximale systolische Wandspannung bei annähernd vergleichbarem enddiastolischem Volumen und vergleichbarer systolischer Druckbelastung bei den irregulär hypertrophierten Hypertonikern regional (M) kleiner ist als bei den Normalpatienten und den Hypertonikern mir regulärer Hypertrophie. So beträgt die maximale systolische Wandspannung am Äquator (M) bei den irregulär hypertrophierten Hypertonikern mit 142 ($10^3$ dyn/$cm^2$) lediglich 61% der maximalen systolischen Wandspannung der Normalgruppe. Die maximale systolische Wandspannung wird somit trotz hochgradiger systolischer Druckbelastung des linken Ventrikels infolge irregulärer Hypertrophie überkompensatorisch niedrig gehalten. Andererseits nimmt die zirkumferentielle maximale systolische Wandspannung zur Herzbasis sowie zur Herzspitze relativ zu, so daß sie an der Herzbasis 71% und an der Herzspitze bereits 87% der maximalen systolischen Wandspannung der Normalgruppe ausmacht. Ursächlich kommt für dieses unterschiedliche Wandspannungsprofil in erster Linie die unterschiedliche Ventrikelwandhypertrophie in Betracht, die zu einem für die irreguläre Ventrikelhypertrophie bei der essentiellen Hypertonie typischen Muster von Wanddicke, Wanddickenänderung, regionaler Muskelmasse und Wandspannung führt [269, 271, 272].

Als Ursache der irregulären Ventrikelwandhypertrophie bei der essentiellen Hypertonie sind insbesondere Ausmaß, Grad und Dauer der arteriellen linksventrikulären Druckbelastung zu diskutieren. Darüber hinaus ist ein Zusammenhang mit Koronarstenosierungen und regionalen Perfusionsstörungen und konsekutiver myokardialer Ischämieneigung zu erwägen. Für den linken Ventrikel ist die arterielle Druckbelastung, d. h. das ventrikuläre Afterload am Äquator (M) am größten, da in dieser Zirkumferenz die größte zirkumferentielle Wandspannung des Ventrikels überhaupt und im Verlauf einer Systole erreicht wird. Diese Zirkumferenz des linken Ventrikels ist somit vom Standpunkt der Ventrikelmechanik und -geometrie der größten mechanischen Belastung ausgesetzt. Die Zirkumferenz nun entspricht wiederum derjenigen Region, in der die Irregularität der linksventrikulären Hypertrophie am größten war, d. h. in der die im Vergleich zur Norm und im Vergleich zu den anderen Hypertonikergruppen größten Wanddickenzunahmen während der Systole auftraten. Eine überproportional hohe enddiastolisch-endsystolische Wanddickenzunahme, wie sie in den 14% der untersuchten Hypertoniker vorhanden war, wäre geeignet, die maximale systolische Wandspannung auch bei extrem hohen Spitzendruckbelastungen und bei vergleichbaren Ventrikeldimensionen normal bzw. physiologisch niedrig zu halten. Ohne kompensatorische Ventrikelwandhypertrophie würde z. B. im Rahmen einer Hochdruckkrise mit Blutdrucksteigerungen um das Doppelte eine vergleichbar hohe Zunahme der maximalen äquatorialen systolischen Wandspannung auftreten. Dies würde darüber hinaus mit einer annähernden Verdoppelung des myokardialen Sauerstoffverbrauches einhergehen. Eine überproportionale Zunahme der Wanddicke des linken Ventrikels an der äquatorialen Zirkumferenz könnte dazu beitragen, das maximale systolische Afterload und den myokardialen Energiebedarf in dieser ventrikelgeometrisch gefährdeten Region auch bei extremen Druckbelastungen normal oder niedrig zu halten. Dementsprechend wäre die irreguläre oder asymmetrische Hypertrophie des linken Ventrikels als Kompensationsmechanismus anzusehen, der auch bei hohen Druckbelastungen die Aufrechterhaltung einer normalen Wandspannung, Nachbelastung und Energiebilanz ermöglichen könnte [269, 271, 272].

## 3.3 Determinanten der linksventrikulären Hypertrophie und diastolische Dehnbarkeit

Es ist das Ziel dieser Untersuchungen, Aussagen über die Determinanten des Hypertrophiegrades des linken Ventrikels bei der essentiellen Hypertonie, über die Beziehungen zwischen Hypertrophiegrad und linksventrikulärer Dehnbarkeit sowie über die Beziehungen zwischen Hypertrophiegrad, Dehnbarkeit und Ventrikelfunktion zu erhalten. Die methodischen Einzelheiten entsprechen dem in 3.1–3.3 dargestellten Vorgehen.

### Ergebnisse

*Patientengut*

Von den in dieser Studie untersuchten 74 Patienten hatten n = 59 (80%) Angina pectoris von Krankheitswert, bei insgesamt n = 32 (44%) bestanden signifikante Koronararterienstenosierungen (Tabelle 3.6). 21 Patienten wiesen anamnestisch bzw. elektrokardiographisch ältere Myokardinfarkte auf. Linksherzhypertrophiezeichen fanden sich in nahezu allen Fällen (85–93%), so daß sowohl die elektrokardiographisch wie auch röntgenologisch faßbare Linksherzhypertrophie eine gute Korrelation zur ventrikulographisch gesicherten Hypertrophie des linken Ventrikels ergab. Bei insgesamt 49 Patienten (68%) fanden sich Herzgeräusche sowie extrakardiale Geräusche, letztere bevorzugt über den Karotiden und dem Abdomen. Eine Nierenarterienstenose lag in keinem Falle vor. Bei 2 Patienten war mehrere Jahre vor der Untersuchung ein ischämischer zerebraler Insult abgelaufen.

**Tabelle 3.6.** Patientengut (Determinanten der linksventrikulären Hypertrophie und diastolischen Dehnbarkeit)

| | |
|---|---|
| Anzahl | n = 74 |
| Alter [Jahre] | 41 |
| Schweregrad [165] | I–III |
| Dauer der Hypertonie [Jahre] | >2 |
| Angina pectoris | n = 59 (80%) |
| Belastungsdyspnoe | n = 33 (45%) |
| Ruhedyspnoe | n = 18 (24%) |
| Zustand nach Myokardinfarkt | n = 21 (28%) |
| Zustand nach zerebralem Insult | n = 2 (3%) |
| Linksherzhypertrophie (Thoraxröntgen) | n = 63 (85%) |
| (EKG) | n = 69 (93%) |
| Linksatriale Hypertrophie (EKG) | n = 52 (70%) |
| Systolische Herzgeräusche | n = 38 (51%) |
| Extrakardiale Gefäßgeräusche | n = 11 (15%) |
| Koronarstenosierungen LCA > 75% | n = 22 (30%) |
| LCA, RCA > 75% | n = 10 (14%) |

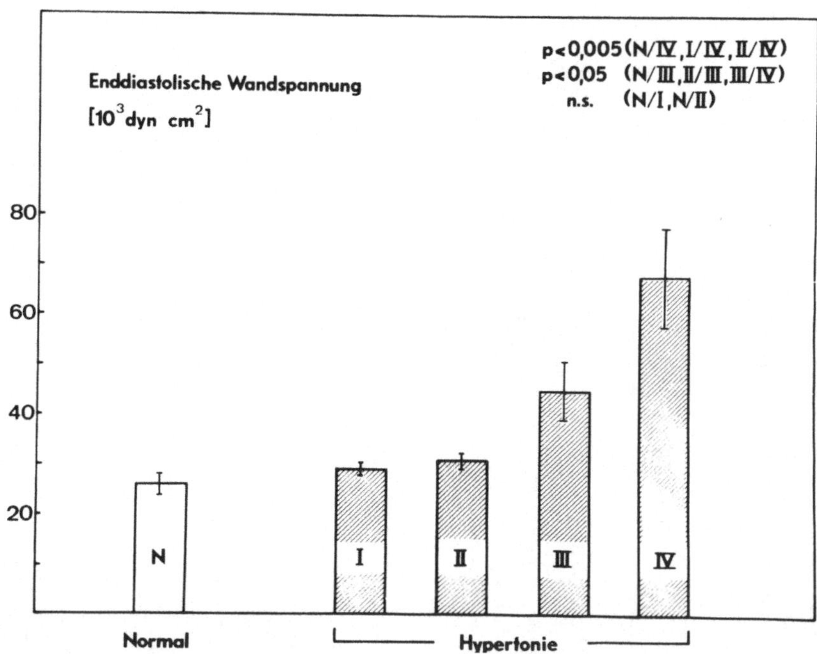


**Abb. 3.18.** Enddiastolische Wandspannungen bei den untersuchten Hypertonikergruppen und der normalen Vergleichsgruppe

## *Enddiastolische Wandspannung und ventrikuläre Dehnbarkeit*

Die enddiastolische Wandspannung war bei den kompensierten Hypertonikergruppen mit und ohne Koronarstenosierungen und regionaler Wandkontraktionsstörungen im Normbereich, während die dekompensierten Hypertoniker eine deutliche Zunahme der enddiastolischen Wandspannung aufwiesen (Abb. 3.18). Es bestand eine signifikante Abhängigkeit der enddiastolischen Wandspannung vom enddiastolischen Volumen, wobei aus Gründen der Vereinfachung eine lineare Regression zwischen beiden Variablen angenommen wurde (Abb. 3.19). Die gute Beziehung zwischen beiden Größen erklärt sich aus der mit zunehmendem enddiastolischem Volumen einsetzenden Zunahme des Ventrikelinnenradius und der dabei meist vorhandenen Zunahme des enddiastolischen Druckes.

Die meisten Dehnbarkeits- bzw. Steifigkeitsindizes zeigten eine konkordante (dP/dV, LMFS) bzw. inverse (dV/dP, dV/dP · V) Beziehung zur enddiastolischen Wandspannung ($T_{diast}$) (Tabelle 3.7). Aussagen über die Dehnbarkeit des linken Ventrikels, die über die aus den Werten der enddiastolischen Wandspannung abzuleitenden Schlußfolgerungen hinausgingen, ergaben sich aus diesen Indizes nicht. Allerdings war eine etwas empfindlichere Abstufung zwischen den einzelnen Hypertonikergruppen bei Anwendung der Indizes vorhanden. Demzufolge kann die Dehnbarkeit des linken Ventrikels bei den kompensierten Hypertonikern ohne und mit Koronarstenosierungen als weitgehend normal und bei den Hypertonikern mit regionalen Wandkontraktionsstörungen sowie bei den dekompensierten Hypertonikern als deutlich

**Tabelle 3.7.** Diastolische Wandspannung und Dehnbarkeitsindizes des linken Ventrikels. *Gruppe I* kompensierte essentielle Hypertoniker ohne Koronarstenosierungen; *Gruppe II* kompensierte essentielle Hypertoniker mit Koronarstenosierungen (LCA 75%;: *Gruppe III* kompensierte essentielle Hypertoniker mit regionalen Wandkontraktionsstörungen (Hypo- und Akinesien); *Gruppe IV* dekompensierte essentielle Hypertoniker

| | Normal | Essentielle Hypertonie | | | |
|---|---|---|---|---|---|
| | | I | II | III | IV |
| $T_{diast}$ [$10^3$ dyn/cm²] | 26 ± 3 | 28 ± 2 | 31 ± 6 | 44 ± 6[a] | 68 ± 10[b] |
| dp/dV [mm Hg/ml] | 0,151 ± 0,008 | 0,162 ± 0,011 | 0,213 ± 0,016 | 0,326 ± 0,019 | 0,55 ± 0,032 |
| dV/dp [ml/mm Hg] | 6,78 ± 1,02 | 6,12 ± 0,92 | 4,8 ± 0,57 | 3,12 ± 0,21 | 1,81 ± 0,10[a] |
| dV/dp · V [1/mm Hg] | 0,079 ± 0,009 | 0,077 ± 0,010 | 0,057 ± 0,006[a] | 0,029 ± 0,001[b] | 0,011 ± 0,001[b] |
| LMFS [rel. Einheiten] | 508 ± 98 | 582 ± 72 | 623 ± 119 | 1120 ± 223[b] | 1610 ± 204[b] |

LMSF = $T_{diast} \cdot (dV \cdot d/3V \cdot dP)$
[a] $p<0{,}01$; [b] $p<0{,}005$

**Tabelle 3.8.** Enddiastolische und systolische Wandspannungen des linken Ventrikels. Das Produkt aus der maximalen systolischen Wandspannung ($T_{syst}$) und der Herzfrequenz ist als Index des Wandspannungs-Zeit-Integrals des linken Ventrikels anzusehen. Das Produkt aus der maximalen systolischen Wandspannung ($T_{syst}$) und dem Schlagindex entspricht der Ventrikelleistung. Bezüglich der Signifikanz vgl. Abb. 3.29 und 3.31

| | Normal | Essentielle Hypertonie | | | |
|---|---|---|---|---|---|
| | | I | II | III | IV |
| $T_{diast}$ [$10^3$ dyn/cm²] | 26 ± 3 | 28 ± 2 | 31 ± 6 | 44 ± 6 | 68 ± 10 |
| $T_{syst}$ [$10^3$ dyn/cm²] | 220 ± 9 | 232 ± 8 | 208 ± 19 | 256 ± 18 | 369 ± 26 |
| $T_{ges}$ [$10^3$ dyn/cm²] | 246 ± 11 | 260 ± 9 | 239 ± 14 | 300 ± 17 | 437 ± 23 |
| $T_{syst}/T_{diast}$ | 8,46 | 8,28 | 6,71 | 5,81 | 5,43 |
| $T_{syst}$ · n [$10^3$ dyn/cm² · min] | 16 280 | 17 169 | 16 224 | 21 456 | 28 782 |
| $T_{syst}$ · SVI [rel. Einheiten] | 11 220 | 11 600 | 10 192 | 10 496 | 14 760 |

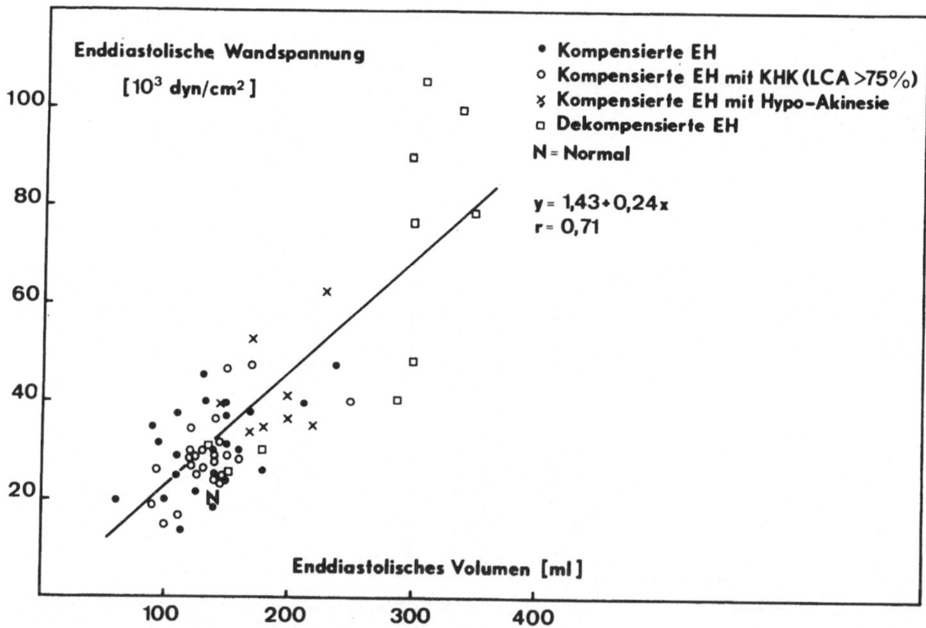


**Abb. 3.19.** Beziehung zwischen dem enddiastolischen Volumen und der enddiastolischen Wandspannung des linken Ventrikels. Aus Gründen der Vereinfachung wurde eine lineare Beziehung zwischen beiden Variablen angenommen

eingeschränkt eingestuft werden. Dies bedeutet, daß auch trotz signifikanter linksventrikulärer Hypertrophie (kompensierte Hypertoniker ohne und mit Koronarstenosierungen) eine weitgehend normale ventrikuläre Dehnbarkeit vorliegen kann. Signifikante Dehnbarkeitsabnahmen werden somit bei der essentiellen Hypertonie erst im Gefolge von myokardialen Zweiterkrankungen (Hypo-, Akinesien) und im dekompensierten Stadium manifest. Einbeziehungen der Masse-Volumen-Relation, der Volumen-Masse-Relation oder der Wanddicke-Radius-Relation, die z. T. bereits in dem Index LMFS berücksichtigt werden, führten zu keiner weiteren Differenzierung der Gruppen.

## *Systolische Wandspannung und Hypertrophiegrad*

Die maximale zirkumferentielle Wandspannung des linken Ventrikels, d. h. sowohl die ventrikuläre Gesamtspannung als auch die zuzüglich zur enddiastolischen Wandspannung vom linken Ventrikel während der Systole maximal und aktiv entwickelte Wandspannung, war bei den kompensierten Hypertonikern mit und ohne Koronarstenosierungen im Mittel normal (Tabelle 3.8). Dagegen waren bei den Hypertonikern mit regionalen Wandkontraktionsstörungen leichte Zunahmen und bei den dekompensierten Hypertonikern erhebliche Zunahmen der maximalen systolischen Wandspannung zu verzeichnen (Tabelle 3.8; Abb. 3.20). In Relation zur enddiastolischen Wandspannung war der maximale Zuwachs an Wandspannung während der Systole bei den

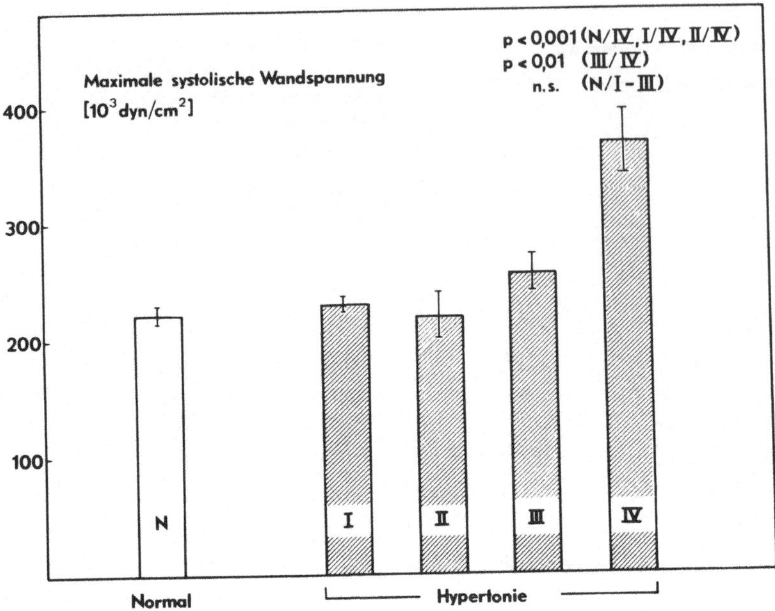


**Abb. 3.20.** Maximale systolische Wandspannung bei der untersuchten Hypertonikergruppe und der normalen Vergleichsgruppe

Normalpatienten und bei den kompensierten Hypertonikern ohne Koronarstenosierungen annähernd gleich hoch, während die Relation zwischen maximaler systolischer und enddiastolischer Wandspannung mit zunehmenden koronaren und myokardialen Zweiterkrankungen der essentiellen Hypertonie konsekutiv abnahm (Tabelle 3.8). Dies könnte bedeuten, daß – bei vergleichbarer arterieller Druckbelastung – bei der dekompensierten essentiellen Hypertonie eine höhere diastolische Wandspannung und größere Erhöhung des Preload zur Aufrechterhaltung einer hohen systolischen Wandspannung erforderlich ist als bei den kompensierten Patienten.

Mit Zunahme der diastolischen und systolischen Wandspannungen nahm der als Korrelat zum systolischen Spannungs-Zeit-Integral („tension-time-index“) ermittelte Index als Produkt aus der maximalen systolischen Wandspannung und der Herzfrequenz zu. So lag dieser Index bei koronarkranken Hypertonikern mit regionalen Wandkontraktionsstörungen (Gruppe III) um 32% und bei den kompensierten Hypertonikern um 77% über der Norm. Bei vergleichbarer Herzfrequenz entsprachen die Änderungen des Spannungs-Frequenz-Produktes richtungsmäßig somit den prozentualen Änderungen der maximalen systolischen Wandspannung, so daß differente bzw. weiterführende Aussagen dadurch nicht erreicht wurden. Dagegen war auffallend, daß die maximale Ventrikelleistung, ausgedrückt als Produkt aus der maximalen systolischen Wandspannung (Afterload) und dem Schlagindex, bei den dekompensierten Hypertonikern am größten und um 32% gegenüber der Norm erhöht war. Die größte Ventrikelleistung war somit bei der Hypertonikergruppe nachweisbar, die die niedrigste Vorwärtspumpfunktion, gekennzeichnet durch Abnahmen von Herzindex, Schlagindex und Auswurffraktion, aufwies (Tabelle 3.8). Es ist demnach anzunehmen, daß ein erhebliches Mißverhältnis zwischen der „inneren“ Ventrikelleistung und

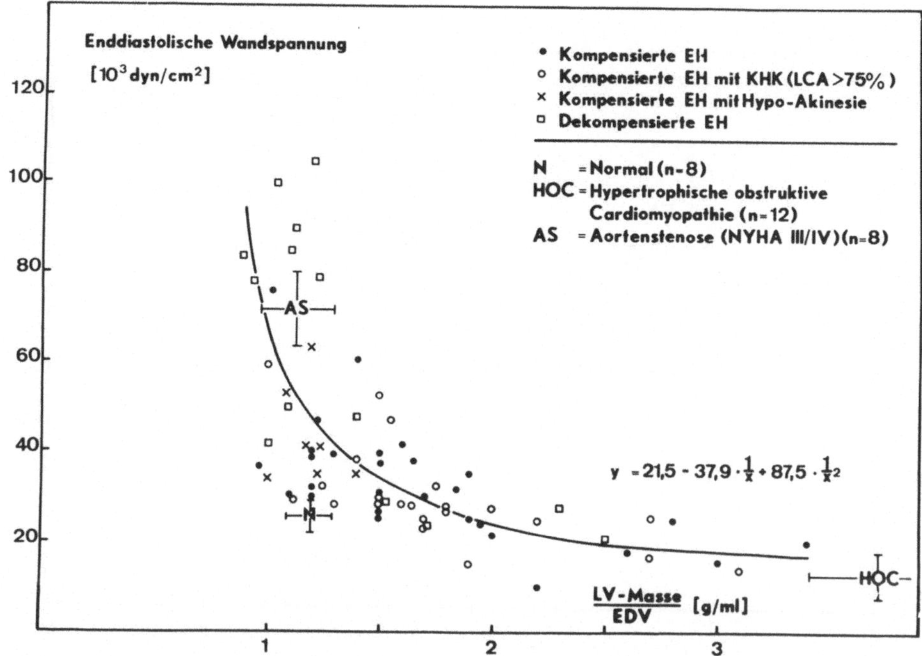


**Abb. 3.21.** Beziehung zwischen der Masse-Volumen-Relation des linken Ventrikels und der enddiastolischen Wandspannung. Beachte die Abnahme der enddiastolischen Wandspannung mit steigender Masse-Volumen-Relation

der äußeren Herzarbeit bei den dilatierten Ventrikeln der dekompensierten Hypertoniker vorlag.

Enddiastolische sowie maximale systolische Wandspannungen nahmen mit zunehmender Masse-Volumen-Relation des linken Ventrikels ab (Abb. 3.21, 3.22). Dabei können sich Hypertoniker mit erhöhter Masse-Volumen-Relation und normaler oder erniedrigter diastolischer oder systolischer Wandspannung einer Vergleichsgruppe abszissenwärts mit hypertrophischer obstruktiver Kardiomyopathie nähern, zum anderen können Hypertoniker mit annähernd normaler Masse-Volumen-Relation und erhöhter diastolischer und systolischer Wandspannung zu einer Vergleichsgruppe ordinatenwärts oben mit dekompensierten Aortenvitien tendieren. Ausgehend vom Normalbereich können die Wandspannungen mit steigender Masse-Volumen-Relation einerseits zunehmen und mit abnehmender Masse-Volumen-Relation ansteigen; andererseits werden trotz vergleichbarer absoluter linksventrikulärer Massenzunahme normale sowie erniedrigte bzw. auch erhöhte Wandspannungen bei der essentiellen Hypertonie als Folge einer Kavumänderung des Ventrikels und damit des Ventrikelradius erreicht. Zur Beurteilung der Proportionalität der Hypertrophie bei der essentiellen Hypertonie sind somit neben der Muskelmasse auch das individuell unterschiedliche intraventrikuläre Volumen und die Wandspannung zu berücksichtigen. Formal ähnliche Beziehungen ergaben sich, wenn für die Masse-Volumen-Relation die Wanddicke-Radius-Relation zugrundegelegt wurde (Abb. 3.23, 3.24).

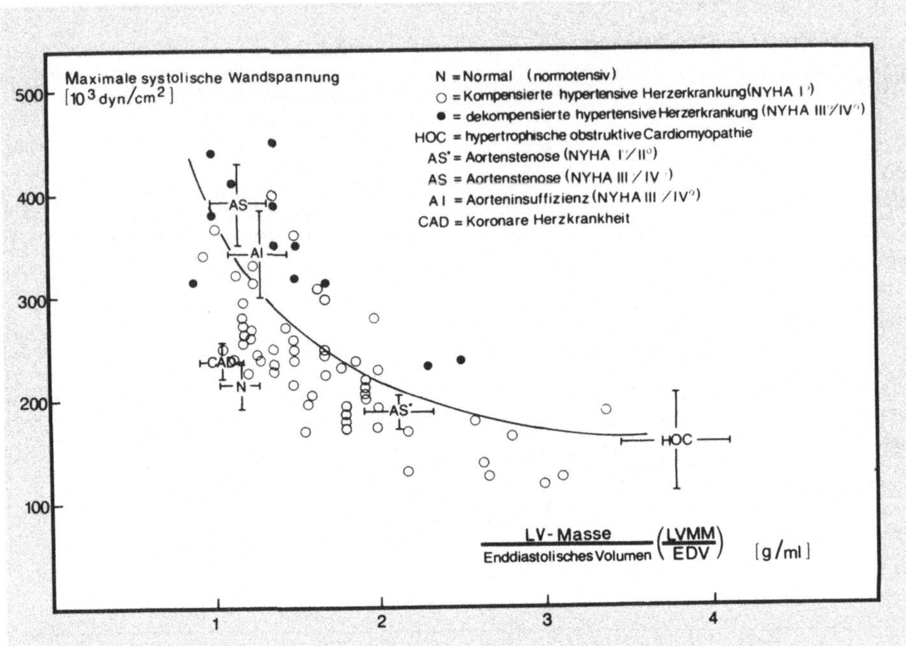


**Abb. 3.22.** Beziehung zwischen der Masse-Volumen-Relation (*LVMM/EDV*) des linken Ventrikels und der maximalen systolischen Wandspannung bei normotensiven Normalpatienten (Vergleichsgruppe) (*N*), bei kardial kompensierter essentieller Hypertonie (*NYHA I*), bei kardial dekompensierter essentieller Hypertonie (*NYHA III/IV*), bei kardial kompensierter hypertrophischer obstruktiver Kardiomyopathie, bei kardial kompensierter Aortenstenose (*NYHA I/II*), bei kardial dekompensierter Aortenstenose (*NYHA III/IV*), bei kardial dekompensierter Aorteninsuffizienz (*NYHA III/IV*) sowie bei normotensiver koronarer Herzkrankheit (*CAD*). Beachte, daß die systolische Wandspannung (Nachlast) mit steigender Masse-Volumen-Relation abnimmt. Die höchsten Werte für die Masse-Volumen-Relation und die niedrigsten Wandspannungen waren für konzentrisch hypertrophierte Hochdruckherzen, für kardial kompensierte Aortenstenosen und für irregulär hypertrophierte hypertrophische obstruktive Kardiomyopathien nachweisbar, während die niedrigsten Werte für die Masse-Volumen-Relation und die höchsten Wandspannungswerte für dilatierte Hochdruckherzen und für dekompensierte Herzklappenvitien (Aorteninsuffizienz, Aortenstenose) meßbar waren. Beachte ferner, daß für normotensive Patientengruppen eine Verlagerung zu niedrigeren Werten der systolischen Wandspannung bei vergleichbarer Masse-Volumen-Relation resultiert (*N, CAD*)

## Besprechung der Ergebnisse

Die Untersuchungen haben Änderungen der enddiastolischen Wandspannungen, der diastolischen Ventrikeldehnbarkeit und systolischen Ventrikelfunktion im Verlauf der essentiellen Hypertonie ergeben. Die Abnahme der enddiastolischen Wandspannung mit zunehmender Masse-Volumen-Relation verdeutlicht, daß die Hypertrophie selbst nicht unbedingt auch eine Abnahme der diastolischen Dehnbarkeit impliziert, auch wenn bei fortschreitender Hypertrophie mit einer Aufwärtsverlagerung der diastolischen Druck-Volumen-Beziehung zu höheren Füllungsdrücken und/oder mit einer Versteilerung der Druck-Volumen-Beziehung fast regelhaft zu rechnen ist [26, 252,

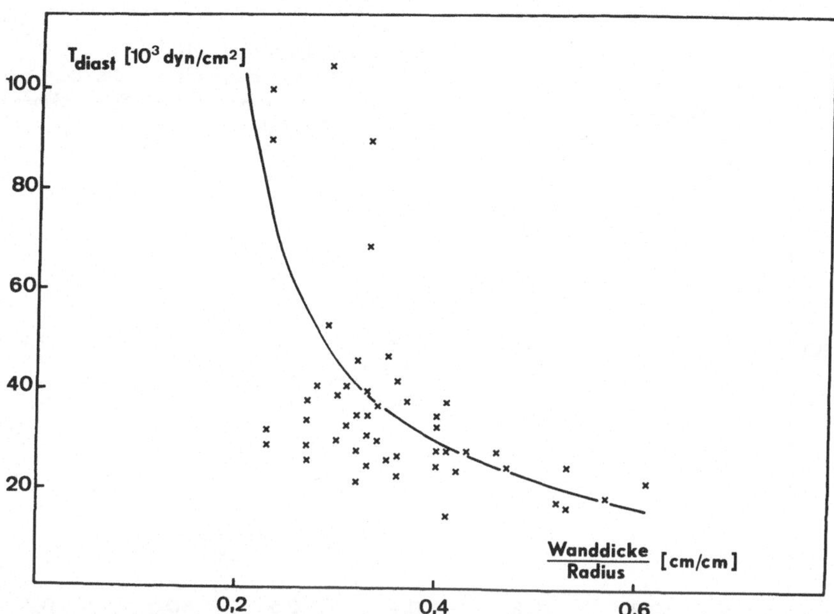


**Abb. 3.23.** Beziehung zwischen der Wanddicke-Radius-Relation des linken Ventrikels und der enddiastolischen Wandspannung

255]. Diese Änderung der Druck-Volumen-Beziehung ist jedoch nicht gleichbedeutend mit einer Änderung der Dehnbarkeit, die mit einer Änderung der Myokardelastizität einhergeht. Unter der Annahme einer normalen Ventrikelgröße würde eine zunehmende Ventrikelhypertrophie mit einer Wanddicken- und Massenzunahme und folglich mit einer Zunahme der Masse-Volumen-Relation einhergehen. Die Wanddickenzunahme selbst könnte ausreichen, um bei konstantem Ventrikelradius und unverändertem oder auch zunehmendem enddiastolischen Ventrikeldruck die enddiastolische Wandspannung normal oder bis zu einem Bruchteil der Norm erniedrigt zu halten. Eine unkomplizierte Hypertrophie im Gefolge der essentiellen Hypertonie kann somit auch bei schwerer linksventrikulärer Massenzunahme mit einer normalen Dehnbarkeit einhergehen. Diese Annahme wird gestützt durch den Befund, daß bei der kompensierten essentiellen Hypertonie ohne Koronarstenosierungen normale Dehnbarkeitsindizes nachweisbar sind. Dies bedeutet, daß die Beurteilung der Dehnbarkeit nicht nur die Wanddicke oder Ventrikelmasse [79], sondern vorrangig die Masse-Volumen-Relation bzw. die Wanddicke-Radius-Relation zu berücksichtigen hat, und daß die Dehnbarkeit bei der unkomplizierten kompensierten essentiellen Hypertonie auch bei schwerer Hypertrophie als normal eingestuft werden kann.

Im Unterschied zur unkomplizierten essentiellen Hypertonie zeigten die Hypertonikergruppen mit koronarer Herzkrankheit (Hypo-, Akinesien) und mit Herzdekompensation eine deutliche Abnahme der Dehnbarkeit. Gleichzeitig setzten eine Abnahme der Masse-Volumen-Relation und Zunahme der enddiastolischen Wandspannung ein. Ursächlich kommen die bei der koronaren Herzkrankheit zugrundeliegenden myokardialen Strukturveränderungen in Betracht, so daß die Dehnbarkeitsabnahme der essentiellen Hypertoniker mit KHK von der Dehnbarkeitsänderung im

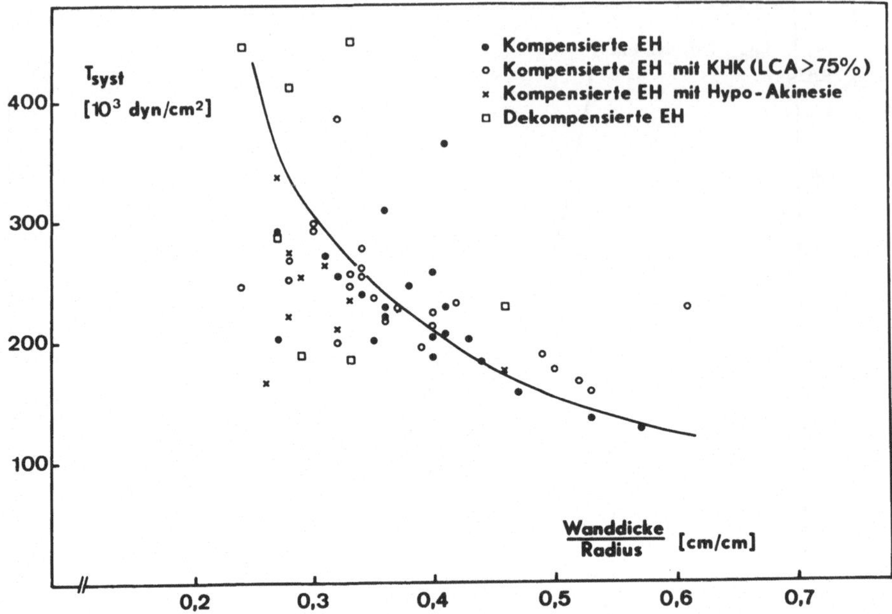


**Abb. 3.24.** Beziehung zwischen der Wanddicke-Radius-Relation und der maximalen systolischen Wandspannung des linken Ventrikels

Gefolge der koronaren Manifestation vorrangig bestimmt wird [252, 255]. Auch hierbei scheint der Hypertrophiefaktor selbst von untergeordneter Bedeutung zu sein. Bei den dekompensierten Hypertonikern wiederum, die eine erhebliche Zunahme von enddiastolischem Druck und Volumen aufweisen, sind eine wirksame Einbeziehung des Preload und eine preloadabhängige Dehnbarkeitsabnahme nicht auszuschließen. Dafür spricht das Verhalten der Wandspannungen und untersuchten Dehnbarkeitsindizes, das auf eine zunehmende Erhöhung des Preload mit zunehmendem hämodynamischem Schweregrad bei der essentiellen Hypertonie hinweist. Dabei ist jedoch zu berücksichtigen, daß die enddiastolische Wandspannung allein aus ventrikelgeometrischen Gründen mit abnehmender Masse-Volumen-Relation ansteigt. Da eine Abnahme der Masse-Volumen-Relation meist auch mit einer Ventrikeldilatation einhergeht, verändern der vergrößerte Ventrikelradius und die relative Abnahme der Wanddicke stets auch diejenigen Dehnbarkeitsindizes, in die diese Größen rechnerisch eingehen. Insofern sind Aussagen über die tatsächlich vorliegende myokardiale Faservordehnung, das Preload, mittels dieser Indizes nur bedingt möglich, auch wenn entsprechende Indizes, z. B. LMFS lg dP/dV, zur Abschätzung der Myokarddehnbarkeit Anwendung finden [69–71, 161].

Eine wirksame Zunahme des Preload sollte infolge Einbeziehung des Frank-Starling-Mechanismus mit einer Zunahme der Pumpfunktion des linken Ventrikels einhergehen. Dadurch könnte die mit zunehmendem hämodynamischem Schweregrad einsetzende Kontraktilitätsabnahme bei der essentiellen Hypertonie kompensiert werden. Als Parameter der Pumpfunktion kämen neben der Auswurffraktion von der Kontraktilität weitgehend unabhängige bzw. wenig beeinflußbare Größen, wie die Druck-Volumen-Leistung oder der „tension-time-index“, in Betracht. Dabei sind lediglich ventrikuläre Funktionsgrößen relevant, da die effektiven Vorwärtsparameter die Auswirkungen einer unterschiedlichen Ventrikelgeometrie auf die Ventrikelleistung nicht berücksichtigen. Als Funktionsgrößen zur Beurteilung der Ventrikelleistung sind demnach Parameter heranzuziehen, die die Fähigkeit des Ventrikels, Spannung zu entwickeln und Volumen zu fördern, berücksichtigen. Dafür kommen in erster Linie die Wandspannung sowie Produkte aus Wandspannung und Frequenz bzw. aus Wandspannung und Verkürzung (Schlagvolumen) als Parameter der Ventrikelleistung in Betracht. Die maximale systolische Wandspannung sowie die Gesamtspannung waren bei den Hypertonikern der Gruppen III und IV am größten. Während jedoch die enddiastolische Wandspannung bis zur Gruppe IV um das 2,62fache der Norm zunahm, stieg die maximale systolische Wandspannung lediglich um das 1,68fache. Dementsprechend war das Verhältnis aus maximaler systolischer zu enddiastolischer Wandspannung in den Gruppen II und IV deutlich herabgesetzt. Trotz vergleichbarer arterieller Druckbelastung nimmt somit mit zunehmendem Schweregrad der essentiellen Hypertonie die enddiastolische Wandspannung mehr zu als die systolische Wandspannung, so daß eine zunehmende myokardiale Vordehnung entsprechend der jeweiligen Druck-Volumen-Beziehung des Ventrikels naheliegend ist. Ebenso waren die Parameter des Spannungs-Zeit-Integrals sowie der Ventrikelleistung bei den Hypertonikern der Gruppen III und IV zwischen 28 und 67% gegenüber den dekompensierten Hypertonikern erhöht. Dies weist auf eine wirksame Einbeziehung des Frank-Starling-Mechanismus hin, die allerdings nicht ausreichend ist, um eine normale Vorwärtspumpfunktion des linken Ventrikels zu gewährleisten, da mit zunehmendem hämodynamischem Schweregrad äußere Herzarbeit, Herzindex und Schlagindex bei der essentiellen Hypertonie abnahmen. Bezogen auf die Ventrikelleistung besteht somit mit zunehmender Ventrikeldilatation und mit zunehmendem hämodynamischem Schweregrad ein zunehmendes Mißverhältnis zwischen Vorwärtsleistung und ventrikulärer Leistung, indem die peripher meßbaren Pumpgrößen abnehmen und eine Zunahme der inneren Herzleistung bzw. der ventrikulären Leistungsgrößen auftritt. Letztere äußert sich, speziell bei der dekompensierten essentiellen Hypertonie, in einer erheblichen Zunahme der maximalen systolischen Wandspannung und Ventrikelleistung, die als wesentliche Determinanten des myokardialen Energiebedarfes anzusehen sind.

Die gezeigten Beziehungen zwischen den Wandspannungen, der diastolischen Dehnbarkeit und systolischen Ventrikelleistung ermöglichen eine quantitative Beurteilung und diagnostische Einstufung des hypertrophierten linken Ventrikels bei der essentiellen Hypertonie auf der Basis von Hypertrophiegrad und Ventrikelfunktion. Mit zunehmender Masse-Volumen-Relation nehmen enddiastolische und maximale systolische Wandspannungen des linken Ventrikels ab. Ventrikelfunktion und Dehnbarkeit sind normal oder gesteigert. Der Sauerstoffverbrauch des linken Ventrikels pro Gewichtseinheit ist normal oder erniedrigt. Das Herz ist röntgenologisch normal groß oder nur mäßiggradig linksvergrößert, das enddiastolische Volumen ist bei erheblicher Wanddickenzunahme normal oder verkleinert, die Auswurffraktion ist regelrecht. Bei diesen Patienten ist allerdings in 14% der Fälle mit einer asymmetrischen bzw. irregulären Ventrikelwandhypertrophie zu rechnen. Demgegenüber nehmen enddiastolische und systolische Wandspannungen mit abnehmender Masse-Volumen-Relation zu. Gleichzeitig nehmen ventrikuläre Dehnbarkeit und Ventrikelfunktion (Auswurffraktion, Schlagindex, Herzindex u.a.) ab. Die innere Ventrikellei-

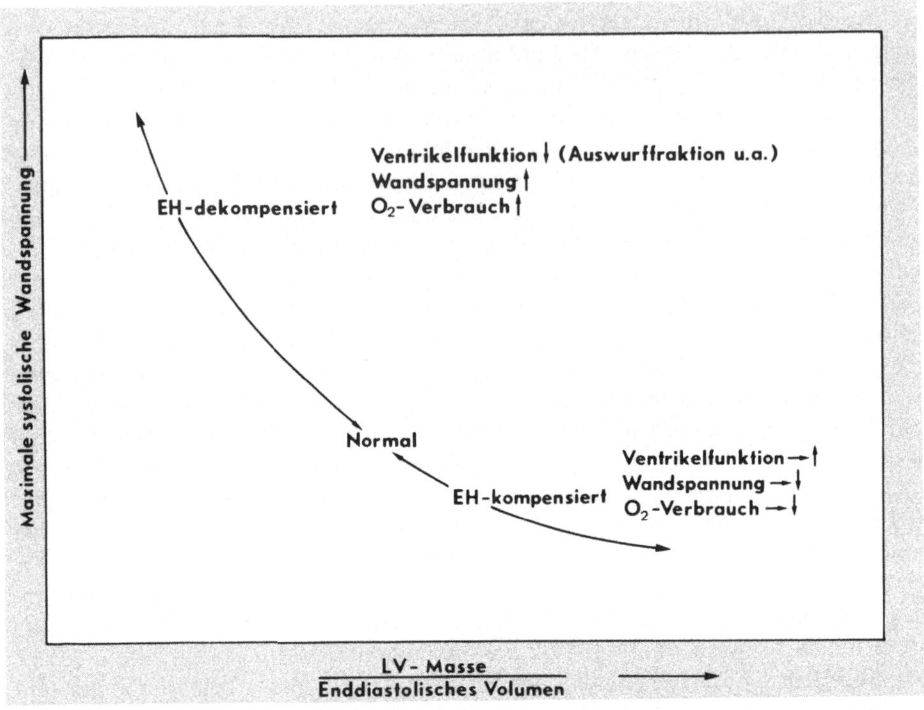


**Abb. 3.25.** Diagnostische Einstufung der Hypertonikergruppen nach der Basis von Hypertrophiegrad (Masse-Volumen-Relation) und systolischer Wandspannung. Beachte die Abhängigkeit der Ventrikelfunktion und des Energiebedarfs des linken Ventrikels (myokardialer Sauerstoffverbrauch) von dem Hypertrophiegrad und von der systolischen Wandspannung. Mit zunehmender Hypertrophie sowie mit steigender Masse-Volumen-Relation nimmt der myokardiale Sauerstoffverbrauch infolge Wandspannungsreduktion ab, während bei abnehmender Masse-Volumen-Relation und zunehmender Wandspannung der Sauerstoffverbrauch ansteigt und die Ventrikelfunktion abnimmt

stung, ausgedrückt als das Produkt aus maximaler Wandspannung und Schlagindex, ist beträchtlich erhöht, so daß eine zunehmende Diskrepanz zwischen effektiver Vorwärtspumpleistung und Ventrikelleistung zu ungunsten der effektiven Vorwärtspumpleistung einsetzt. Da die systolische und Gesamtwandspannung des linken Ventrikels eine entscheidende Determinante des myokardialen Sauerstoffverbrauches darstellt, ist der myokardiale Energiebedarf bei diesen Patienten erhöht. Demzufolge ist, speziell auch bei koronaren Zweiterkrankungen, die Ischämieanfälligkeit gesteigert.

Die Untersuchungen zeigen somit, daß ein zunehmender hämodynamischer Schweregrad bei der essentiellen Hypertonie durch Abnahme der Masse-Volumen-Relation, Zunahme der ventrikulären Wandspannungen und der inneren Ventrikelleistung, durch Abnahme der Dehnbarkeit und Ventrikelfunktion und durch Zunahme des myokardialen Energiebedarfes gekennzeichnet ist (Abb. 3.25). Für die klinisch-praktischen Maßnahmen zur Erkennung und Quantifizierung der hypertensiven Herzkrankheit ist hervorzuheben, daß eine die Ventrikelfunktion gefährdende Abnahme der Masse-Volumen-Relation des Hypertonikerherzens fast stets auch immer

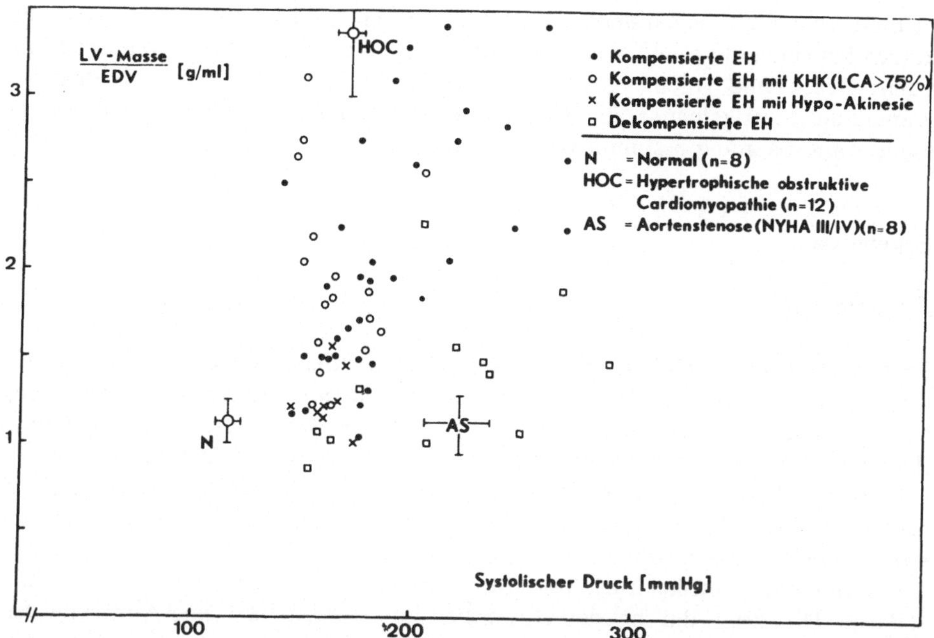


**Abb. 3.26.** Beziehung zwischen dem systolischen Druck und der Masse-Volumen-Relation bei den untersuchten Hypertonikerpatienten. Beachte die fehlende Korrelation zwischen Blutdruck und Masse-Volumen-Relation bei Vernachlässigung der jeweiligen Isotensionsbereiche (vgl. Abb. 3.27)

mit einer Größenzunahme des linken Ventrikels und Herzdilatation einhergeht. Letztere ist demnach als einfachstes Kriterium zur Objektivierung einer sich entwickelnden bzw. fortschreitenden hypertensiven Herzerkrankung anzusehen.

## 3.4 Ventrikelmasse, Wandspannungen und Hypertrophiegrad: Diagnostische und therapeutische Konsequenzen

Es ist das Ziel dieses Abschnitts, die an den Patientengruppen mit essentieller Hypertonie erhobenen Befunde über den Hypertrophiegrad bzw. die Proportionalität der Hypertrophie, die von den Beziehungen zwischen dem systolischen Druck, der Ventrikelmasse, dem intraventrikulären Volumen und der resultierenden Wandspannung beeinflußt wird, zu analysieren. Die diagnostischen Möglichkeiten und therapeutischen Konsequenzen sollen speziell im Hinblick auf das Ausmaß der linksventrikulären Druckbelastung und den Grad der Ventrikelhypertrophie abgeleitet werden. Zum Vergleich werden Befunde über die Ventrikeldynamik und den Hypertrophiegrad im Tierexperiment (spontan hypertone Ratten) mitgeteilt.

Die Untersuchungen wurden 1) and 64 Patienten mit essentieller Hypertonie im Rahmen diagnostischer Herzkatheterisierungen, Koronarangiographien und Ventrikulographien und 2) im Tierexperiment, an 26 spontan hypertensiven und kardial kompensierten Ratten (9–21 Wochen alt, Stamm Okamoto/Aoki) durchgeführt. Die methodischen Einzelheiten sind ausführlich mitgeteilt worden [26–27c, 163–168]. Es kamen Patienten mit essentieller Hypertonie zur Auswertung, bei denen intraventrikuläre Druck- und Volumengrößen gemessen und mittels quantitativer Ventrikulographie die Ventrikelmasse, die Masse-Volumen-Relation und die maximale systolische Wandspannung bestimmt werden konnten.

## Ergebnisse

### *Patientengut*

Zu den 64 Patienten zählten 31 kompensierte Hypertoniker ohne Koronarstenosierungen, 16 kompensierte Hypertoniker mit signifikanten Koronarstenosierungen, neun kompensierte Hypertoniker mit regionalen Wandkontraktionsstörungen (Hypo- und Akinesien) und acht dekompensierte Hypertoniker. Der zum Zeitpunkt der invasiven Diagnostik gemessene intraventrikuläre Druck betrug minimal 156 und maximal 295 mm Hg systolisch (Abb. 3.26). Dabei wurden maximale systolische zirkumferentielle Wandspannungen ($T_{syst}$) zwischen 100–450 ($10^3$ dyn/$cm^2$) erreicht. Der systolische Ventrikeldruck variierte somit um das 1,9fache und $T_{syst}$ um das 4,5fache. Dies zeigt, daß bei der Gesamtheit der Hypertoniker eine Änderung der Ventrikelgeometrie (Wanddicke, Radius bzw. Muskelmasse, intraventrikuläres Volumen) um mindestens das 2fache der Norm erfolgt ist, da die Druckänderung allein nicht ausreichend ist, um eine Änderung der Wandspannung um das 4,5fache zu verursachen.

### *Hypertrophiegrad und Proportionalität der Hypertrophie*

Mit zunehmender Druckbelastung ist unter der Voraussetzung einer proportionalen Hypertrophie eine Zunahme der Masse-Volumen-Relation zu erwarten, da die Zunahme von Wanddicke bzw. Muskelmasse bei der kompensierten und harmonisch hypertrophierten essentiellen Hypertonie die Zunahme des intraventrikulären Volumens in der Regel übersteigt. Die Beziehung zwischen beiden Variablen, d. h. zwischen dem systolischen Druck als *Maß* der Druckbelastung und der Masse-Volumen-Relation als *Resultante* der Druckbelastung, ließ allerdings eine gerichtete Korrelation bei den untersuchten Hypertonikerpatienten nicht erkennen (Abb. 3.26). In Anbetracht des unterschiedlichen Hypertrophiegrades, der bei der Gesamtheit der Hypertoniker um mehr als den Faktor 3 variierte, war eine vergleichbare Änderung der systolischen Wandspannung anzunehmen, da die Beziehung zwischen dem intraventrikulären Druck und der Masse-Volumen-Relation von der individuellen systolischen Wandspannung bestimmt wird. Dementsprechend wurden bei den Patienten mit essentieller Hypertonie diejenigen mit annähernd gleicher Wandspannung auf der Basis nicht überlappender Bereiche gekennzeichnet (Abb. 3.27). Das Spektrum der Beziehungen zeigt, daß eine Ordnung der Punkteschar zwischen dem systolischen Druck einerseits und der Masse-Volumen-Relation andererseits bei Einbeziehung von Isotensionsbereichen möglich ist (Abb. 3.27, 3.28). Bei gleichem systolischem Druck nimmt die maximale systolische Wandspannung mit steigender Masse-Volumen-Relation ab.

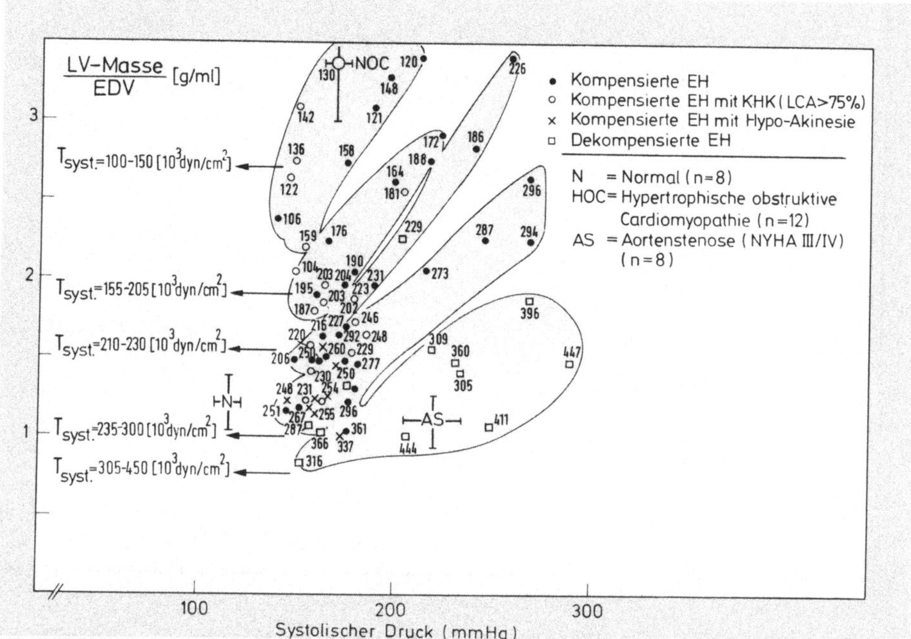


**Abb. 3.27.** Beziehung zwischen dem systolischen Druck und der Masse-Volumen-Relation bei Berücksichtigung von 5 Isotensionsbereichen, die auf der Basis nichtüberlappender Werte gebildet wurden. Es wurden die gleichen, der Abb. 3.26 zugrundeliegenden Werte der essentiellen Hypertoniker verwendet. Beachte die Ordnung der Punkteschar bzw. die befriedigende Trennung der Hypertonikergruppen bei Berücksichtigung der Isotensionsbereiche

Andererseits nimmt bei gleicher Masse-Volumen-Relation die maximale systolische Wandspannung mit steigendem systolischem Druck zu. Dagegen kann innerhalb eines Isotensionsbereiches auch bei extremer Druckerhöhung infolge Zunahme der Masse-Volumen-Relation die Wandspannung unverändert bleiben, solange die Beziehung zwischen Druck, Volumen und Muskelmasse wechselseitig proportional verläuft.

Es ist anzunehmen, daß sich bei akuten pharmakologischen Eingriffen und hämodynamischen Interventionen Überlappungen und Bereichsänderungen dieser bei einer chronischen Erkrankung ermittelten Funktionskurven ergeben können: Die zum experimentellen Vergleich der bei den Hypertonikergruppen erhobenen Beziehungen zwischen dem systolischen Druck, der Masse-Volumen-Relation und der maximalen systolischen Wandspannung sowie die zur Anwendbarkeit des Isotensionsspektrums auch bei akuten Eingriffen an normotonen und kardial kompensierten spontan hypertonen Inzuchtratten (SHR) (9–21 Wochen alt) durchgeführten Messungen zeigen, daß

1. eine arterielle Drucksenkung (Aderlaß) mit einer Abnahme der systolischen Wandspannung und einer Zunahme der Wanddicke-Radius-Relation (analog der Masse-Volumen-Relation) einhergeht (Abb. 3.29).
2. Eine akute Volumenbelastung des linken Ventrikels (Infusion) zu einer arteriellen Drucksteigerung und Abnahme der Wanddicke-Radius-Relation führt, und

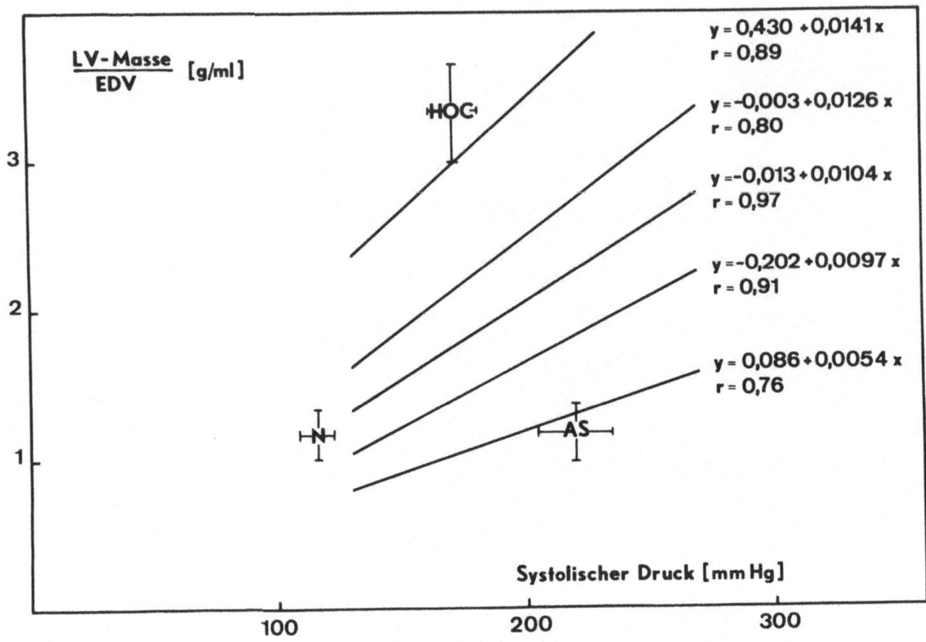


**Abb. 3.28.** Regressionsgeraden der Beziehung zwischen dem systolischen Druck und der Masse-Volumen-Relation bei den untersuchten essentiellen Hypertonikern (n = 64). Die Regressionsgeraden wurden entsprechend den Isotensionsbereichen (Abb. 3.27) ermittelt

3. eine akute linksventrikuläre Druckerhöhung (isovolumetrische Aortenokklusion) eine beträchtliche Ventrikeldilatation und eine erhebliche Abnahme der Wanddicke-Radius-Relation hervorruft (Abb. 3.29).

Die für NR und SHR bei jedem dieser Funktionstests ermittelten maximalen systolischen Wandspannungen waren trotz erheblicher differenter systolischer Drücke und Wanddicke-Radius-Relationen praktisch gleich hoch. Dies verdeutlicht, daß der kardial kompensierte linke Ventrikel bei der essentiellen Hypertonie auch bei extremen Änderungen von Preload und Afterload und trotz erheblicher absoluter linksventrikulärer Massenzunahmen (+80%) die maximale systolische Wandspannung, d. h. das auf die Ventrikelwand bezogene maximale systolische Afterload, im Vergleich zur Norm weitgehend normal aufrechtzuerhalten vermag. Dementsprechend kann der Hypertrophiegrad bzw. die Proportionalität der Hypertrophie bei der kardial kompensierten SHR als harmonisch bzw. adäquat eingestuft werden, da jede Änderung der ventrikulären Arbeitsbedingungen mit einer Aufrechterhaltung einer normalen maximalen systolischen Wandspannung einhergeht. Andererseits zeigt das Isotensionslinienspektrum, daß die maximale systolische Wandspannung des linken Ventrikels bei gleicher Wanddicke-Radius-Relation mit steigendem systolischem Druck zunimmt bzw. daß die maximale systolische Wandspannung bei vergleichbarem systolischem Druck mit abnehmender Wanddicke-Radius-Relation, d. h. mit zunehmender Ventrikeldilatation, ebenfalls zunimmt.

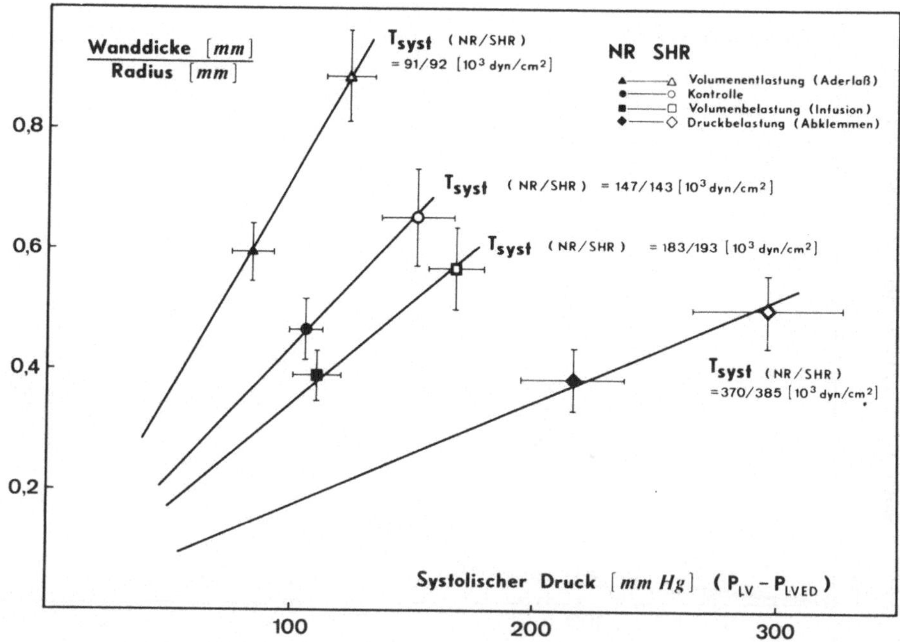


**Abb. 3.29.** Beziehung zwischen dem systolischen Druck und der Wanddicke-Radius-Relation aus den tierexperimentellen Untersuchungen. *NR* normotensive Ratten; *SHR* spontan hypertensive Ratten. Beachte, daß die maximale systolische Wandspannung ($T_{syst}$) bei Variation der linksventrikulären Arbeitsbedingungen zwischen 91/92 und 370/385 ($10^3$ dyn/cm$^2$), d. h. um das Vierfache variiert. Beachte ferner, daß sich $T_{syst}$ bei den jeweiligen Interventionen (Aderlaß, Infusion, isovolumetrische Aortenokklusion) bei NR und SHR nicht unterscheidet, so daß die Hypertrophie des kardial kompensierten hypertonen Rattenherzens als proportional bzw. harmonisch einzustufen ist

## 3.5 Systolische Wandspannungs- und Kontraktilitätsreserve

Die Kontraktilitätsreserve des druckbelasteten linken Ventrikels wird in erster Linie durch seine Fähigkeit zur Erzeugung und Aufrechterhaltung der systolischen Wandspannung bestimmt. Die Kontraktilitätsreserve ist demzufolge von der systolischen Wandspannungsreserve des linken Ventrikels abhängig. Letztere wiederum läßt sich als das Verhältnis der maximal erreichbaren systolischen Wandspannung ($T_{max}$) zur instantanen systolischen Wandspannung ($T_{syst}$) definieren. Die maximal erreichbare systolische Wandspannung dürfte am menschlichen Herzen bei ca. 500–600 ($10^3$ dyn/cm$^2$) liegen, ein Wert, der einer bei maximaler Ausgangslänge ($L_{max}$) am isolierten menschlichen Herzmuskel gemessenen maximalen isometrischen Spannungsentwicklung entspricht (Abb. 3.30; [263]).

Mit zunehmender maximaler systolischer Wandspannung ($T_{syst}$) einerseits und/oder abnehmender Masse-Volumen-Relation andererseits nimmt die Wandspannungsreserve des druckbelasteten und hypertrophierten linken Ventrikels definitionsgemäß ab (Abb. 3.31). Akute Spitzendruckbelastungen führen somit beim Hochdruckherzen in Abhängigkeit von der instantanen systolischen Wandspannung ($T_{syst}$)

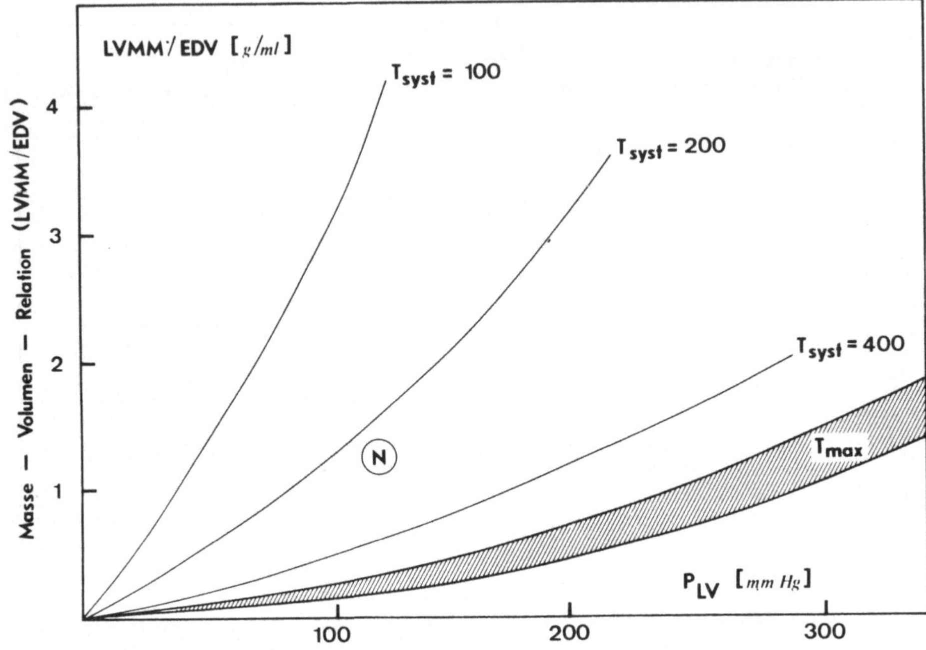


**Abb. 3.30.** Schematische Darstellung der Beziehungen zwischen dem systolischen Druck im linken Ventrikel ($P_{LV}$) und der Masse-Volumen-Relation bei Berücksichtigung verschiedener Isotensionsbereiche von 100, 200 und 400 ($10^3$ dyn/cm$^2$). Die maximal erreichbare systolische Wandspannung des linken Ventrikels ($T_{max}$) ist unter Zugrundelegung experimenteller Daten am isolierten, menschlichen Ventrikelmyokard als schraffierter Bereich eingezeichnet. Die im menschlichen Herzmuskel maximal erreichbare Wandspannung liegt bei ca. 500–600 ($10^3$ dyn/cm$^2$) entsprechend einer am isolierten Herzmuskel maximal erreichbaren systolischen Wandspannung von 5–6 gr/mm$^2$ (Preload bei $L_{max}$). *N* Normalbereich

zur Abnahme der Wandspannungsreserve mit der ventrikeldynamischen Prädisposition der Erzeugung einer druckinduzierten Myokardinsuffizienz. Bei chronischer Druckbelastung folgt die Ventrikelhypertrophie unter der Voraussetzung einer proportionalen, d.h. konzentrischen und harmonischen Myokardhypertrophie dem jeweiligen Isotensionsbereich, so daß die Wandspannungsreserve unverändert bleiben kann (Abb. 3.32). Die ventrikeldynamische Ausgangslage, charakterisiert durch die Wandspannungsreserve und das Ausmaß akuter Druckbelastungen, determinieren somit Funktion und Kontraktilitätsreserve des linken Ventrikels. Die systolische Wandspannungsreserve läßt sich durch positiv inotrope Eingriffe (Zunahme der maximal erreichbaren maximalen systolischen Wandspannung) und durch arterielle Drucksenkung (Abnahme der instantanen systolischen Wandspannung) verbessern (Abb. 3.33). Dadurch kann der linke Ventrikel bei gleicher ventrikeldynamischer Ausgangslage mehr Wandspannung bzw. bei zunehmender Ventrikeldilatation mit Zunahme der instantanen systolischen Wandspannung einen gleich hohen Wandspannungszuwachs erzeugen. Durch positiv inotrop wirkende Eingriffe, z.B. durch Digitalisglykoside, ist somit eine Zunahme der Kontraktilitätsreserve bzw. der linksventrikulären Leistungsfähigkeit des dilatierenden und hypertrophierten linken Ventrikels

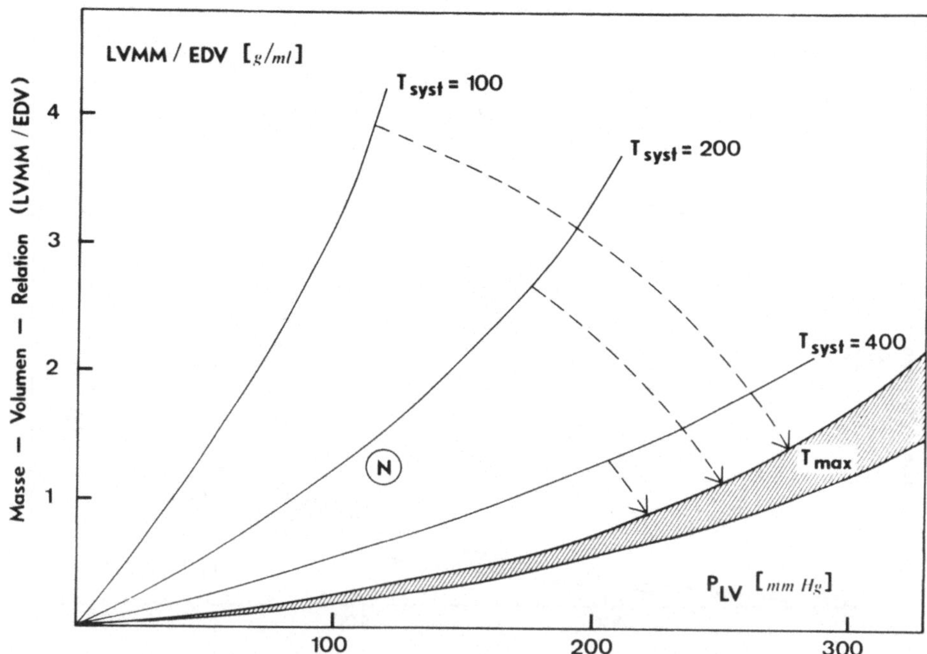


**Abb. 3.31.** Schematische Darstellung der Beziehungen zwischen dem systolischen Druck im linken Ventrikel ($P_{LV}$) und der Masse-Volumen-Relation. Die gestrichelten Pfeile kennzeichnen die Wandspannungsreserve des linken Ventrikels, die als Quotient der maximal erreichbaren Wandspannung ($T_{max}$) zur instantanen Wandspannung ($T_{syst}$) definiert ist ($T_{max}/T_{syst}$). Beachte, daß mit steigender Ausgangswandspannung, d. h. mit zunehmendem Afterload, die Wandspannungsreserve des linken Ventrikels und damit die Kontraktilitätsreserve abnimmt

bei der hypertensiven Herzerkrankung zu erwarten, während durch arterielle Drucksenkung, z. B. infolge β-Rezeptorenblocker, eine Abnahme der instantanen systolischen Wandspannung zu einer Znahme der Wandspannungsreserve führen kann.

Eine weitere Definition und klinische Anwendung des Konzepts der systolischen Wandspannungsreserve läßt sich von der inversen, unlinearen Beziehung zwischen der Masse-Volumen-Relation und der systolischen Wandspannung ableiten:

Mit zunehmender Ventrikeldilatation nimmt die Masse-Volumen-Relation ab und die systolische Wandspannung unter Ausgangsbedingungen (Abb. 3.34) zu. Da die maximal erreichbare systolische Wandspannung nahezu unverändert bleibt, wird der Quotient $T_{max}/T_{syst}$ um so mehr reduziert, je mehr die systolische Wandspannung unter Ausgangsbedingungen ansteigt [274–276]. Der Dilatationsgrad des linken Ventrikels, quantifizierbar durch enddiastolische Volumen und Masse-Volumen-Relation sowie der Hypertrophiegrad des linken Ventrikels, quantifizierbar durch die Beziehungen zwischen Druck, Masse-Volumen-Relation und systolischer Wandspannung, geben somit bei vergleichbarer maximal erreichbarer systolischer Wandspannung ein Maß für die Wandspannungs- und Leistungsreserve des Hochdruckherzens [274–276].

Unter positiv und negativ inotropen Einflüssen, die mit einer meßbaren Änderung der Myokardkontraktilität einhergehen, kommt es zu Aufwärts- bzw. Abwärtsverla-

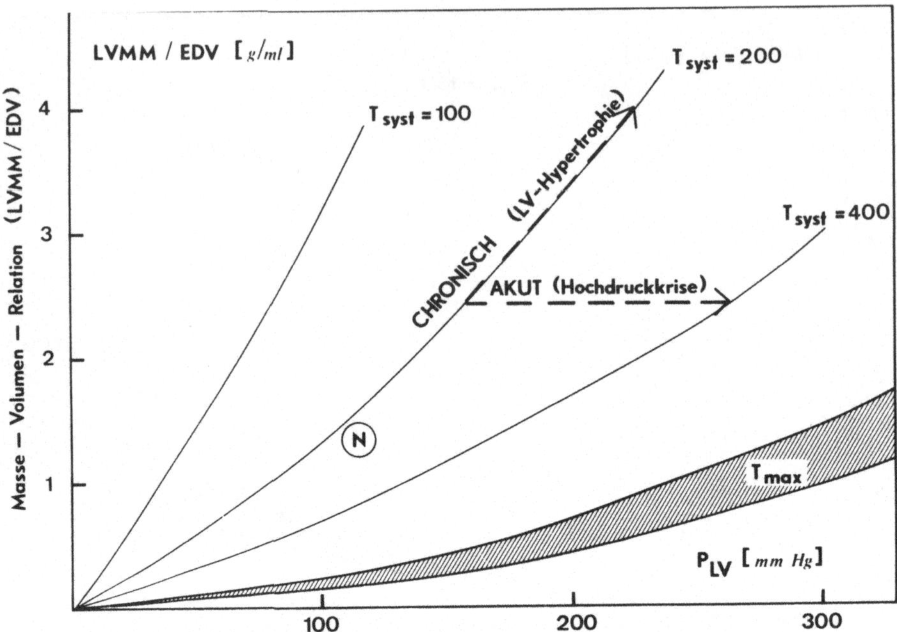


**Abb. 3.32.** Schematische Darstellungen der Beziehungen zwischen systolischem Druck im linken Ventrikel ($P_{LV}$) und der Masse-Volumen-Relation bei akuten und chronischen Druckbelastungen. Bei akuter Druckbelastung und annähernd vergleichbaren Ventrikeldimensionen erfolgt eine der Druckbelastung proportionale Zunahme der systolischen Wandspannung, so daß die Wandspannungsreserve abnimmt. Dagegen kann bei harmonischer und proportionaler, konzentrischer Druckhypertrophie des linken Ventrikels der Isotensionsbereich gewahrt bleiben, so daß die systolische Wandspannung und damit die Wandspannungsreserve unverändert bleiben

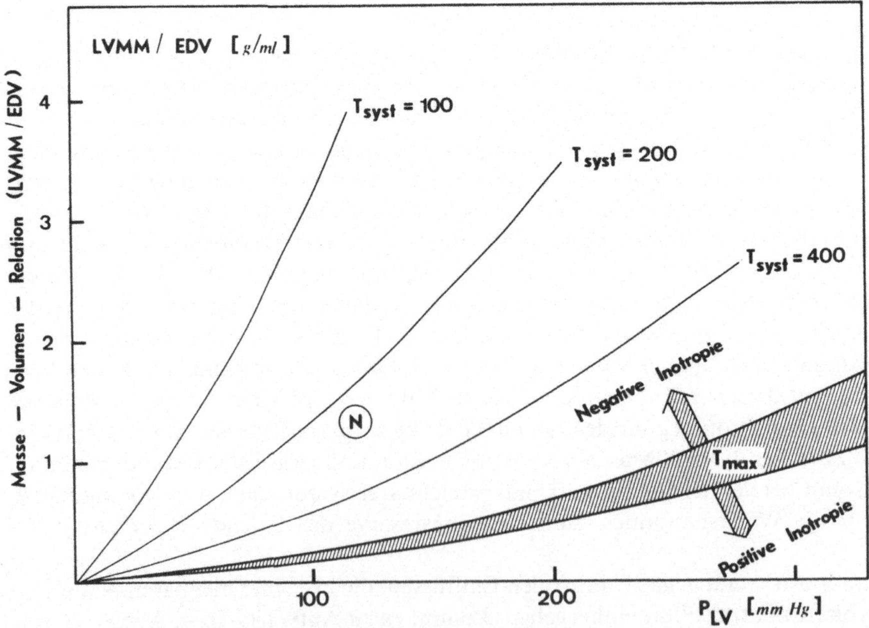


**Abb. 3.33.** Schematische Darstellung der Auswirkungen negativ und positiv inotroper Eingriffe auf die maximal erreichbare systolische Wandspannung ($T_{max}$). Durch Änderungen von $T_{max}$ ist eine Änderung der Wandspannungs- bzw. Kontraktilitätsreserve des linken Ventrikels möglich

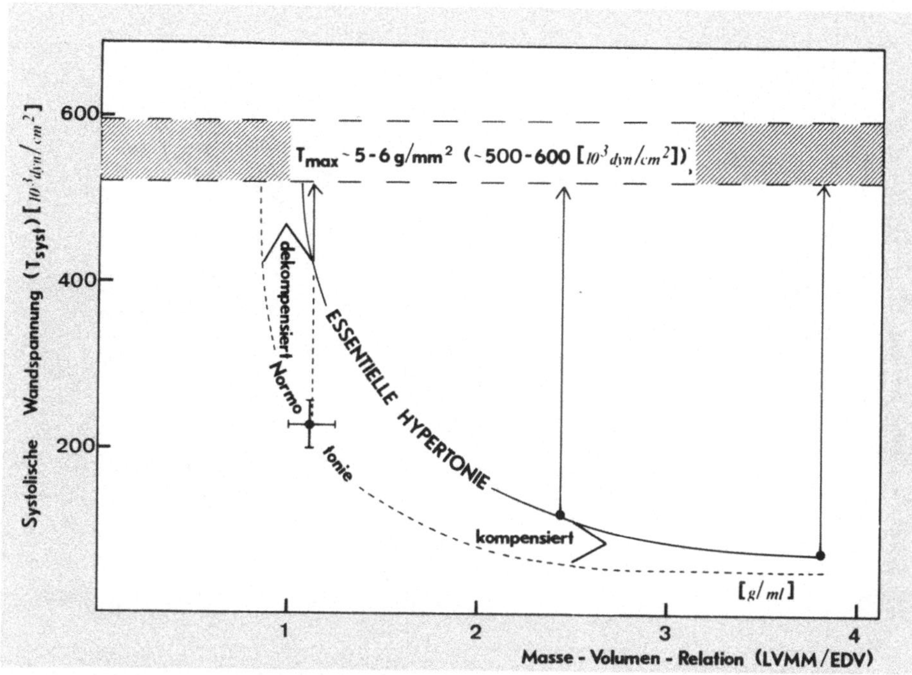


**Abb. 3.34.** Beziehung zwischen der Masse-Volumen-Relation des linken Ventrikels (*LVMM/EDV*) und der systolischen Wandspannung bei normotensiven (Normotonie) Patienten und bei essentiellen Hypertonikern. Der *schraffierte Bereich* kennzeichnet die am menschlichen Herzmuskel maximal erreichbare systolische Wandspannung ($T_{max}$). Die *vertikalen Pfeile* kennzeichnen den Wandspannungszuwachs vom instantanen Initialbereich bis zum Maximalwert. Beachte, daß am kardial kompensierten, konzentrisch oder auch irregulär hypertrophierten Hochdruckherzen eine Wandspannungsreserve von etwa 400–500% vorliegt (*vertikaler Pfeil* am *rechten* Bildrand). Mit abnehmender Masse-Volumen-Relation und steigender systolischer Wandspannung wird die Wandspannungsreserve ($T_{max}/T_{syst}$) verringert, da bei vergleichbarer $T_{max}$ die instantane $T_{syst}$ ansteigt. Bei dekompensierten Herzerkrankungen (*vertikaler Pfeil* am *linken* Bildrand) ist die Wandspannungsreserve erheblich reduziert

gerungen des maximal erreichbaren Wandspannungsniveaus, d.h. unter positiv inotropen Einflüssen wird $T_{max}$ gesteigert, unter negativ inotropen Einflüssen wird $T_{max}$ reduziert (Abb. 3.35). Demzufolge wird die Wandspannungsreserve ($T_{max}/T_{syst}$) bei Erhöhung von $T_{max}$ gesteigert und umgekehrt bei Erniedrigung von $T_{max}$ gesenkt. Das Ausmaß der Steigerung der Förderleistung (Druck-Volumen-Arbeit pro Zeiteinheit) des Herzens durch positiv inotrope Maßnahmen hängt somit vom Ausmaß der Steigerungsfähigkeit der maximal erreichbaren systolischen Wandspannung ab. Mit anderen Worten: Äußert sich eine positiv inotrope Maßnahme lediglich in einer Zunahme von Kontraktionsgeschwindigkeiten, ohne auch wesentlich die Fähigkeit des Herzmuskels, die Kontraktionskraft zu steigern und $T_{max}$ zu erhöhen, zu beeinflussen, dann wird dieser inotrope Eingriff im Sinne einer Luxusinotropie zwar kontraktil meßbar sein ($dp/dt_{max}$, $V_{max}$, MNSER u.a.), allerdings nicht geeignet sein, $T_{max}$, die Wandspannungsreserve und damit die kardiale Leistungsbreite zu verbessern. Umgekehrt ist eine positiv inotrope Maßnahme, die mit einer Steigerung des Kontraktilitätsindex und/oder maximaler Kraft- bzw. Spannungsentwicklung einhergeht, ventri-

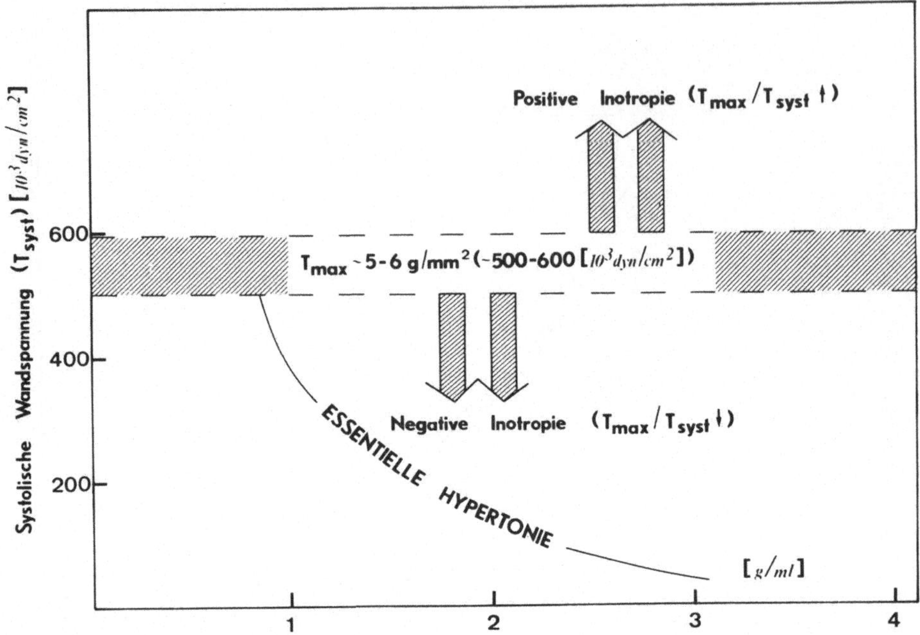


**Abb. 3.35.** Beziehung zwischen der Masse-Volumen-Relation des linken Ventrikels (*LVMM/EDV*) und der systolischen Wandspannung unter positiv und negativ inotropen Eingriffen. Beachte, daß es unter positiv inotropen Eingriffen zu einer Zunahme von $T_{max}$ und damit zu einer Aufwärtsverlagerung des maximalen Wandspannungsreservenbereiches kommt. Dadurch sind Zunahmen der Wandspannungsreserve möglich. Umgekehrt kommt es unter negativ inotropen Eingriffen zur Abnahme der Wandspannungsreserve des linken Ventrikels

keldynamisch günstig, da dadurch eine Zunahme von $T_{max}$ mit wirksamer Steigerung von $T_{max}/T_{syst}$ möglich ist. Klinische Beispiele einer weitgehenden Luxusinotropie sind z. B. Hyperthermie, Hyperthyreose und Adrenalinexzeß; positiv inotrope Maßnahmen, die mit einer Zunahme der Verkürzungs- und Relaxationsgeschwindigkeiten *und* der maximalen isometrischen Kraftentwicklung mit konsekutiver Zunahme von $T_{max}$ und von $T_{max}/T_{syst}$ einhergehen, lassen sich B. durch Noradrenalin und Digitalis erreichen [271, 272].

Die unterschiedliche Verlaufsposition der Beziehung zwischen der Masse-Volumen-Relation und der systolischen Wandspannung in Abhängigkeit vom systolischen Druck impliziert eine Zunahme der systolischen Wandspannung, bei vergleichbarer Masse-Volumen-Relation, mit steigendem systolischem Druck („hypertensive“ Kurve), während bei Normotonie („normotensive“ Kurve) niedrige Wandspannungswerte bei vergleichbarer Masse-Volumen-Relation vorliegen (Abb. 3.36).

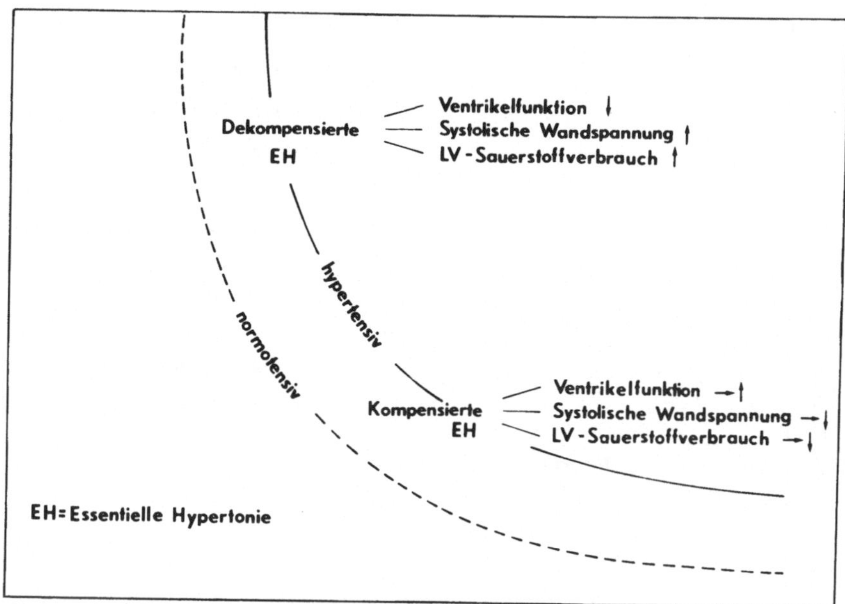


**Abb. 3.36.** Beziehung zwischen der Masse-Volumen-Relation des linken Ventrikels (Abszisse, LV-Masse/enddiastolisches Volumen) und der systolischen Wandspannung (Ordinate, systolische Wandspannung) (vgl. Abb. 3.25). Dargestellt sind die Isobaren für 2 Druckbereiche (hypertensiv, normotensiv). Beachte, daß mit zunehmender Ventrikeldilatation und abnehmender Masse-Volumen-Relation die Ventrikelfunktion abnimmt und die Wandspannung ansteigt. Gleichzeitig nimmt der myokardiale Sauerstoffverbrauch zu. Beachte andererseits, daß mit steigender Hypertrophie und Zunahme der Masse-Volumen-Relation die Wandspannung abnimmt. Gleichzeitig steigt die Ventrikelfunktion an und der myokardiale Sauerstoffverbrauch wird verringert. Bei vergleichbarer Masse-Volumen-Relation ist die Wandspannung ausschließlich abhängig vom systolischen Druck, so daß bei Druckänderungen jeweils niedrigere und höhere Wandspannungen in Abhängigkeit vom Blutdruck auftreten

## Besprechung der Ergebnisse

Die Klassifikation der Patientengruppen mit Normotonie und Hypertonie sowie mit konzentrischen bzw. irregulärer und exzentrischer Hypertrophie entsprechend der Kriterien des Hypertrophie- und Dilatationsgrades ermöglichen eine funktionelle und ventrikeldynamische Einstufung, die für die Diagnostik der Ventrikelfunktion und für die Therapie des Hochdruckherzens von wesentlicher klinischer Bedeutung ist [271, 272]:

1. Kleine, linke Ventrikel mit konzentrischer oder mit irregulärer Ventrikelwandhypertrophie (kardial „kompensierte" essentielle Hypertonie) haben eine normale oder leicht gesteigerte Ventrikelfunktion. Die systolische Wandspannung, vergleichbar dem ventrikulären Afterload ist normal oder erniedrigt; dementsprechend ist der myokardiale Sauerstoffverbrauch, dessen wesentliche Determinante die systolische Wandspannung repräsentiert, normal oder leicht herabgesetzt (Abb. 3.36). Das nor-

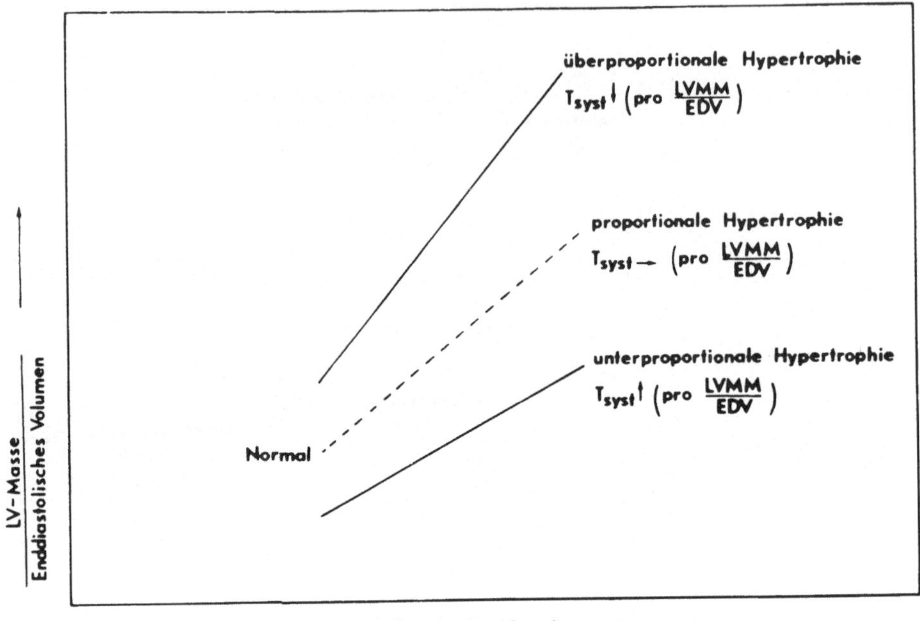


**Abb. 3.37.** Schematische Darstellung der Beziehung zwischen dem systolischen Druck und der Masse-Volumen-Relation bei Berücksichtigung des Proportionalitätsgrades der Hypertrophie. Die maximale systolische Wandspannung ist bei der überproportionalen Hypertrophie erniedrigt, bei proportionaler Hypertrophie normal und bei der unterproportionalen Hypertrophie, d.h. bei Ventrikeldilatation, gesteigert

mal große Hochdruckherz ist somit, auch bei gleichzeitigem Vorliegen von Koronarstenosierungen, als funktionell kompensiert bzw. normal einzustufen, da Abnahmen der Ventrikelfunktion nicht vorliegen und eventuell aus der exzessiven Herzmuskelhypertrophie denkbare Funktionsänderungen klinisch nicht meßbar und somit „kompensiert“ sind [273, 273a]. Dies betrifft die Ventrikelfunktion des Hochdruckherzens in Ruhe als auch unter körperlicher Belastung. Dies schließt allerdings nicht aus, daß unmittelbar bei Auftreten regionaler Wandkontraktionsstörungen im Gefolge einer begleitenden koronaren Herzkrankheit eine Abnahme der Ventrikelfunktion einsetzt, die mit dem Ausmaß des asynergen Areals korreliert [271, 272, 277].

2. Große linke Ventrikel mit exzentrischer Ventrikelwandhypertrophie (kardial „dekompensierte“ essentielle Hypertonie) haben nahezu regelhaft eine herabgesetzte Ventrikelfunktion (Auswurffraktion), auch wenn das Herzminutenvolumen normal sein kann [273, 273a]. Die systolische Wandspannung ist aus den ventrikeldynamischen Gegebenheiten der überwiegenden Zunahmen von Druck und Ventrikelradius gesteigert. Dementsprechend ist das ventrikuläre Afterload erhöht. Der myokardiale Sauerstoffverbrauch ist bei den dilatierten Hochdruckherzen stets erhöht (Abb. 3.36; [274]).

Eine normale Ventrikelgröße ist somit zwar kein Garant für eine normale Ventrikelfunktion und für einen normalen Sauerstoffverbrauch, da seltenere Begleiterkrankungen (Perikarditis constrictiva, nichtdehnbare Akinesien bei abgelaufenem Myo-

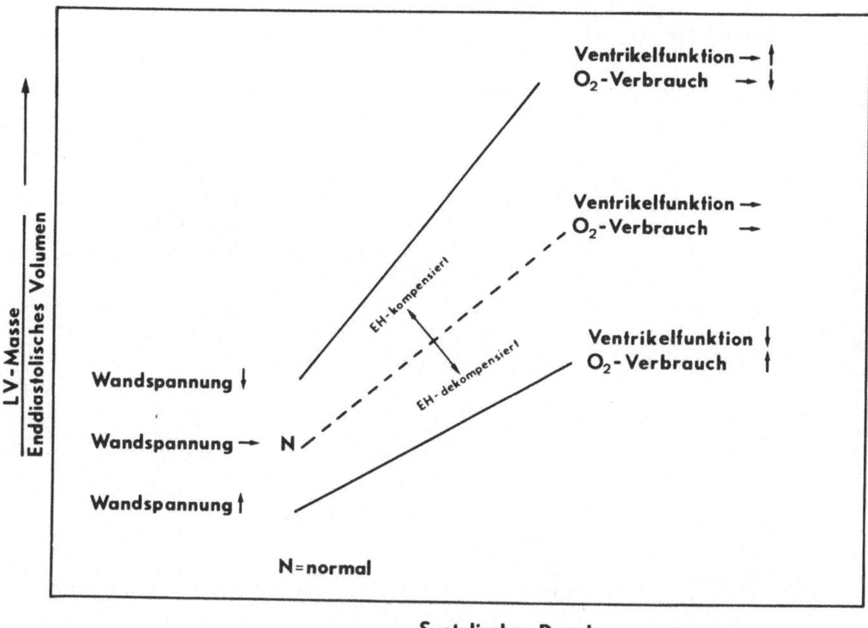


**Abb. 3.38.** Schematische Darstellung der Beziehung zwischen dem systolischen Druck und der Masse-Volumen-Relation. Beachte die Interrelation zwischen Wandspannung, Ventrikelfunktion und Sauerstoffverbrauch des linken Ventrikels

kardinfarkt, Amyloidose u.a.) eine Verschlechterung der Ventrikelfunktion auch bei normaler Ventrikelgröße hervorrufen können. Umgekehrt ist ein vergrößertes Herz keine hämodynamische und ventrikelgeometrische Bedingung, die eine normale Ventrikelfunktion ausschließt (Perikarderguß, Zwerchfellhochstand u.a.). Dennoch erhält die empirische Beziehung zwischen Ventrikelgröße und Ventrikelfunktion ihre ventrikelgeometrische Erklärung in der inversen Beziehung zwischen Wandspannung (Afterload) und Ventrikelfunktion [273, 273a]. Die inverse Beziehung zwischen beiden Variablen (Herzgröße und systolische Wandspannung einerseits, Ventrikelfunktion andererseits) kann somit als ein fundamentales Kriterium zur Beurteilung und Diagnostik der Herzfunktion bei normotensiver und bei hypertensiver Myokardinsuffizienz eingestuft werden.

Die an den essentiellen Hypertonikergruppen mit linksventrikulärer Hypertrophie bei chronischer Druckbelastung und an den hypertrophierten linken Ventrikeln bei SHR mit akuten Änderungen der linksventrikulären Arbeitsbedingungen dargestellten Beziehungen zeigen, daß das Spektrum der Isotensionsbereiche unter Gleichgewichtsbedingungen sowohl bei chronischer Druckbelastung als auch bei akuten Eingriffen den Hypertrophiegrad des linken Ventrikels bei der essentiellen Hypertonie zu beschreiben vermag. Die maximale systolische Wandspannung, die sich als Resultante aus dem systolischen Druck und der Masse-Volumen-Relation ergibt, kann als klinisch brauchbarer Parameter zur Beurteilung des Hypertrophiegrades angesehen werden [271–276]. Es besteht eine signifikante Korrelation zwischen der systolischen Wandspannung und dem Sauerstoffverbrauch des linken Ventrikels, und beide

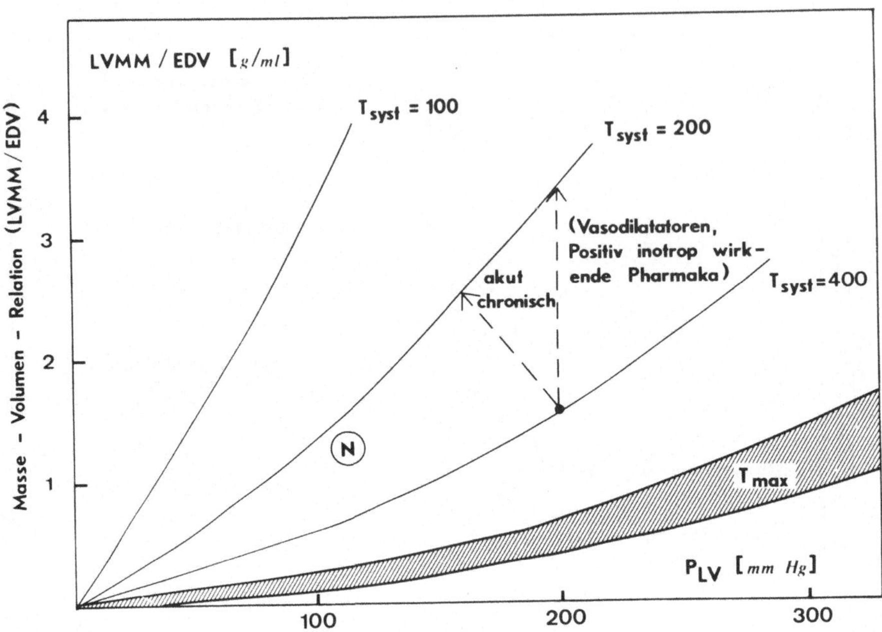


**Abb. 3.39.** Schematische Darstellung der Beziehungen zwischen dem systolischen Druck im linken Ventrikel (*Abszisse*) und der Masse-Volumen-Relation (*Ordinate*) unter positiv inotrop wirksamen Pharmaka und unter Vasodilatatoren. Durch Abnahme der Herzgrößen, d. h. durch volumenentlastende Maßnahmen (*akut* Vasodilatatoren; *chronisch* inotrope Maßnahmen mit Herzverkleinerung) kommt es zu einer Vergrößerung der Masse-Volumen-Relation und damit zu einer Abnahme der instantanen systolischen Wandspannung ($T_{syst}$). Dadurch ist eine Zunahme der Wandspannungsreserve, d. h. des Quotienten aus maximaler Wandspannung ($T_{max}$) und instantaner Wandspannung ($T_{syst}$) möglich

Größen variieren quantitativ annähernd gleichermaßen über den gesamten, bei der essentiellen Hypertonie unter Gleichgewichtsbedingungen meßbaren Bereich, so daß die systolische Wandspannung als ein entscheidendes ventrikeldynamisches Korrelat zum myokardialen Energiebedarf angesehen werden kann: Die Hypertoniker mit erniedrigter Wandspannung zeigen bei gleichem systolischem Druck eine inadäquate, d. h. überproportionale Hypertrophie zugunsten einer Zunahme der Masse-Volumen-Relation (Abb. 3.37). Die Hypertoniker mit normaler Wandspannung können über den gesamten Bereich des arteriellen Druckes und der Masse-Volumen-Relation als proportional hypertrophiert eingestuft werden. Die Hypertoniker mit erhöhter Wandspannung wiederum zeigen bei gleichem systolischem Druck eine inadäquate, d. h. unterproportionale Hypertrophie zu ungunsten einer normalen Masse-Volumen-Relation [271, 272, 274–276].

Die gezeigten Beziehungen können zur diagnostischen Einstufung und Differentialtherapie der essentiellen Hypertonie vom Standpunkt der Ventrikelfunktion und koronaren Hämodynamik beitragen: Die Hypertoniker mit hoher Wandspannung und normaler oder erniedrigter Masse-Volumen-Relation sind kardial besonders gefährdet. Die Ventrikelfunktion ist herabgesetzt, der myokardiale Sauerstoffverbrauch ist erhöht (Abb. 3.38). Hypertoniker mit normaler Wandspannung haben eine nor-

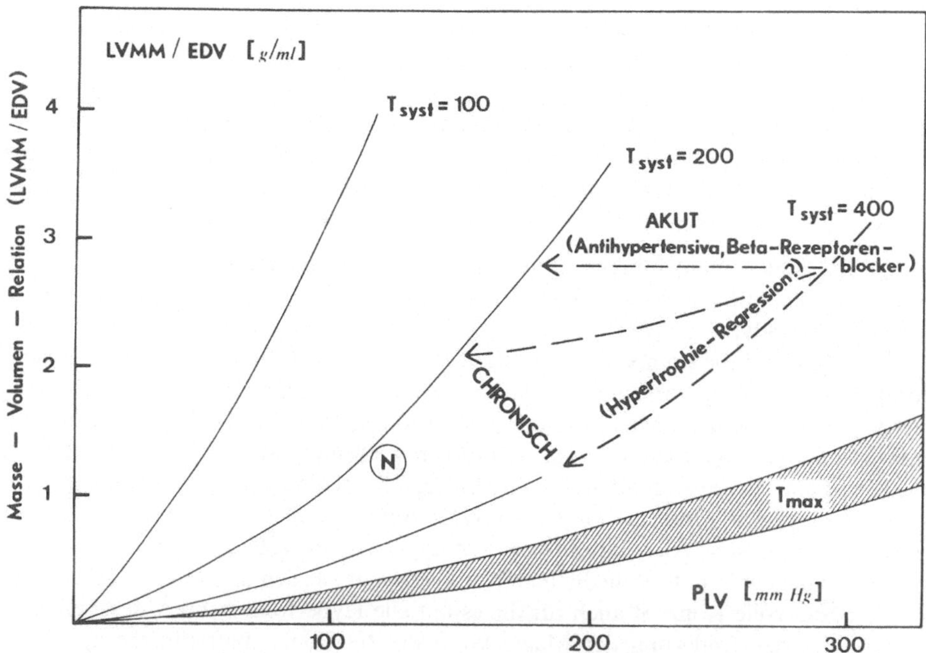


**Abb. 3.40.** Schematische Darstellung der Beziehungen zwischen dem systolischen Druck im linken Ventrikel (*Abszisse*) und der Masse-Volumen-Relation (*Ordinate*) unter akuten und chronischen Drucksenkungen. Eine akute Drucksenkung führt über eine Abnahme des systolischen Druckes zu einer proportionalen Abnahme der systolischen Wandspannung. Dadurch ist eine Verlagerung in einen anderen Isotensionsbereich mit entsprechender Zunahme der Wandspannungs- und Kontraktilitätsreserve des linken Ventrikels möglich. Im Unterschied dazu ist bei chronischer Druckentlastung mit konsekutiver Regression der Ventrikelwandhypertrophie (Masse) und Abnahme des enddiastolischen Volumens sowohl eine Abwärtsverlagerung auf dem gleichen Isotensionsbereich als auch eine Bereichsänderung in einen anderen Isotensionsbereich möglich. Bei akuter Drucksenkung wie auch durch chronische Druckentlastung kann somit eine Zunahme der Wandspannungs- und Kontraktilitätsreserve des linken Ventrikels beim arteriellen Bluthochdruck erreicht werden

male Ventrikelfunktion und einen normalen myokardialen Sauerstoffverbrauch bei proportionaler Hypertrophie. Die Hypertoniker mit erniedrigter Wandspannung und hoher Masse-Volumen-Relation zeigen eine normale oder gesteigerte Ventrikelfunktion und einen normalen oder erniedrigten myokardialen Sauerstoffverbrauch. Die Ventrikelfunktion und koronare Hämodynamik bei der essentiellen Hypertonie werden somit wesentlich vom Ausmaß und der Proportionalität der Hypertrophie bestimmt [274–276].

Neben der diagnostischen bzw. prognostischen Einstufung erscheinen die Beziehungen zwischen Druck, Hypertrophiegrad und Wandspannung geeignet, einen Hinweis auf den therapeutischen Nutzen von medikamentösen Maßnahmen zur Behandlung der hypertensiven Herzkrankheit zu geben (Abb. 3.39, 3.40). Die dekompensierten Hypertoniker erreichen eine Bereichsänderung ihrer abnormen Funktionskurve u.a. durch zwei Mechanismen:

1. Durch arterielle Drucksenkung, d.h. durch nicht negativ inotrop wirkende Antihypertensiva sind eine Druckabnahme und eine Abnahme der Wandspannung zu erwarten,
2. durch positiv inotrop wirkende Maßnahmen kann über eine langfristige Herzverkleinerung mit Abnahme des enddiastolischen Volumens eine Zunahme der Auswurffraktion erreicht werden. Darüber hinaus wird die abnorme Masse-Volumen-Relation durch Abnahme des enddiastolischen Volumens erhöht.

Beide Therapieformen, Drucksenkung und positive Inotropie, können gleichzeitig eingesetzt zu additiven Wirkungen führen, so daß für die dekompensierten Hypertoniker Digitalisglykoside plus Antihypertensiva indiziert sind [271–276].

Dagegen sind die kompensierten und überproportional hypertrophierten Hypertoniker therapeutisch vorrangig auf Mechanismen angewiesen, die zu einer Normalisierung der vermehrten Masse-Volumen-Relation führen. Da die Ventrikelfunktion normal oder gesteigert ist, sind positiv inotrop wirkende Substanzen nicht indiziert. Primär ist eine Regression der linksventrikulären Muskelmasse anzustreben, die nach tierexperimentellen Untersuchungen an hypertonen wie auch an normotonen Tieren durch die chronische Anwendung von Antihypertensiva (z.B. α-Methyldopa, β-Rezeptorenblocker) in unterschiedlichem Maße erreicht werden kann [306, 325]. Inwieweit das sinnvolle Konzept auch für die essentielle Hypertonie beim Menschen, entsprechend einer Änderung der Masse-Volumen-Relation, langfristig therapeutisch nutzbar ist, bleibt Verlaufsstudien an Patienten mit essentieller Hypertonie vorbehalten.

# 4 Klinische Symptomatologie, Diagnostik und Therapie des Hochdruckherzens

## 4.1 Symptomatologie und Funktionsdiagnostik

Das führende klinisch-kardiale Symptom des symptomatischen arteriellen Bluthochdruckes ist die Angina pectoris, der führende klinisch-kardiale Befund ist die Herzmuskelhypertrophie (Abb. 4.1). Die Symptomatik wird von den myokardialen („Myokardfaktor") und koronaren („Koronarfaktor") Organmanifestationen der arteriellen Hypertonie bestimmt. Aus einer von uns konsekutiv nachuntersuchten Gruppe von insgesamt 113 essentiellen Hypertonikern waren 81 Patienten, entsprechend 72%, d. h. mehr als ⅔ des gesamten Patientengutes, aufgrund der Beschwerdesymptomatik koronartherapiepflichtig. An klinisch-kardialen Befunden prävalierte die linksventrikuläre Hypertrophie mit 83% bzw. die Vorhofhypertrophie mit 74%. Abnorme Herzgeräusche kamen in mehr als der Hälfte vor. Herzrhythmusstörungen, ältere Myokardinfarkte, Herzvergrößerungen und abnorme Herztöne fanden sind in 15–42%.

Für die Diagnostik des konzentrisch und exzentrisch hypertrophierten Hochdruckherzens gilt, daß der Ermittlung der Größe des linken Ventrikels eine erhebliche

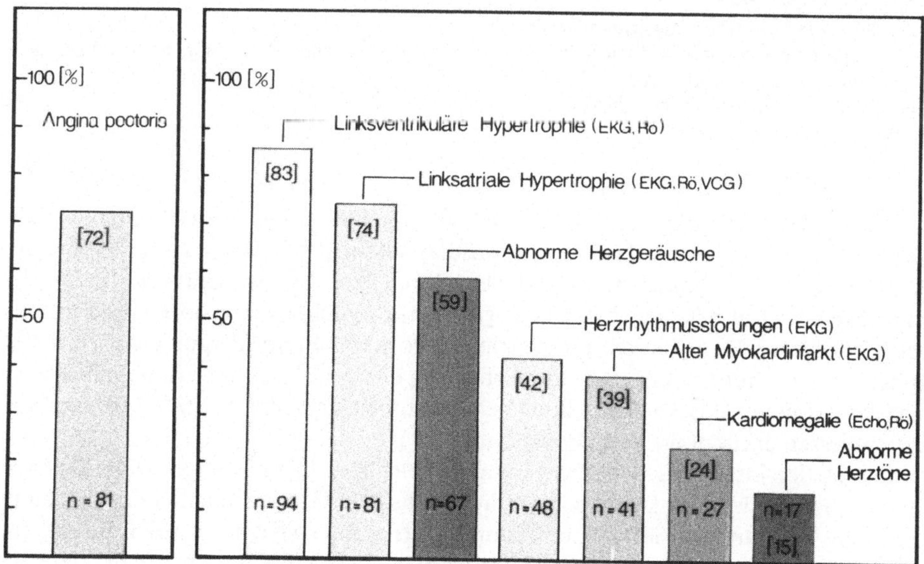


**Abb. 4.1.** Symptomatik und kardiale Befunde bei essentieller Hypertonie. Die in *eckigen Klammern* genannten Zahlen entsprechen den jeweiligen Prozentzahlen des Auftretens der Symptome (Angina pectoris) bzw. kardialen Befunden (n = 113)

diagnostische Bedeutung in der quantitativen Beurteilung der Herzfunktion zukommt (Tabelle 4.1). Die Diagnostik der Herz- bzw. Ventrikelgröße erfolgt meist röntgenologisch (p.a.-Thoraxröntgenaufnahme, standardisiert), echokardiographisch (M-mode, Sektorscan) und nuklearmedizinisch (First-pass-Verfahren, „MUGA") u.a. [28]. Durch die standardisierten röntgenologischen und echokardiographischen Verfahren ist eine nicht-invasive Bestimmung von Ventrikelgröße und Ventrikelfunktion möglich. Bei Verfügbarkeit zweidimensionaler, echokardiographischer Verfahren kann zudem, unter Einbeziehung des systolischen Druckes, die Ventrikelgeometrie und die systolische Wandspannung, das ventrikuläre Afterload, nichtinvasiv ermittelt werden. Nicht unerwähnt bleiben sollte, daß auch mittels der finanziell aufwendigen, allerdings nichtinvasiven Computertomographie des Herzens eine quantitative genaue Beurteilung der Ventrikelgeometrie (Volumen, Wanddicke u.a) möglich ist.

**Tabelle 4.1.** Diagnostische Zielsetzungen bei hypertensiver Herzkrankheit

I Ventrikelfunktion
- Ventrikelgröße
- Ventrikelvolumina (enddiastolisches und endsystolisches Volumen), Schlagvolumen
- Auswurffraktion (global, regional)
- Herzachsenverkürzungen (global, regional)

II Ventrikelgeometrie
- Wanddicke (circumferentiell, regional)
- Ventrikelradien
- Wanddicke-Radius-Relation (Masse-Volumen-Relation)
- Wandspannung

III Myokardperfusion
- Myokarddurchblutung (quantitativ)
- Regionale Myokardperfusion (in Ruhe, unter körperlicher Belastung, nach pharmakologischen Streßtests u. a.)
- Nachweis metabolischer Störungen

Neben der Erfassung der „statischen" Ventrikelgröße bieten sich weitergehende Verfahren zur linksventrikulären Funktionsdiagnostik an (Tabelle 4.2–4.5), durch die das Kontraktionsverhalten des Ventrikels während der Systole erfaßt wird. Zu den einfachsten und in der täglichen Praxis geübten Möglichkeiten gehören die Prüfung der körperlichen Belastbarkeit mittels niedrig dosierter Fahrradergometrie (ca. 1 W/kg KG: Cave! Blutdruckspitzen), die Erfassung der systolischen Zeitintervalle sowie die echokardiographische Beurteilung der auxotonen Ventrikelfunktion (prozentuale Durchmesserverkürzung, Verkürzungsfunktion u.a.).

Als in der internistischen Praxis praktikable und aussagefähige Verfahren zur Diagnostik der Herzfunktion bei der hypertensiven Herzkrankheit können somit vorrangig die standardisierte Thoraxröntgenaufnahme sowie die echokardiographische Funktionsbeurteilung herausgezogen werden. Damit sind Kontrollen des natürlichen Verlaufes sowie insbesondere auch Therapiekontrollen möglich. Aus Gründen der Realisierbarkeit und Kosten-Nutzen-Relation ist die Durchführung beider Verfahren je nach Art und Schwere des Krankheitsbildes in 2- bis 4 monatigen Abständen

**Tabelle 4.2.** Diagnostik der Ventrikelfunktion bei hypertensiver Herzkrankheit

---

Systolische Zeitintervalle (Präejektionsperiode = PEP; linksventrikuläre Auswurfzeit = LVET; PEP/LVET; Q-S2 u. a.)

Echokardiographische Funktionsbestimmungen
- M-mode-Echokardiographie (prozentuale Durchmesserverkürzungen, Verkürzungsfraktion, ventrikuläre Volumenindizes u. a.)
- Zweidimensionale Echokardiographie (quantitative Ermittlung von globalen und regionalen Ventrikelachsen, Kinesiestörungen, Auswurffraktion, Wanddicken, Wandspannung u. a.)

Nuklearmedizinische Verfahren
- Erste-Passage-Methoden (ventrikuläre Dimensionsgrößen, Auswurffraktion, segmentale Herzwandbewegung u. a.)
- Gleichverteilungsmethoden (globale und regionale Ventrikelbewegung, globale und regionale Auswurffraktion, Ermittlung der Funktionsgrößen vor und nach pharmakologischen Tests u. a.)

Kardiale Computertomographie (Ermittlung ventrikulärer Dimensionsgrößen u. a.)

Invasive Bestimmung von Größen der isovolumetrischen und auxotonen Kontraktionsphasen bei gegebener Indikation zur Herzkatheteruntersuchung (maximale Druckanstiegsgeschwindigkeit und abgeleitete Indizes; auxotone Pump- und Geschwindigkeitsparameter u. a.)

*ferner*

Herzminutenvolumenbestimmung vor und nach pharmakologischen und ergometrischen Belastungstests (Einschwemmkatheter u. a.)

Dosierte Ergometrie (1 W/kg KG) zur Abschätzung der kardialen und körperlichen Leistungsfähigkeit (cave! Hochdruckspitzen)

---

wünschenswert, zumal durch die allgemein-physikalischen Untersuchungstechniken (3. Herzton, Rasselgeräusche, Herzdämpfung, Ödeme, Lebergröße u.a.) brauchbare Möglichkeiten zur Feststellung einer Änderung des Befundbildes und Therapieverlaufes jederzeit und zwischenzeitlich verfügbar sind. Es ist somit meist auch der Kenntnis über den jeweiligen Patienten und der Beurteilungsfähigkeit des behandelnden Arztes vorbehalten, wie oft und in welchem Umfang von den a) einfachen physikalischen Untersuchungstechniken (Perkussion, Auskultation, Palpation u.a.) zu den b) nichtinvasiven quantitativen Verfahren (Thoraxröntgenaufnahme, Echokardiographie, systolische Zeitintervalle, nuklearmedizinische Verfahren u.a.) [28, 157] und schließlich zu den c) aufwendigen und nur bei spezieller Indikation gerechtfertigten Verfah-

**Tabelle 4.3.** Diagnostik der Ventrikelgröße bei hypertensiver Herzkrankheit

---

- Klinisch-physikalische Untersuchungstechniken (Auskultation, Palpation, Perkussion u. a.).
- Standardisierte Thoraxröntgenaufnahme (p.-a.-Hartstrahlaufnahme 2 m, u. a.).
- Echokardiographische Ventrikelgrößenbestimmung (Herzachsen, enddiastolische, endsystolische Ventrikellumenindices u. a.).
- Nuklearmedizinische Verfahren (Erste-Passage-Methoden, Gleichverteilungsmethoden u. a.).
- Kardiale Computertomographie (Ermittlung enddiastolischer und endsystolischer Ventrikelvolumina u. a.).
- Invasive ventrikulographische Techniken (Ventrikelvolumen, ventrikelgeometrische Parameter u.a.).

---

ren (Computertomographie des Herzens, Einschwemmkathetertechnik, Kontrastmittelventrikulographie u.a.) übergegangen wird [28, 157]. Aufgrund der guten Meßgenauigkeit und diagnostischen Aussagefähigkeit ist zu erwarten, daß durch kostenreduzierende Weiter- und Neuentwicklungen die beiden derzeit mit hoher diagnostischer Treffsicherheit einsetzbaren, nichtinvasiven Verfahren der Herzfunktionsdiagnostik, d.h. die Echokardiographie (eindimensional, zweidimensional) und Radionuklidventrikulographie zukünftig weitgehende Verbreitung finden werden.

**Tabelle 4.4.** Diagnostik der Herzhypertrophie bei hypertensiver Herzkrankheit

Elektrokardiographische Diagnostik (Standard-, Extremitäten- und Brustwandableitungen, Vektorkardiographie, Frankesche Ableitungen u. a.)
- Diagnostik der linksatrialen Hypertrophie (P-Wellen-Veränderungen : biphasisches $P \geqq 0{,}04$ s; biphasisch-negatives P $(V_1) \leqq -0{,}04$ mm; $P_{II} \geqq 0{,}3$ mV oder 0,12 s; u. a.)
- Diagnostik der linksventrikulären Hypertrophie (abnorme Lagetypen; praecordiale Hochspannung, $R_I + S_{II} \geqq 2{,}5$ mV; $RV_5 + SV_1 \geqq 3{,}5$ mV; QT-Verlängerung, ST, -U-Veränderungen u. a.)

Thorax-Rontgenaufnahme, standardisierte p.-a.-Aufnahme (Ermittlung der Ventrikel- und Aortenkonfiguration, Vorhof- und Ventrikelgröße u. a.)

Zweidimensionale Echokardiographie (quantitative Bestimmung regionaler Ventrikelwanddicken, der Ventrikelradien und der Wanddicke-Radius-Relation; Bestimmung der systolischen Wandspannung, Ermittlung von Vorhof- und Ventrikelhypertrophie und Dilatation u. a.)

Kardiale Computertomographie (quantitative Ventrikelmassenbestimmung, Analyse der linksventrikulären Geometrie einschließlich der Masse-Volumen-Relation, Wanddicken, Wandspannungen u. a.)

201-Thallium-Szintigraphie (nicht-invasive Ermittlung der linksventrikulären Muskelmasse)

Quantitative Ventrikolugraphie, bei gegebener Indikation zur Herzkatheteruntersuchung (quantitative Bestimmung der Ventrikelwanddicken, der Ventrikelmasse, Masse-Volumen-Relation u. a.)

**Tabelle 4.5.** Diagnostik der Myokardperfusion bei hypertensiver Herzkrankheit

Nuklearmedizinische Verfahren (Myokardszintigraphie mit 201-Tl, radioaktiv markierten (125-J) Fettsäuren u. a.)
- Erfassung der globalen und regionalen Myokarddurchblutung
- Nachweis minderperfundierter Areale bei begleitender koronarer Herzkrankheit; in Ruhe, unter körperlicher Belastung, nach pharmakologischen Tests u. a.
- Nachweis irregulär hypertrophierter Ventrikelwandareale (201-Thallium-Szintimetrie)

Inertgasmethoden zur Messung der Konorardurchblutung (Argon, Helium, Stickoxydul u. a.)
- Messung der globalen Koronardurchblutung des linken Ventrikels
- Bestimmung des myokardialen Sauerstoffverbrauches
- Bestimmung der Koronarreserve des linken Ventrikels
- quantitativer Nachweis myokardwirksamer Metaboliten im Sinus coronarius

Koronarangiographie, bei gegebener klinischer Indikation
- Nachweis von Koronarstenosierung, Kollateralen u. a.

## 4.2 Pathophysiologie der normotensiven und hypertensiven Herzinsuffizienz

### Einleitung und Definition

Eine Herzinsuffizienz ist durch das Unvermögen des Herzens als globales Pumporgan gekennzeichnet, eine ausreichende nutritive Organdurchblutung für die kardialen und extrakardialen Stromgebiete aufrechtzuerhalten. Ätiologisch kommen koronare, myokardiale und extrakardiale Ursachen in Betracht, am häufigsten ischämische und hypertensive Herzerkrankungen sowie primäre und sekundäre Kardiomyopathien [265, 273, 273a, 277, 277b].

Die Mehrzahl der für die Entstehung der Herzinsuffizienz pathogenetisch bedeutsamen Faktoren führt zu einer Kontraktionsstörung des myokardialen kontraktilen Proteins [1, 153, 273, 273a, 277]. Dadurch werden die für die arterielle Druckentwicklung wichtige Fähigkeit des Myokards zur isovolumetrischen Spannungsentwicklung sowie das für die Förderleistung bedeutsame Ausmaß der auxotonen Muskelfaserverkürzung herabgesetzt. Einer Herzinsuffizienz liegt somit meist auch eine Myokardinsuffizienz zugrunde, wenn auch Erkrankungen mit globaler Herzinsuffizienz bei weitgehend normaler Myokardfunktion (Bradykardie-Tachykardie-Syndrom, Perikarderkrankung u.a.) klinisch bedeutsam sein können [273, 273a].

Von der Vielzahl der möglichen Darstellungsformen der Pathophysiologie der Herzinsuffizienz, die unter anderem nosologische, ätiologische, funktionelle, zellphysiologische, ventrikeldynamische, energetische und pharmakologisch-toxische Gesichtspunkte zu berücksichtigen hätten [205], werden im folgenden einige für die diagnostischen und therapeutischen Konsequenzen wichtige Einteilungsprinzipien systematisch beschrieben.

### Determinanten der Herzfunktion

Die Pumpfunktion des Herzens wird im wesentlichen von 4 Kenngrößen bestimmt [273, 273a, 277–277b]: a) der Vorlast- (Preload), b) der Nachlast (Afterload), c) der Kontraktilität und d) der Herzfrequenz (Tabelle 4.6, S. 72):

Das *Preload* stellt den Grad der tatsächlichen Muskelfaservordehnung dar, dem eine numerische Verlängerung der Sarkomeren mit Zunahme der Z-Abstände zugrundeliegt. Das Preload läßt sich durch die Bestimmung von enddiastolischem Druck und Volumen sowie durch die Ermittlung diastolischer Druck-Volumen-Beziehungen und der diastolischen Wandspannung der Ventrikel abschätzen. Da die diastolische Druck-Volumen-Beziehung auch durch den Hypertrophiegrad, die absolute Muskelmasse, bindegewebige Myokardstrukturen und perikardiale Rückwirkungen beeinflußt wird, ist die genaue Bestimmung des Preload nur durch Berücksichtigung derjenigen Faktoren möglich, die außer dem aktuellen Füllungsverhalten auch den Verlauf der Druck-Volumen-Beziehung und die Summe der die Dehnbarkeit des Myokards bestimmenden Größen beinhalten. Für die Klinik, insbesondere für die Beurteilung der Ventrikelfunktion bei chronischen Herzerkrankungen im Rahmen diagnostischer, invasiver und nichtinvasiver Maßnahmen, ist die Ermittlung von enddiastolischem Druck und Volumen und einfacher Dehnbarkeitsindizes (Quotient aus diastolischem

**Tabelle 4.6.** Klinische Meßgrößen der Herzdynamik

| | Abgeleitete Meßgröße |
|---|---|
| Vorlast (Preload) | Enddiastolisches Volumen<br>Enddiastolischer Druck<br>dV/dp (diast), dp/dt (diast)<br>Diastolische Wandspannung |
| Nachlast (Afterload) | Peripherer Widerstand<br>Systolisches Druck-Frequenz-Produkt<br>Systolisches Wandspannung-Zeit-Integral<br>maximale systolische Wandspannung |
| Kontraktilität | Auswurffraktion<br>Zeitnormierte Auswurfparameter<br>Isovolumetrische Geschwindigkeitsindizes<br>Endsystolische Druck-Volumen-Beziehung |

Druck- und Volumenanstieg, diastolische Druckanstiegsgeschwindigkeit u.a.) ausreichend, während sich unter Intensivstationsbedingungen die Messung des Pulmonalarteriendruckes und Pulmonalkapillardruckes als zumindest orientierende und zur Therapiebeurteilung praktikable Größe bewährt hat.

Das *Afterload* repräsentiert in der Bilanz die dem Ventrikel nachgeschalteten systolischen Lastfaktoren, d.h. die Summe der Auswurfwiderstände, gegen die der Ventrikel während der Systole das Auswurfvolumen zu fördern hat [271–276]. Von seiten der Auswurfbetrachtung sind es der periphere Widerstand und die aortale Impedanz und damit die jeweilige Beziehung zwischen Druck und Fluß sowie weitere Faktoren, wie intraaortales Blutgesamtvolumen, Dehnbarkeit der Aorten- und Arterienwände und Blutviskosität, die der Ventrikelaktion jenseits der Aortenklappe als „Nachlast" entgegenwirken. Da die Nachlast vom Ventrikelmyokard während der Systole aufgebaut und aufrechterhalten werden muß, ist sie mit der im Myokardwall entwickelten Spannung, d.h. dem systolischen Wandspannungs-Zeit-Integral quantitativ vergleichbar [271–276]. Die systolische Wandspannung ist als das klinisch bedeutsame Äquivalent der Nachlast anzusehen [273–276]. Da ihre Ermittlung gleichzeitig die Ventrikelgeometrie (Wanddicke, Radius, Muskelmasse) berücksichtigt, ist sie auch bei unterschiedlicher Nachlast gültig. Unter klinischen Bedingungen kann aus Gründen der Vereinfachung der maximal erreichbare Wert der Wandspannung während der Systole („maximale systolische Wandspannung") verwendet werden, zumal invasive Verlaufsstudien eine signifikante Korrelation zwischen dem systolischen Wandspannungs-Zeit-Integral und der maximalen systolischen Wandspannung ergeben haben [265, 266, 273–276]. Meßtechnisch eignen sich zur Ermittlung der Wandspannung ventrikulographische, computertomographische und insbesondere auch echokardiographische Verfahren, mit denen die systolische Wandspannung zu einem definierten Zeitpunkt, z.B. zum Zeitpunkt des Öffnens der Aortenklappen, exakt erfaßt werden kann.

Die *Kontraktilität* umfaßt Änderungen von Kontraktionsgrößen bei gegebenen Ausgangsbedingungen, d.h. bei Konstanz von Preload and Afterload. Zunahmen der Kontraktilität lassen sich z.B. durch Noradrenalin, Dopamin, Kalzium, Prenalterol, Frequenzsteigerungen erreichen [263]. Abnahmen der Kontraktilität treten z.B. unter

Kalziumentzug, $\beta$-Rezeptorenblockern, Analgetika, Antiarrhythmika auf. Änderungen der Kontraktilität äußern sich durch eine Änderung der Kontraktionsgeschwindigkeit sowie in unterschiedlichem Maße durch Änderungen der Muskelverkürzung und Fähigkeit des Herzmuskels zur Spannungsentwicklung. Unter klinischen Bedingungen lassen sich inotrope, d.h. die Kontraktilität beeinflussende Eingriffe durch Erfassung der isovolumetrischen Geschwindigkeitsindizes (maximale Druckanstiegsgeschwindigkeit und abgeleitete Größen) sowie durch die Messung von Pumpgrößen während der auxotonen Auswurfphase (Auswurffraktion, zeit- bzw. geschwindigkeitsnormierte Auswurfparameter) objektivieren [263].

Veränderungen der Kontraktionsgeschwindigkeiten (isovolumetrisch, auxotonisch) können auch unter Änderung von Preload und Afterload (bei Inotropiekonstanz) auftreten [263]. Aufgrund von Änderungen der Geschwindigkeitsgrößen kann daher nur dann auf den inotropen Zustand des Myokards geschlossen werden, wenn die dem Frank-Starling-Mechanismus zugeordneten Faktoren kontrolliert bzw. konstant gehalten werden [263]. Vergleichende In-Vitro-Untersuchungen über die Myosin-ATPase-Aktivität des Skelettmuskels verschiedener Spezies haben eine Abhängigkeit zwischen dem Ausmaß der Enzymaktivität und der maximalen Verkürzungsgeschwindigkeit des Muskels ergeben, so daß die Geschwindigkeit der Muskelverkürzung sowie die maximale Verkürzungsgeschwindigkeit ($V_{max}$) als Maß der Myosin-ATPase-Aktivität angesehen wird [1, 15, 157, 248, 263].

Neben Änderung der Myosin-ATPase-Aktivität kommt eine Vielzahl zellphysiologischer Parameter für Änderungen der Kontraktilität in Betracht, wie Struktur- und Funktionsänderungen kontraktiler Proteine, Störungen der oxidativen Phosphorylierung, Aktivitätsänderungen kalzium- und magnesiumabhängiger ATPasen, Beeinflussung des Ionentransports, der Membranpermeabilität und membranständiger Rezeptoreigenschaften u.a. [1, 15, 157, 248, 263].

## Ventrikelfunktionskurven (Frank-Starling-Mechanismus)

Mit zunehmendem Preload werden Kontraktionskraft und Schlagvolumen erhöht (Abb. 4.2). Die Beziehung zwischen dem enddiastolischen Druck oder Volumen und der Schlagarbeit des Herzens kann unter gegebenen Ausgangsbedingungen als Funktionskurve des Herzens angesehen werden. Unter positiv inotropen Eingriffen kann bei gleich hohem enddiastolischem Druck mehr Schlagarbeit bzw. eine gleich hohe Schlagarbeit bei niedriger initialer Ausgangsfaserlänge entwickelt werden. Unter negativ inotropen Eingriffen ist eine höhere Ausgangsfaserlänge zur Entwicklung einer gleich hohen Schlagarbeit erforderlich bzw. ist eine geringere Schlagarbeit bei gleich hoher Ausgangsfaserlänge zu erwarten. Für das menschliche Herz existiert somit in Abhängigkeit von der kontraktilen Ausgangslage des Myokards eine Schar ventrikulärer Funktionskurven [263].

Bei pharmakologischen Eingriffen können Verlaufsänderungen der Frank-Starling-Kurve auftreten unter der Voraussetzung der Änderung von hämodynamischen Größen, die durch den Verlauf dieser Funktionskurve erfaßt werden (Preload, Kontraktilität). Zu- und Abnahmen des *Preload* (Volumenzufuhr, Infusion; Volumenentzug; Diuretikaanwendung) führen zu einer Rechts- bzw. Linksverlagerung der Fußpunkte, ohne daß eine tatsächliche Änderung im Verlauf der Kurve auftritt. Dadurch

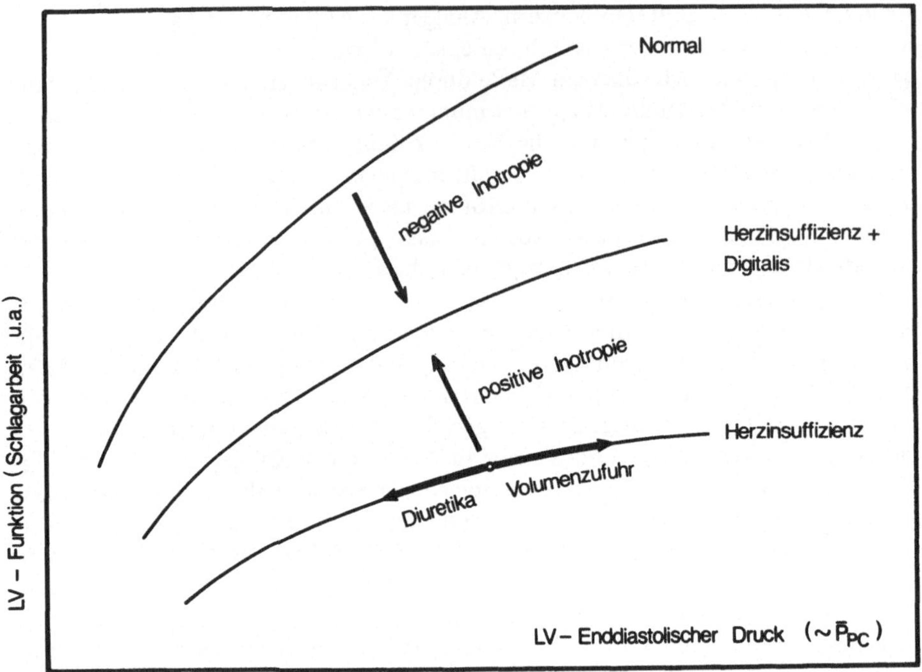


**Abb. 4.2.** Beziehung zwischen dem diastolischen Druck im linken Ventrikel (entsprechend dem mittleren Pulmonalkapillardruck) und der linksventrikulären Funktion (ableitbar aus der Schlagarbeit u. a.). Mit steigender linksventrikulärer Füllung (Preload) nimmt die Schlagarbeit entsprechend dem klassischen Konzept der Frank-Starling-Beziehung zu. Unter negativ inotropen Eingriffen kommt es zur Abwärtsverlagerung der Beziehung, d. h. zur Erniedrigung der Schlagarbeit bei vergleichbarer Ventrikelfüllung. Unter positiv inotropem Eingriff kann eine Aufwärtsverlagerung erreicht werden, d. h. Verbesserung der Schlagarbeit bei vergleichbarem Füllungsdruck. Diuretika führen in der Regel zu keiner Verlaufsänderung, sondern zur Abnahme der Schlagarbeit entsprechend der Abnahme der ventrikulären Füllung und des Füllungsdruckes auf der individuellen Frank-Starling-Kurve. Entsprechendes gilt mit umgekehrten Vorzeichen für Volumenzufuhr

läßt sich z. B. die preloadsenkende Wirkung von Diuretika im Gefolge der diuretischen Behandlung der Linksherzinsuffizienz objektivieren. Da die Diuretikawirkung mit einer Abnahme des Preload einhergeht, setzt bei Fehlen begleitender inotroper und systolischer Druckänderungen eine Abnahme der kardialen Pumpgrößen entsprechend einem reziproken Frank-Starling-Mechanismus ein. Dagegen ist bei extremer Herzdilatation mit Position der Arbeitspunkte im absteigenden Teil der Frank-Starling-Kurve eine leichte Zunahme der Pumpgrößen unter dem Einfluß von Diuretika zu erwarten. Die sog. Ventrikelfunktionskurve wäre somit unter einer Diuretikawirkung verlaufsmäßig unverändert. Dies trifft unter klinischen Bedingungen oft nicht zu, da bei dekompensierten Herzen mit und ohne Bluthochdruck erhebliche Verbesserungen der Ventrikelfunktion auftreten können. Zudem kann anhand der Ventrikelfunktionskurve nicht zwischen akuten und chronischen Diuretikawirkungen unterschieden werden. Das Diuretikabeispiel zeigt und verdeutlicht somit die einseitige, preloadbezogene Funktionsbeurteilung, da begleitende arterielle Druckänderun-

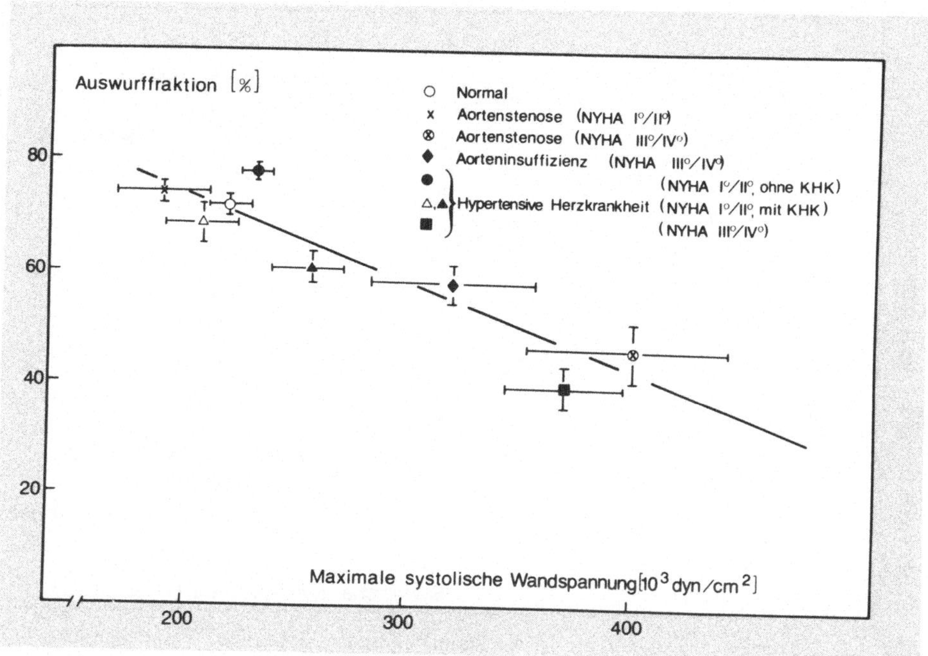


**Abb. 4.3.** Beziehung zwischen der systolischen Wandspannung und der Auswurffraktion des linken Ventrikels

gen, Änderungen der systolischen Wandspannung (Afterload) außer acht gelassen werden, d. h. hämodynamische und ventrikeldynamische Größen, durch die eine völlig andere Ventrikelfunktion resultiert als durch die Preloadbetrachtung allein zu erwarten wäre [263].

*Zu-* und *Abnahmen der Kontraktilität* (positiv bzw. negativ inotrope Eingriffe) werden zwar durch die „Ventrikelfunktionskurve" nicht erfaßt, lassen sich aber infolge Auf- und Abwärtsverlagerungen der Meß- bzw. Fußpunkte abschätzen. Durch gleichzeitig ablaufende Änderungen von Preload and Afterload wird die Quantifizierung inotroper Wirkungen allerdings erheblich erschwert. Trotz der genannten Limitationen, die sich durch zahlreiche andere ergänzen ließen, kommt der Ermittlung der Ventrikelfunktionskurven insbesondere unter Intensivstationsbedingungen ein wichtiger Stellenwert in der Diagnostik und Therapiebeurteilung von Krankheitsbildern mit akuter und chronischer Herzinsuffizienz zu [273–276].

Mit zunehmender Wandspannung (Afterload) nehmen Auswurffraktion sowie zeit- bzw. geschwindigkeitsnormierte Auswurfparameter ab (Abb. 4.3). Herzkatheterstudien an mehr als 400 Patienten mit Druck- und Volumenbelastungen, angeborenen und erworbenen Herzfehlern und unterschiedlichem Hypertrophie- bzw. Dilatationsgrad des linken Ventrikels haben gezeigt, daß das inverse Verhalten zwischen beiden Variablen als afterloadbezogene *Kennlinie* zur Beurteilung der Herzfunktion angesehen werden kann. Zudem sind Aussagen zum Metabolismus möglich, da der myokardiale Sauerstoffverbrauch mit steigender Wandspannung ansteigt [273–276]. Än-

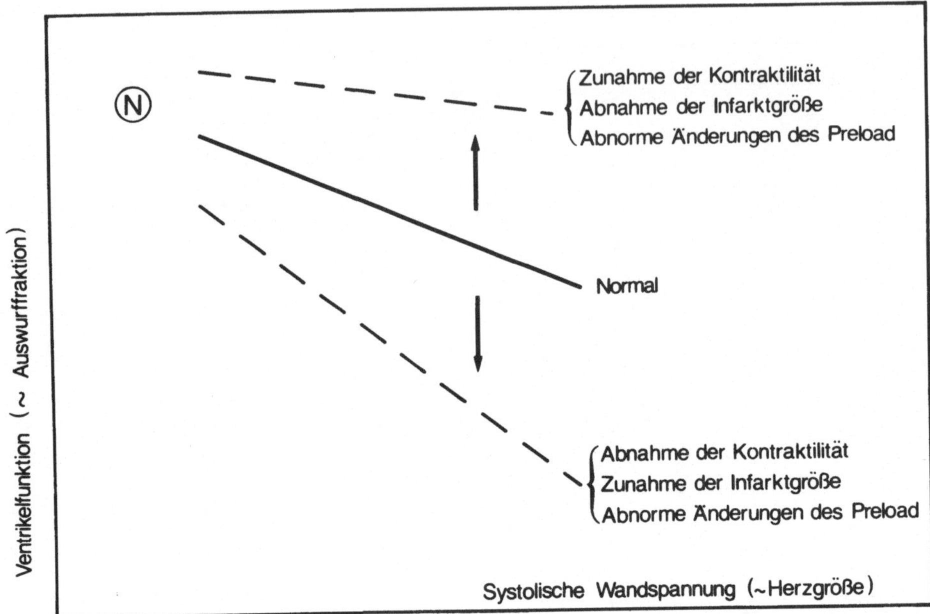


**Abb. 4.4.** Schematische Darstellung der Beziehung zwischen systolischer Wandspannung und Ventrikelfunktion. Beachte, daß unter Änderung der Kontraktilität und Änderung der kontraktilen Myokardsubstanz Aufwärts- bzw. Abwärtsverlagerungen der Beziehung zwischen beiden Variablen möglich sind

derungen des Preload werden über seine Auswirkungen über die Ventrikelgeometrie in dieser Regression berücksichtigt. Bei Änderungen der Kontraktilität treten Auf- und Abwärtsverlagerungen der Regression auf: Bei gleicher systolischer Wandspannung nimmt die Auswurffraktion unter positiv inotropen Eingriffen zu, während negativ inotrope Maßnahmen sowie ein Verlust an kontraktiler Substanz (z. B. akuter Myokardinfarkt) zu einer Abnahme der Auswurffraktion bei gleichen Lastbedingungen führen (Abb. 4.4). Da die Wandspannung mit zunehmender Größe des linken Ventrikels ansteigt, stellt die quantifizierbare Herzgröße ein klinisch brauchbares Maß zur Abschätzung der Ventrikelfunktion dar: Mit steigender Herzgröße (und damit steigender Wandspannung, Afterload) nimmt stets auch die Ventrikelfunktion ab, während bei Abnahmen des Ventrikellumens die Ventrikelfunktion zunimmt. Der einfache diagnostische Parameter „Herzgröße" kann daher als für die Praxis geeignete Größe zur Herzfunktionsbeurteilung herangezogen werden. Dies schließt nicht aus, daß auch bei kleinen Herzen erhebliche Funktionsabnahmen (Akinesie bei koronarer Herzkrankheit, restriktive Kardiomyopathie u.a.) und bei großen Herzen noch weitgehend normale Funktionsgrößen meßbar sein können (kompensierte Aorteninsuffizienz). Bei Verfügbarkeit entsprechender diagnostischer Möglichkeiten läßt sich, wie oben erwähnt, die systolische Wandspannung unter klinischen Bedingungen hinreichend genau erfassen [265, 266, 271–276].

## Pathogenese der Herzinsuffizienz

Die Pathogenese der Herzinsuffizienz (Tabelle 4.7) beinhaltet eine abnorme Änderung einer oder mehrerer Determinanten der Herzfunktion [265, 266, 273, 273a]: Bei abnormen Änderungen des Preload (extreme Volumenbelastung bzw. Volumenentlastung) wird der Herzauswurf verringert (Aderlaß, Volumenentzug: Transfusion, Aorten- und Mitralklappenregurgitation u.a.). Abnorme Zunahmen der systolischen Wandspannung bewirken eine Abnahme der Auswurffraktion (Ventrikeldilatation bei chronischen Druck- und Volumenbelastungen des Herzens u.a.). Abnorme Abnahmen der *Kontraktilität* führen über eine Änderung der Kontraktionsfähigkeit des Ventrikelmyokards, d.h. des kontraktilen Proteins, zu einer auch von Änderungen des Pre- und Afterload unabhängigen Abnahme der Ventrikelfunktion, meßbar durch

**Tabelle 4.7.** Pathogenese der Herzinsuffizienz

- I. Abnorme Änderungen der Vorlast (Preload)
  - a) Herzklappenregurgitationen (Aorteninsuffizienz, Mitralinsuffizienz u.a.)
  - b) Intra- und extrakardiale Kurzschlußverbindungen (Ventrikel- und Vorhofseptumdefekt, Ductus arteriosus Botalli apertus u.a.)
  - c) Hypervolämie (Überwässerung, Niereninsuffizienz u.a.)
  - d) Hypovolämie (Aderlaß, Blutungen u.a.)
- II. Abnorme Änderungen der Nachlast (Afterload)
  - a) Intrakardiale Druckbelastung (Aortenstenose, hypertrophische obstruktive Kardiomyopathie u.a.)
  - b) Extrakardiale Druckbelastung (arterielle Hypertonie, Cor pulmonale u.a.)
  - c) Inadäquate Ventrikelhypertrophie (ungenügender Hypertrophiegrad, Abnahme der Masse-Volumen-Relation u.a.)
  - d) Abnorme Druckentlastung (Aderlaß, überschießende Vasodilatation u.a.)
- III. Abnorme Änderungen der Kontraktilität
  - a) Myokardiale Kontraktilitätsstörungen (primäre Kardiomyopathien, Funktionsänderungen von kontraktilen Proteinen und Kontraktionsenzymen)
  - b) Pharmakologische Eingriffe (negativ inotrop wirkende Pharmaka, Intoxikationen u.a.)
  - c) Koronare Durchblutungsstörungen (Koronarinsuffizienz, Myokardinfarkt u.a.)
  - d) Extrakardiale Faktoren (Anämie, Hypoxie, Viskositätsstörungen u.a.)
- IV. Abnorme Änderungen der Herzfrequenz
  - a) Abnorm schnelle Herzschlagfolge (ventrikuläre und supraventrikuläre Tachykardien)
  - b) Abnorm langsame Herzschlagfolge (extreme Bradykardien)

Abnahmen der Muskelverkürzung (Schlagvolumen), maximalen Spannungsentwicklung (Wandspannungsreserve) und isometrischen wie auch auxotonen Kontraktionsgeschwindigkeiten. Abnorme Änderungen der *Herzfrequenz* schließlich können durch abnorm kurze, diastolische Füllungszeiten zu ungenügender Ventrikelfüllung und zur Verringerung des Herzauswurfs führen (Tachykardie, Tachyarrhythmie, ventrikuläre Extrasystolie mit und ohne Digitalisintoxikation); umgekehrt kann es bei Bradykardie zu einer Verringerung des Sauerstoffangebotes an das Herz mit konsekutiver Myokardischämie und Kontraktionsinsuffizienz kommen [265, 266, 273–276].

Die Entwicklung einer Herzinsuffizienz sei anhand der hypertensiven Herzkrankheit exemplarisch dargestellt (Abb. 4.5, 4.6):

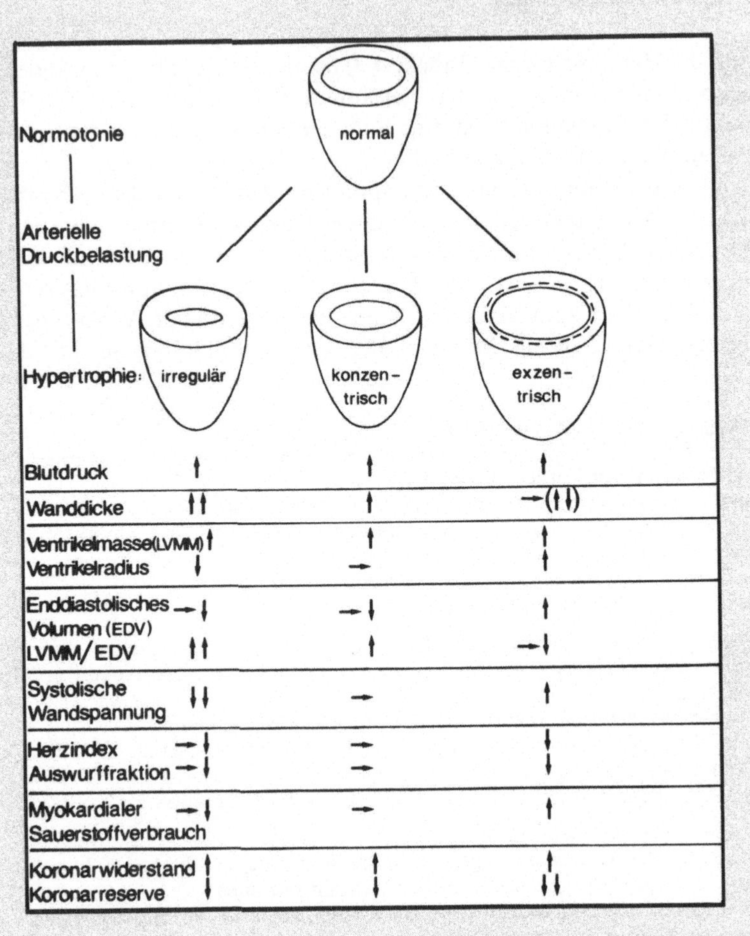


**Abb. 4.5.** Schematische Darstellung der 3 möglichen prinzipiellen Hypertrophieformen des Hochdruckherzens (*irregulär, konzentrisch, exzentrisch*). Die 3 Hypertrophieformen können sich sowohl primär (normal-irregulär, normal-konzentrisch, normal-exzentrisch) als auch konsekutiv (normal-irregulär-exzentrisch, normal-konzentrisch-exzentrisch) entwickeln. Normal (→), erhöht (↑), erniedrigt (↓)

Durch die arterielle Druckbelastung kommt es zunächst zu einer *konzentrischen* Myokardhypertrophie mit Vermehrung der Wanddicke, der linksventrikulären Muskelmasse, mit Zunahme der Masse-Volumen-Relation des Ventrikels und konsekutiver Konstanz der systolischen Wandspannung (Afterload). Herzindex und Auswurffraktion sind normal. Signifikante Änderungen des myokardialen Sauerstoffverbrauches treten nicht auf. Allerdings ist bereits der Koronarwiderstand erhöht und die Koronarreserve auch beim jugendlichen hypertrophierten Hochdruckherzen deutlich eingeschränkt [267–269].

In 14% aller Hypertoniker entwickelt sich eine *irreguläre* Hypertrophie mit asymmetrischen Hypertrophiearealen, die im Bereich der Vorderwand, Hinterwand, Herz-

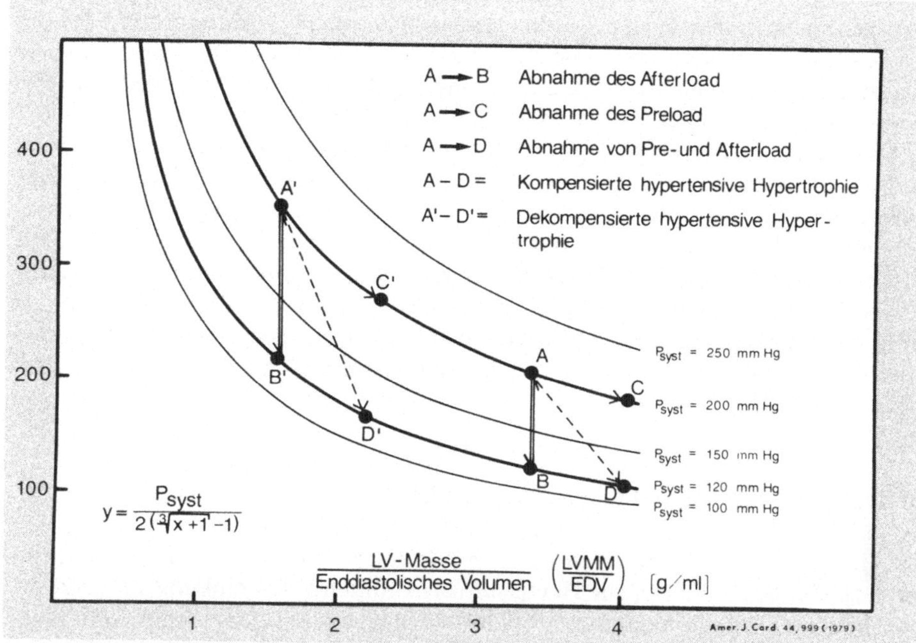


**Abb. 4.6.** Beziehung zwischen der Masse-Volumen-Relation des linken Ventrikels und der systolischen Wandspannung (*Ordinate*, $10^3$ dyn/cm$^2$). Beachte die inverse, unlineare Beziehung zwischen beiden Variablen, indem mit steigender Masse-Volumen-Relation die systolische Wandspannung (Nachlast) konsekutiv abnimmt. Die Regressionskurven für verschiedene Isobaren wurden unter Einbeziehung von Originaldaten an 400 Patienten ermittelt. Beachte, daß der Verlauf der Isobaren nicht parallel, sondern mit abnehmender Masse-Volumen-Relation und niedrigerem Druck zunehmend steiler wird. Daraus resultiert eine unterschiedliche Wandspannungsänderung bei vergleichbarer Druckänderung in Abhängigkeit vom Hypertrophiegrad, so daß unter Änderung von Preload (*A C*), Afterload (*A B*) und Pre- sowie Afterload (*A D*) unterschiedliche geometrische und Funktionsänderungen in Abhängigkeit von der ventrikeldynamischen Ausgangslage auftreten, Prinzipiell gilt, daß eine Vor- und Nachlastreduktion bzw. eine Wandspannungsabnahme um so ausgeprägter ist, je dilatierter der Ventrikel ist

spitze, Herzbasis und des Septums lokalisiert sein können. Die Wand ist extrem verdickt, die Masse-Volumen-Relation ist erheblich vermehrt und die systolische Wandspannung erniedrigt. Ventrikuläre Funktionsgrößen bleiben weitgehend normal, der pro Gewichtseinheit relativierte myokardiale Sauerstoffverbrauch ist normal oder herabgesetzt. Wie bei der harmonischen konzentrischen Hypertrophie ist der Koronarwiderstand erhöht und die Koronarreserve herabgesetzt. Beiden Formen (konzentrische Hypertrophie, irreguläre Hypertrophie) ist eine Konstanz (konzentrische Hypertrophie) oder gar Abnahme (irreguläre Hypertrophie) der Wandspannung (Afterload) gemeinsam [265, 266, 271, 272].

Bei starker und langdauernder Druckbelastung, bei koronaren und extrakardialen Zweiterkrankungen sowie bei begleitender Myokarditis und pharmakologisch-toxischen Wirkungen kann es zu einer myokardialen Schädigung mit Zunahme des Ventrikelradius, Zunahme des enddiastolischen Volumens und Zunahme der systolischen Wandspannung kommen. Der Ventrikel dilatiert definitionsgemäß *exzentrisch*. Die ventrikulären Pumpgrößen (Herzindex, Auswurffraktion) nehmen ab, und der myokardiale Sauerstoffverbrauch pro Gewichtseinheit ist erheblich gesteigert. Wie bei den anderen Hypertrophieformen ist der Koronarwiderstand erhöht, die Koronarreserve ist jetzt, infolge zusätzlicher Erhöhung der myokardialen Komponente des Koronarwiderstandes, beträchtlich eingeschränkt [265, 266, 271, 272].

Das Beispiel „Hochdruckherz" zeigt, daß dem Hypertrophie- bzw. Dilatationsgrad, abschätzbar durch die systolische Wandspannung, eine prinzipiell grundlegende Bedeutung in der Pathogenese der Herzinsuffizienz zukommt. Solange die Wandspannung normal oder erniedrigt ist, sind Abnahmen von Pump- und Geschwindigkeitsgrößen nicht zu verzeichnen. Dagegen kommt es mit zunehmender Wandspannung, d.h. bei abnorm veränderten Hypertrophiegradbedingungen, zu einer Exzentrizität der Hypertrophie und damit zu Ventrikeldilatation, Herzgrößenzunahme und Funktionsabnahme mit konsekutiver Dekompensationsbereitschaft des Myokards [265, 266, 271, 272, 276].

## Ätiologische Gesichtspunkte der Herzinsuffizienz

Eine Herzinsuffizienz kann durch kardiale und extrakardiale Erkrankungen entstehen. Die häufigste kardiale, zur Herzinsuffizienz führende Erkrankung ist die koronare Herzkrankheit; die häufigste extrakardiale Erkrankung mit myokardialer Folgesymptomatik ist die arterielle Hypertonie (Tabelle 4.8; [273, 273a]). Zwei Drittel aller Patienten mit Herzinsuffizienz entwickeln das kardiale Symptomenbild auf dem Boden einer koronaren und hypertensiven Herzerkrankung, wobei dem arteriellen Bluthochdruck eine ätiologisch vorrangige Rolle zukommt. Bei arterieller Hypertonie selbst wiederum sterben ca. 40–50% der Hypertoniker an den Folgen der Herzhypertrophie und Herzinsuffizienz und ca. 30–40% sterben an den Folgen der Koronarinsuffizienz. Die Summe der extrakardial ausgelösten Herzinsuffizienz beträgt bilanzmäßig ca. 60%, die der kardial induzierten Herzinsuffizienz etwa 40%.

**Tabelle 4.8.** Extrakardiale Ursachen der Herzinsuffizienz

*Arterielle Hypertonie*
hypertensive Herzerkrankung (Hochdruckherz) mit Herzhypertrophie und Herzinsuffizienz

*Sekundäre Kardiomyopathien*
Hyperthyreose, Hypothyreose, Oxalose, Amyloidose, Hämochromatose, Hyperkaliämie, Urämie, Diabetes mellitus u.a.

*Ischämische Herzerkrankungen*
Hypoxie, Polyglobulie, Paraproteinämie, Arteriitis (vermindertes $O_2$-Angebot)
Abnorme Druckbelastungen, akute Hochdruckkrise, akutes Cor pulmonale, abnorme Volumenbelastungen, Fieber, Phäochromozytom (erhöhter $O_2$-Bedarf)

*Systemische Kollagenosen*
Lupus erythematodes, progressive Sklerodermie, Periarteriitis nodosa, Immunkomplexvaskulitis u.a.

*Pharmakologisch-toxisch induzierte Herzinsuffizienz*
Barbiturate, Betarezeptorenblocker, Analgetika, Inhalationsnarkotika, Antiarrhythmika, Adriamycin, Glukokortikoide, Äthanol u.a.

Zu weiteren kardialen Erkrankungen, die zu einer Herzinsuffizienz führen, gehören Herzklappenstenosen und -insuffizienzen, intrakardiale Kurzschlußverbindungen, Störungen der Erregungsbildung und -leitung (Bradykardie-Tachykardie-Syndrom) und primäre Kardiomyopathien [273, 273 a].

Zu den extrakardialen Ursachen der Herzinsuffizienz (Tabelle 4.8) zählen alle Erkrankungen, die zu einer Verminderung des Sauerstoffangebotes an das Herz bzw. zur Entstehung eines Mißverhältnisses von Sauerstoffangebot und Sauerstoffbedarf führen; ferner sekundäre Kardiomyopathien im Gefolge internistischer Allgemeinerkrankungen (arterielle Hypertonie, Hyperthyreose, Hypothyreose, Hämochromatose, Azidose, Hyperkaliämie, Urämie, Oxalose, Diabetes mellitus, Hyperlipoproteinämie, Amyloidose), systemische Kollagenosen mit vaskulärer und/oder myokardialer Involvierung (Immunkomplexvaskulitis, Immunkardiomyopathie) sowie das Spektrum der durch die Pharmaka und toxischen Eingriffe möglichen Formen der Myokardinsuffizienz. Wesentliches diagnostisches Ziel ist hierbei die Erkennung der Grundkrankheit, das als therapeutische Konsequenz die stets vorrangige Basistherapie beinhaltet [273, 273 a].

## Pathogenese des Lungenödems

Das kardial ausgelöste Lungenödem stellt den Extremfall einer akuten Herzinsuffizienz dar (Tabelle 4.9). Wie bei der chronischen Herzinsuffizienz kommen ätiologisch kardiale (Myokardinfarkt, Mitralstenose, Herzdilatation u.a.) und extrakardiale Ursachen in Betracht (Lungenembolie, Überwässerung, Hochdruckkrise, toxische Pharmaka u.a.). Den kardialen Ursachen ist meistens gemeinsam, daß neben humoralen, adrenergen und kolloidosmotischen Begleitfaktoren eine schwere Kontraktionsinsuf-

**Tabelle 4.9.** Ätiologie und Pathogenese des Lungenödems

A. Erhöhung des Lungenkapillardruckes
   1. Linksherzinsuffizienz (Myokardinfarkt, Hypertonie u. a.)
   2. Hypervolämie (Übertransfusion)
   3. Mitralstenose, Kugelthrombus, Vorhoftumoren

B. Verminderung des kolloidosmotischen Druckes
   1. Hypalbuminämie (nephrotisches Syndrom, Malabsorption u. a.)
   2. Überwässerung (bei Oligurie, Anurie)

C. Gesteigerte Eiweißpermeabilität der Lungenkapillaren
   1. Intoxikationen (Barbiturate, Alkylphosphate)
   2. Bakterientoxine
   3. Inhalation von Allergenen
   4. Hypoxie (Schock, Höhenkrankheit)

D. Verminderung des intraalveolären Gewebsdruckes
   1. Nach Drainage großer Pleuraergüsse

E. Kombinierte Verlaufsformen
   1. Bei chronischer Niereninsuffizienz
   2. Nach Lungenembolie
   3. Aspiration von Magensaft
   4. Schädigung des ZNS

fizienz des linken Ventrikels mit Unfähigkeit zum Pumptransport der angebotenen Blutmenge vorliegt. Dies kann durch Verlust an kontraktiler Substanz (akuter Myokardinfarkt), extreme Erhöhung des Afterload (dilatierte Herzklappenvitien, Kardiomyopathie, Lungenembolie) und extreme Erhöhung des Preload (Überwässerung) bedingt sein. Die wohl häufigste extrakardiale Ursache ist die akute Druckbelastung im Gefolge einer arteriellen Hypertonie mit druckabhängiger Steigerung der systolischen Wandspannung und konsekutiver Abnahme der Ventrikelfunktion, Steigerung des myokardialen Sauerstoffverbrauches und Erzeugung einer regionalen und globalen Myokardischämie. Wichtig ist, daß aus Gründen der Ventrikelgeometrie und Laplace-Relation ein gleich starker arterieller Blutdruckanstieg bei bereits vorbestehender Ventrikeldilatation zu einer weitaus stärkeren Wandspannungszunahme führt als bei normaler Ventrikelgröße. Dies bedeutet die Ventrikelfunktionsabnahme und damit die Dekompensationsbereitschaft unter gleich starker Druckbelastung bei bereits großem Herzen. Dies trifft für den rechten Ventrikel (akutes Cor pulmonale) und den linken Ventrikel zu (akute Linksherzinsuffizienz bei arterieller Hochdruckkrise). Umgekehrt gilt, daß sich Drucksenkungen therapeutisch wirksamer am dilatierten als am nicht dilatierten Herzen auswirken.

## Pharmakologisch-toxisch induzierte Herzinsuffizienz

Viele Pharmaka zeigen akute und chronische negativ inotrope Nebenwirkungen, die insbesondere am vorgeschädigten koronarkranken, hypertrophierten und dilatierten Herzen die Entstehung einer Herzinsuffizienz auszulösen und zu begünstigen vermögen (Tabelle 4.10). Die Kenntnis der myokardialen Wirkungen dieser Substanzen ermöglicht oft eine rationale Differentialdiagnostik und Kausaltherapie der Herzinsuffizienz.

Die negativ inotrope Eigenwirkung der *β-Rezeptorenblocker*, die bei der koronaren Herzkrankheit zur Senkung des myokardialen Sauerstoffverbrauches erwünscht ist, kann bei Überdosierung, am vorgeschädigten Myokard, bei vorbestehender Bradykardie und bei kombiniertem Einsatz mit anderen negativ inotrop wirksamen Pharmaka zur akuten Herzinsuffizienz führen. Unter den klinisch gebräuchlichen Betarezeptorenblockern kommt dabei dem Propranolol die wohl stärkste relativ kon-

**Tabelle 4.10.** Pharmakologisch-toxisch induziertes Herzversagen (Beispiele)

| |
|---|
| Betarezeptorenblocker (Pindolol < Toliprolol < Propranolol) |
| Barbiturate |
| Antiarrhythmika (Ajmalin, DPH, Lidocain) |
| Inhalationsnarkotika (z. B. Halothan) |
| Analgetika (z. B. Pethidin) |
| Trizyklische Antidepressiva (z. B. Amitriptylin) |
| Adriamycin |
| Phenothiazine |
| Katecholaminexzeß |
| Kohlenoxyd |
| Kortikosteroide (chronisch) |
| Äthanol |

traktilitätshemmende Potenz zu (=1), während sie z.B. für Toliprolol ~0,5, für Pindolol ~0,2 und für Oxprenolol ca. 0,15 beträgt.

*Zahlreiche Antiarrhythmika* zeigen im therapeutisch wirksamen Bereich nahezu regelhaft eine negativ inotrope Eigenwirkung. Nach pharmakologisch-experimentellen Befunden haben Lidocain und Mexiletin eine eher geringere kardiodepressive Wirkung, während unter Verapamil (i.v.), Dephenylhydantoin (i.v.) und Disopyramid (oral i.v.) mit einer starken negativ inotropen Wirkung zu rechnen ist [263, 303]. Die Indikation zum Einsatz dieser Antiarrhythmika bei vorgeschädigten Herzen sollte daher zurückhaltend gestellt werden.

Die bei akuten kardialen Schmerzzuständen (akuter Myokardinfarkt, Perikarditis) klinisch gebräuchlichen *Analgetika* gehen mit zum Teil erheblichen Abnahmen der kontraktilen und Pumpfunktion einher [254]. Nach experimentellen und klinischen Untersuchungen sind Morphin, Piritramid, Fentanyl und Tilidin nahezu ohne Einfluß auf die kardialen Funktionsgrößen (Herzindex, Schlagvolumen, Füllungsdruck u.a.), während unter Pethidin (Dolantin) erhebliche Abnahmen (18–32%) linksventrikulärer Pumpgrößen und Kontraktilitätsindizes auftreten können [254]. Diese Wirkungen sind bereits unter klinischen Steady-state-Bedingungen meßbar, so daß bei einer der Hauptindikationen, dem akuten Myokardinfakrt, eine noch stärkere kardiodepressive Wirkung auftreten könnte [254].

Der Spättyp der *Adriamyzin*toxizität ist durch eine meist irreversible Herzinsuffizienz gekennzeichnet. Durch chronische *Glukokortikoid*applikation (z.B. Dexamethason) ist infolge Verlustes an kontraktiler Myokardsubstanz (antianabole Steroidwirkung) mit einer schweren Steroidkardiomyopathie zu rechnen. Exzessiv hohe *Katecholamin*mengen können zu Myokardnekrosen führen. Weitere Pharmaka bzw. Substanzgruppen mit negativ inotroper Wirkung sind trizyklische Psychopharmaka, Inhalationsnarkotika, Äthanol, Kalziumantagonisten u.a.

**Tabelle 4.11.** Einteilung der Pathogenese des akuten Myokardversagens nach zellphysiologischen Gesichtspunkten. (Nach [205])

1. Beeinflussung zellmembranständiger Rezeptoren für Hormone oder Pharmaka (z.B. Schilddrüsenhormone, STH, $\beta$-Rezeptorenblocker, Glykoside)
2. Beeinflussung der passiven Permeabilität der Zellmembranen für Ionen (z.B. Lidocain, Anticholinergika, Kalziumantagonisten, Urämietoxine, Nickel, Saponine, diverse Schlangengifte, Bienen-/Wespengifte)
3. Beeinflussung des aktiven Ionentransports (z.B. Glykoside, Lithium, Kalium)
4. Funktionsänderungen des sarkoplasmatischen Retikulums (z.B. durch Senkung der extrazellulären Kalziumkonzentration, nach Blockierung der oxidativen Phosphorylierung (s. 5.) nach Freisetzen membranschädigender Enzyme aus Lysosomen (s. 8.), Membranschädigungen durch Schlangengifte)
5. Störungen der oxidativen Phosphorylierung ($O_2$-Mangel, DNP, Oligomycin, Kobalt, Blei, Thallium, CN, CO, Halothan)
6. Regulatorische und kontraktile Proteine: Veränderungen der Sarkomeren (z.B. Vorlast); abnormes Myofibrillenwachstum (z.B. hypertrophisch obstruktive Kardiomyopathie)
7. Verminderung der $Ca^{2+}$-abhängigen ATPase-Aktivität (Azidose, Kobalt, Nickel, Chlorpromazin, Halothan)
8. Schädigung der Lysosomen mit Freisetzen lysosomaler Enzyme (Blei, Schlangengifte, Viren)
9. Änderungen der Proteinsynthese (z.B. hohes Lebensalter, Antimetaboliten, Viren, Antiarrhythmika, Alkohol, Diphtherietoxin, ionisierende Strahlen)

## Zellphysiologische Gesichtspunkte

Die aus Gründen der klinischen Praktikabilität in den Vordergrund gerückte Pathogenese der Herzinsuffizienz nach ventrikeldynamischen, ätiologischen und pharmakologisch-toxischen Aspekten darf nicht darüber hinwegtäuschen, daß die Mehrzahl der gezeigten Noxen und Auslösungsbedingungen einer Herzinsuffizienz auf eine Störung der elementaren Zellfunktion auf der Ebene der Membran, des sarkoplasmatischen Retikulums, der Mitochondrien, des Kalziumtransportes, der Kontraktionsenzyme und der kontraktilen Proteine zurückgeführt werden kann (Tabelle 4.11). Der Pathomechanismus der Zellfunktionsstörung ist meist nur unvollständig bekannt und klinisch in den wenigsten Fällen objektivierbar. Zudem schließt eine zellphysiologisch gesicherte Wirkung einer Substanz (z. B. Digitalisglykoside) an einer Struktur (z. B. Membran-ATPase) weitere Wirkungen der gleichen Substanz an anderen Zellstrukturen (z. B. sarkoplasmatisches Retikulum, Kontraktionsenzyme) nicht aus.

# 4.3 Basistherapie des Hochdruckherzens

Die Kausaltherapie des Hochdruckherzens besteht in der konsequenten, individuellen regulierten Blutdrucksenkung (Tabelle 4.12). Damit wird die Rückbildung der durch die Blutdruckerhöhung induzierten myokardialen und koronaren Hochdruckauswirkungen angestrebt (Tabelle 4.13). Unter der Voraussetzung der Durchsetzbarkeit einer Kausaltherapie überhaupt impliziert dieses therapeutische Vorhaben den Einsatz der verfügbaren diätetischen, medikamentösen und ggf. invasiven therapeutischen Maßnahmen zur Blutdrucknormalisierung. Dadurch wäre einerseits die Therapie des Symptoms „Bluthochdruck“ und andererseits die Therapie der multiplen

**Tabelle 4.12 a.** Therapeutische Ziele der Hochdruckbehandlung

I. Verhinderung der kardiovaskulären Komplikationen
   - Verhütung und Rückbildung der Herzhypertrophie
   - Verhütung der hypertrophiebedingten Myokardinsuffizienz
   - Rückbildung der koronaren Mikroangiopathie (Prophylaxe der Koronarinsuffizienz)
   - Verhütung der Entwicklung und Progression der koronaren Makroangiopathie (Prophylaxe von Koronarinsuffizienz und Myokardinfarkt)

II. Verhinderung der zerebralen Komplikationen
   - Ischämie, Blutung u. a.

III. Verhinderung der renalen Komplikationen
   - Niereninsuffizienz, Nierenversagen u. a.

**Tabelle 4.12 b.** Allgemeine Therapie der hypertensiven Herzkrankheit

1. Reduktion der tägl. NaCl-Zufuhr auf < 5–6 g
2. Reduktion des Übergewichtes
3. Reduktion physischer Inaktivität
4. Reduktion von psychosozialem Streß

**Tabelle 4.12 c.** Therapie der arteriellen Hypertonie – Stufenplan

| | $\beta$-Rezeptorenblocker |
|---|---|
| 1. Stufe: | oder Saluretika |
| 2. Stufe: | plus Saluretika |
| 3. Stufe: | plus Saluretika<br>plus Vasodilatatoren u. a. |

**Tabelle 4.13.** Therapie des Hochdruckherzens (Basistherapie)

| | |
|---|---|
| *Hypertrophiertes Hochdruckherz*<br>→ Hochdruckbehandlung<br>+<br>Prävention myokardialer und koronarer Organmanifestationen (Hypertrophieprävention) | 1. β-Rezeptorenblocker (z. B. 2mal 40 – 3mal 80 mg Propranolol, 2 × 50 – 2 × 100 mg Metoprolol) plus<br>2. β-Rezeptorenblocker plus Saluretika (z. B. Hydrochlorothiazid, 50 mg oder Bemetezid 10 mg + Triamteren 20 mg)<br>3. β-Rezeptorenblocker plus Saluretika plus Vasodilatatoren z. B. Hydralazin 3- bis 6mal 25 mg, Nifedipine 30–90 mg)<br>4. Kombinationstherapie mit Saluretika, Clonidin, Alpha-Methyldopa, Captopril, Guanethidin u. a. |
| *Dilatiertes Hochdruckherz* | 1. Digitalisglykoside (z. B. 0,25–0,375 mg Digoxin) plus<br>2. Saluretika (Hydrochlorothiazid 50 mg, Spironolactone 200–400 mg u. a.) plus<br>3. Vasodilatatoren (Hydralazin 100–400 mg, Nifedipine 30–90 mg u. a.) plus<br>4. inotrope Pharmaka (Prenalterol 30–90 mg, Amrinone 200–600 mg) plus<br>5. α-Methyldopa, Clonidin, Captopril u. a. |

hypertensiven Organmanifestationen der hypertensiven Organerkrankungen realisierbar. Da die Systematik der Hochdruckbehandlung Thema eines weiteren Beitrages darstellt, soll im folgenden auf die für die Therapie der hypertensiven Herzkrankheit wichtigen Grundlagen, Möglichkeiten und Therapieerneuerungen eingegangen werden. Demzufolge werden die aus kardialer Sicht wesentlichen pharmakotherapeutischen Maßnahmen, wie sie durch Digitalisglykoside (Digoxin), β-Rezeptorenblokker (Atenolol), Diuretika, Vasodilatatoren (Hydralazin) und positiv inotrop wirksame Pharmaka (Tabelle 4.14, 4.15) verfügbar sind, bevorzugt dargestellt.

## 4.4 Therapie der hypertensiven Herzinsuffizienz mit Digitalisglykosiden

### Einleitung und Definition

Digitalisglykoside gehören zu den weitestgehend akzeptierten und wirksamsten pharmakologischen Maßnahmen zur symptomatischen Behandlung der Myokardinsuffizienz (Tabelle 4.16).

Therapeutisches Ziel ist es, die aus der hohen positiv inotropen Potenz der Digitaliswirkung [148 a] resultierende myokardiale Kontraktilitätssteigerung in eine Verbesserung der ventrikulären Pumpfunktion umzusetzen. Eine Kausaltherapie wird dadurch nicht erreicht.

Eine digitalisrefraktäre Herzinsuffizienz liegt vor, wenn die durch Digitalisglykoside angestrebten kontraktilen und hämodynamischen Auswirkungen (Abnahme von Kardiomegalie, Lungenstauung, Leberdämpfung, Ergüssen, Ödemen u.a.) nicht oder nur ungenügend erreicht werden.

**Tabelle 4.14.** Behandlung der Herzinsuffizienz mit intravenös und peroral einsetzbaren Vasodilatatoren

| Wirkgruppe | Substanz | Indikation | Dosierung | Nebenwirkungen |
|---|---|---|---|---|
| 1. Direkte Vasodilatation | Nitroglycerin | Akute und chronische Herzinsuffizienz | a) 0,4–0,8 mg sublingual, 2- bis 4mal repetitiv in 10-min-Intervallen<br>b) 2–6 mg/h intravenös | Blutdruckabfall<br>Bradykardie<br>Tachykardie<br>Kopfschmerzen |
| | Isosorbiddinitrat | Akute und chronische Herzinsuffizienz | a) 5–10 mg sublingual, 2- bis 4mal repetitiv in 10-min-Intervallen<br>b) 10–100 mg/Tag<br>c) 2–10 mg/h intravenös | Blutdruckabfall<br>Bradykardie<br>Tachykardie<br>Kopfschmerzen |
| | Nitroprussid-Natrium | Akute Herzinsuffizienz | 15–150 mcg/min | Blutdruckabfall<br>Cyanatbildung |
| | Hydralazin | Chronische Herzinsuffizienz (art. Hypertonie) | 60–400 mg/Tag peroral | Herzklopfen<br>Rush, Lupus erythematodes,<br>Dermatitis u. a. |
| 2. Kalziumantagonisten | Nifedipine | Chronische Herzinsuffizienz (art. Hypertonie) | 30–60 mg/Tag peroral | Kopfschmerzen<br>Schwindel<br>Herzklopfen |
| 3. α-Rezeptoren-Inhibitoren | Prazosin | Chronische Herzinsuffizienz (art. Hypertonie) | 3mal 10 mg/Tag peroral, beginnend mit 1–2 mg | Blutdruckabfall<br>Synkopen<br>Tachyphylaxie |
| 4. Angiotensin-II-Inhibitoren | Captopril | Chronische Herzinsuffizienz (art. Hypertonie) | 1- bis 4mal 25 mg/Tag peroral, beginnend mit 25 mg | Blutdruckabfall<br>Leukopenie<br>Proteinurie u. a. |

## Ätiologische Gesichtspunkte

Eine Herzinsuffizienz kann durch kardiale und extrakardiale Erkrankungen entstehen (Tabelle 4.17). Die häufigste kardiale, zur Herzinsuffizienz führende Erkrankung ist die koronare Herzkrankheit; die häufigste extrakardiale Erkrankung mit myokardialer Folgesymptomatik ist die arterielle Hypertonie. Zwei Drittel aller Patienten mit Herzinsuffizienz entwickeln das kardiale Symptomenbild auf dem Boden einer koronaren und hypertensiven Herzerkrankung, wobei dem arteriellen Bluthochdruck eine ätiologisch vorrangige Rolle zukommt. Bei unzureichend behandelter arterieller Hypertonie selbst wiederum sterben etwa 40% der Hypertoniker an den Folgen der Herzhypertrophie und Herzinsuffizienz und etwa 30% an den Folgen der Koronarinsuffizienz. Die Summe der extrakardial, allgemein-internistisch induzierten Herzinsuffizienz (Bluthochdruck, Stoffwechselstörungen, vaskuläre Risikofaktoren, immunologische und hämatologische Systemerkrankungen, Endokrinopathien u.a.) ist daher bilanzmäßig sehr wahrscheinlich höher als die Gesamtheit der eigentlichen kardia-

**Tabelle 4.15.** Behandlung der Herzinsuffizienz mit intravenös und peroral einsetzbaren positiv inotrop wirksamen Pharmaka

| Wirkgruppe | Substanz | Indikation | Dosierung | Nebenwirkungen |
|---|---|---|---|---|
| Sympathiko-mimetische Amine | Noradrenalin | Kardiogener, septischer und anaphylaktischer Schock | 2–16 µg/min i. v. | Vasokonstriktion Herzrhythmus-störungen Reflexbradykardie |
| | Adrenalin | Anaphylaktischer Schock | 10–20 µg/min i. v. | Dosisabhängige Vasokonstriktion Abnahme der Nierendurchblutung Tachykardie |
| | Isoproterenol | Kardiogener Schock | 1–6 µg/min i. v. | Herzrhythmus-störungen Angina pectoris Blutdruckabfall |
| | Dopamin | Therapie-refraktäre Herzinsuffizienz Kardiogener Schock | initial 140–400 µg /min maximal 1600 µg/min | Herzrhythmus-störungen Tachykardie Angina pectoris Natriurese |
| | Dobutamin | Therapie-refraktäre Herzinsuffizienz Kardiogener Schock | 200–2000 µg/min | Angina pectoris Vasokonstriktion |
| | Pirbuterol | Therapie-refraktäre Herzinsuffizienz | 3mal 10–3mal 20 mg/Tag p. o. | Herzrhythmus-störungen Tachyphylaxie (?) |
| $\beta_1$-Agonisten ($\beta$-Rezeptoren-blocker mit hoher ISA?) | Prenalterol | Therapie-refraktäre Herzinsuffizienz | 30–120 mg/Tag p. o. | Angina pectoris Herzrhythmus-störungen Tachyphylaxie (?) |
| Bipyridin-derivate | Amrinone | Therapie-refraktäre Herzinsuffizienz | 200–600 mg/Tag p. o. | Thrombopenie Fieber |
| | ARL-115 | Therapie-refraktäre Herzinsuffizienz | 1–3 mg/min i. v. | Kurze Wirkdauer (10–20′) bei oraler Therapie |

len Ursachen der Herzinsuffizienz (primäre Kardiomyopathien, Herzklappenerkrankungen u.a.). Oft stellt eine digitalisrefraktäre Herzinsuffizienz mit und ohne Kardiomegalie die kardiale Folgeerkrankung bzw. Organmanifestation einer internistischen Allgemeinerkrankung dar: Herzinsuffizienz bei oligosymptomatischer Hyperthyreose, systemischer und koronarer Immunkomplexvaskulitis, Blutungsanämie, Hypothyreose, Polyglobulie (rechtskardiale Herzinsuffizienz u.a.). Die Differentialdiagnose der digitalisrefraktären Myokardinsuffizienz hat somit neben der nicht ausreichend behandlungsfähigen Herzerkrankung stets auch die Möglichkeit der Auswirkungen primär nicht kardialer Erkrankungen auf die Myokardfunktion zu berücksichtigen.

**Tabelle 4.16.** Wirkung von Digitalisglykosiden am Myokard und am Koronargefäßsystem

I. Kardial kompensiertes Hochdruckherz:
Positiv inotrope Wirkung (Zunahme geschwindigkeitsbezogener Kontraktilitätsindizes)
Konstanz oder leichte Abnahme der systolischen Wandspannung (afterload)
Konstanz oder Abnahme von linksventrikulären Auswurfgrößen (Herzminutenvolumen, Schlagvolumen, Schlagindex u. a.)
Zunahme des peripheren Widerstandes
Zunahme des Koronarwiderstandes, Abnahme der Koronardurchblutung
Zunahme der arteriokoronarvenösen Sauerstoffdifferenz
Konstanz oder leichte Abnahme des myokardialen Sauerstoffverbrauchs
Abnahme der myokardialen bzw. koronaren Adenosinfreisetzung

II. Kardial dekompensiertes Hochdruckherz
Positiv inotrope Wirkung
Abnahme von enddiastolischem Druck und Volumen (Preload)
Abnahme der systolischen Wandspannung (Afterload)
Zunahme von linksventrikulären Auswurfgrößen (Herzminutenvolumen, Schlagvolumen, Schlagindex u. a.)
Konstanz oder Abnahme des peripheren Widerstandes
Konstanz (oder Abnahme) des Koronarwiderstandes
Konstanz der arteriokoronarvenösen Sauerstoffdifferenz
Konstanz des myokardialen Sauerstoffverbrauchs

**Tabelle 4.17.** Einteilung und Ätiologie der digitalisrefraktären Herzinsuffizienz

| | |
|---|---|
| *1. Kardiale Erkrankungen* | |
| Vorhof- und Ventrikelmyokard: | Primäre (und sekundäre) Kardiomyopathien, angeborene Myokarddefekte, kardiale Kurzschlußverbindungen |
| Koronararterien: | Koronare Herzkrankheit, Koronararterienanomalien |
| Herzklappen: | Herzklappenstenosen und -insuffizienzen |
| Perikard: | Perikarderguß, Perikardkonstriktion |
| Erregungsbildung und -leitung: | Bradykardie – Tachykardie |
| *2. Extrakardiale Erkrankungen mit kardialer Organmanifestation* | |
| Arterielle Hypertonie: | Hypertensive Herzerkrankung (Hochdruckherz) mit Herzhypertrophie und Herzinsuffizienz |
| Sekundäre Kardiomyopathien: | Hyperthyreose, Hypothyreose, Oxalose, Amyloidose, Hämochromatose, Hyperkaliämie, Niereninsuffizienz mit Urämie, Diabetes mellitus, neuromuskuläre Erkrankungen, Akromegalie, infektiöse Myokarditiden u. a. |
| Ischämische Herzerkrankungen: | Hypoxie, Polyglobulie, Paraproteinämie, Arteriitis (vermindertes $O_2$-Angebot). Abnorme Druckbelastungen, akute Hochdruckkrise, akutes Cor pulmonale, abnorme Volumenbelastungen, Fieber, Phäochromozytom (erhöhter $O_2$-Bedarf) |
| Systemische Kollagenosen: | Lupus erythematodes, progressive Sklerodermie, Periarteriitis nodosa, Immunkomplexvaskulitis u. a. |
| Medikamentös-toxisch induzierte Herzinsuffizienz | Barbiturate, $\beta$-Rezeptorenblocker, Analgetika, Inhalationsnarkotika, Antiarrhythmika, Adriamycin, Glukokortikoide, Äthanol, Katecholaminexzeß u. a. |

## Herzgröße und Herzfunktion

Eines der objektivierbaren Zeichen der Rekompensierung einer Herzinsuffizienz im Gefolge der Glykosidtherapie ist die Abnahme bzw. Verkleinerung einer vergrößerten Herzsilhouette [265, 266, 273, 273 a]. Neben weiteren klinischen Befunden (Abnahme von Venenstauung, Lungenstauung, Leberdämpfung, Ödemen, dritter Herzton, Zyanose u.a.) und subjektiver Beschwerdeänderung (insbesondere Besserung von Dyspnoe und Orthopnoe) ist die röntgenologisch, echokardiographisch oder palpatorisch und perkutorisch faßbare Herzgrößenänderung als ein einfaches, empirisch gesichertes Kriterium zur nichtinvasiven und klinisch ausreichenden Beurteilung der Herzfunktion einzustufen [265, 266, 273, 273 a]. Eine dekompensierte Herzinsuffizienz geht fast regelhaft mit einer Herzgrößenzunahme einher, während umgekehrt eine myokardiale Rekompensierung zu einer Verkleinerung der Herzgröße führt. Die pathophysiologische Bedeutung des Parameters „Herzgröße" liegt u.a. in der engen Beziehung zum ventrikulären Füllungsvolumen und damit zu den vom Füllungsvolumen abhängigen ventrikeldynamischen Größen (Wanddicke-Radius-Relation, Wandspannung, myokardialer Sauerstoffverbrauch u.a.) [271–276].

## Digitalistoleranz und Digitalisbedarf

Allgemeinerkrankungen, Arzneimittelinteraktionen und Wechselwirkungen zwischen Organfunktionen können zur Änderung von Glykosidtoleranz und Glykosidbedarf führen.

Ein erhöhter Glykosidbedarf (Tabelle 4.18) besteht u.a. bei Fieber, Hyperthyreose, Hyperkaliämie, absoluter Tachyarrhythmie, bei Malabsorptionssyndromen, während ein erniedrigter Bedarf bei Hypothyreose, beim Hypoparathyreodismus, bei Hypophysenvorderlappeninsuffizienz, bei Aldosteronismus und Hypoxämie sowie bei Azidose auftreten kann. Dem entspricht jeweils eine Änderung der Glykosidempfindlichkeit, wenn man die globale Dosis-Wirkung-Relation aus verabfolgter Digitalismenge und klinisch faßbarer Rekompensierungspotenz (z. B. beurteilbar aus Herzgrößenabnahme, Ödemausschwemmung, Besserung von Dyspnoe) zugrundelegt. Insofern gibt es eine Vielfalt von Erkrankungen mit sogenannter Digitalisresistenz. Werden dagegen alle jene Faktoren berücksichtigt, die über Veränderungen von Resorption, Transport, Metabolismus, Elimination und Zellinteraktionen, speziell mit Pharmaka und Hormonen, eine Änderung der sogenannten Digitalisempfindlichkeit

**Tabelle 4.18.** Erhöhter Glykosidbedarf

| |
|---|
| Hyperkaliämie |
| Hyperthyreose |
| Fieber |
| Tachyarrhythmia absoluta |
| Malabsorptionssyndrome |
| Arzneimittelinteraktionen (Cholestyramin, Neomycin, Diphenylhydantoin, Barbiturate, Rifampicin u. a.) |

auszulösen vermögen, dann verringert sich die Anzahl der tatsächlichen, zellulären Digitalisresistenzen proportional zur Aufdeckung zwischengeschalteter Faktoren.

Durch zahlreiche Medikamente werden die Resorption, der Metabolismus und die Bioverfügbarkeit vermindert (Verminderung der Resorption durch Neomycin, Cholestyramin, Kohle u.a.; gesteigerter Digitoxinmetabolismus nach Rifampicin; mikrosomale Enzyminduktion durch Barbiturate, Dephenylhydantoin).

Bei Hyperkaliämie (Erniedrigung der Affinität der Digitalisbindung = Abdissoziation des gebundenen Digoxins vom Zellmembranrezeptor), Hyperthyreose (Zunahme der zellmembranständigen Glykosidrezeptoren = geringe Rezeptorbesetzung) und unter Canrenoat sowie auch unter Diphenylhydantoin (Glykosidverdrängung am Rezeptor) scheint es tatsächliche Änderungen der zellulären Digitalisbindungskinetik mit pharmakokinetisch begründbarer Digitalisresistenz zu geben.

Gelegentlich kombinieren sich unterschiedlich pharmakodynamische Wirkungen: erniedrigte Digitalisserumkonzentration und geringere Rezeptorbesetzung bei der Hyperthyreose, die auch unter hoher therapeutischer Digitalisdosis, einhergehend mit normalen Serumdigoxinkonzentrationen, eine verminderte Digoxinansprechbarkeit des Myokards aufweist.

Schließlich kann sich die Digitalisempfindlichkeit während des therapeutischen oder Spontanverlaufes einer Erkrankung ändern und mit einem vermehrten oder verminderten Glykosidbedarf einhergehen. Dies ist meist die Folge der gezielten Therapie der Grundkrankheit, bei deren ausreichender Behandlung sich ein vorher veränderter Glykosidbedarf in Richtung eines Normalverhaltens regularisiert: bei der Substitutionsbehandlung einer Hypothyreose (Normalisierung, d.h. Zunahme des erniedrigten Glykosidbedarfs) bzw. der Suppressionsbehandlung einer Hyperthyreose (Abnahme des anfangs hohen Glykosidbedarfes), bei der immunsuppressiven Behandlung einer digitalispflichtigen Lupuskardiomyopathie oder eines Sklerodermieherzens (Abnahme des Glykosidbedarfes), bei der Rekompensierung einer Niereninsuffizienz (Zunahme des Glykosidbedarfes) u.a.

Dabei ist mit vermehrtem Auftreten von Digitalisintoxikationen und möglicher „digitalisrefraktärer" Myokardinsuffizienz zu rechnen, wenn ein erhöhter Glykosidbedarf durch die Basistherapie, z. B. im Therapieverlauf einer Hyperthyreose, systemischen Immunopathie u.a. gesenkt wird.

**Tabelle 4.19.** Differentialtherapie der Herzinsuffizienz nach ätiologischen Gesichtspunkten

| Internistische Grunderkrankung | Basistherapie | Digitalisglykoside | Alternative bzw. adjuvante Maßnahmen |
|---|---|---|---|
| 1. Bekannt (z. B. sekundäre Kardiomyopathien) | Ausreichend | | |
| 2. Bekannt (z. B. arterieller Bluthochdruck) | Ausreichend | Fakultativ | |
| 3. Bekannt (z. B. Immunkomplexvaskulitis) | Nicht ausreichend, nicht möglich (Nebenwirkungen u. a.) | Obligat | |
| 4. Nicht bekannt (z. B. primäre Kardiomyopathien) | Nicht möglich | Obligat | Fakultativ |

## Differentialtherapie der digitalisrefraktären Herzinsuffizienz

Die Existenz einer Herzinsuffizienz ist nicht gleichbedeutend mit einer Indikation für Digitalisglykoside. Wenn es gelänge, die einer Herzinsuffizienz zugrundeliegende Grunderkrankung durch eine gezielte medikamentöse Kausaltherapie zu behandeln, dann wären Digitalisglykoside zur Therapie der Herzinsuffizienz entbehrlich (Tabelle 4.19; [273, 273a, 277]).

Bei sog. Digitalisrefraktärität und gleichzeitigem Versagen der Basistherapie sind alternativ und additiv zu den genannten Therapieprinzipien medikamentöse und nichtmedikamentöse Maßnahmen erforderlich (Tabelle 4.20). Dies gilt auch für das klinisch relevante Beispiel eine Digitalisüberdosierung mit „digitalisrefraktärer" Herzinsuffizienz, bei der primär die Grunderkrankung behandlungspflichtig ist, das heißt Entzug von Digitalisglykosiden, Normalisierung bzw. Erhöhung des Serumkaliums, Antiarrhythmika, Atropin, Cholestyramin, gegebenenfalls Fab-Fragmente und Hämofiltration (Digoxin) [273, 273a, 277].

Unter Berücksichtigung der pathophysiologischen Grundlagen beinhalten die alternativen und adjuvanten medikamentösen Maßnahmen bei digitalisrefraktärer Herzinsuffizienz [277]:

1. myokardiale Kontrakilitätssteigerung durch positiv inotrop wirksame Pharmaka (Dopamin, Dobutamin, Isoproterenol, Spironolactone, Prenalterol u.a.),
2. Senkung der Nachlast (systolische Wandspannung = Afterloadreduktion) durch überwiegend arteriell beziehungsweise arteriolär angreifende Vasodilatatoren (Dihydralazin, Prazosin, Nifedipine u.a.),
3. Senkung der Vorlast (enddiastolische Wandspannung = Preloadreduktion) durch Vasodilatatoren mit bevorzugter hämodynamischer Wirkung am venösen Stromgebiet (Diuretika, Nitroglycerin, Isosorbiddinitrat, Phentolamin u.a.),
4. Darüber hinaus gibt es negativ inotrop wirksame Pharmaka ($\beta$-Rezeptorenblokker, sog. Kalziumantagonisten, Antiarrhythmika), die bei gegebener Indikation (hypertrophische obstruktive Kardiomyopathie; hypertensive Herzerkrankung; dekompensierte kongestive Kardiomyopathien; Tachyarrhythmien, ventrikuläre Extrasystolie) über arterielle Drucksenkung, Rhythmusnormalisierung, myokardiale Dehnbarkeitsänderung usw. zur Rekompensierung einer sog. digitalisrefraktären Herzinsuffizienz beitragen können – auch wenn das Wirkungsprofil dieser Medikamente – im Unterschied zur üblichen Glykosidwirkung mit kontraktilitätshemmenden Eigenwirkungen einhergeht, prinzipiell sollte zur Verbesserung der Ventrikelfunktion stets ein Medikament eingesetzt werden, bei dem eine ausreichende Zunahme der myokardialen Pumpleistung mit einer nur geringen Zunahme des myokardialen Sauerstoffverbrauches einhergeht. Dazu gehören vorrangig afterloadsenkende Pharmaka, die auch bei normotensiver Blutdrucklage (unter Kontrollierung des systolischen Blutdruckes) angewendet werden können.

Die Therapie der therapierbaren und der digitalis- und diuretikarefraktären Herzinsuffizienz läßt sich wie folgt zusammenfassen: eine digitalisrefraktäre Herzinsuffizienz entsteht als Folge kardialer und extrakardialer Erkrankungen, bei denen die kausale Therapie nicht ausreichend, nicht durchführbar oder nicht verfügbar ist und die symptomatische Behandlung mit Digitalisglykosiden versagt. Die Diagnose „digitalisrefraktäre" Herzinsuffizienz beinhaltet demzufolge sowohl die Unwirksamkeit der

**Tabelle 4.20.** Therapie der digitalisrefraktären Herzinsuffizienz

*1. Therapie der kardialen Grundkrankheit*

- Koronararterien: antianginöse Pharmaka, aortokoronarer Bypass, Lyse von Koronarspasmen, antiphlogistische und immunsuppresive Medikamente (Immunkomplexvaskulitiden mit koronarer Beteiligung) u. a.
- Ventrikelmyokard: Aneurysmektomie, Kalziumantagonisten bei asymmetrischer Ventrikelwandhypertrophie, hypertrophische Kardiomyopathie; Septektomie, korrigierende Ventrikeloperationen u. a.
- Herzklappen: Herzklappenoperationen
- Perikard: Perikardentlastung (Punktion, Drainage, Fensterung u. a.)
- Erregungsbildung und -leitung: Frequenznormalisierung infolge Schrittmachertherapie, Antiarrhythmika, $\beta$-Rezeptorenblocker, Defibrillation u. a.

*2. Therapie der extrakardialen Grundkrankheit*

- Normalisierung von Bluterkrankungen: Sauerstoffzufuhr, Bluttransfusion und gegebenenfalls chirurgische Maßnahmen bei ischämischen Kardiomyopathien (akuter und chronischer Blutverlust) u. a.
- Normalisierung der Blutviskosität (Plasmapherese, Zytostatika u. a.) bei Paraproteinämien, Polyglobulie, Polyzythämie u. a.
- Normalisierung von Hormonstoffwechselstörungen: Substitutions- und Suppressionsbehandlung bei Schilddrüsenerkrankungen u. a.
- Normalisierung eines erhöhten Blutdruckes: antihypertensive Maßnahmen, Afterloadreduktion
- Therapie systemischer Immunopathien: Immunosuppressiva und Steroide (Lupuskardiomyopathie, progressive Sklerodermie, Periarteriitis nodosa, systemische Immunerkrankungen mit koronarer und myokardialer Beteiligung)
- Therapie renaler Funktionsstörungen (Dialyse, Plasmapherese)
- Therapie der Digitalisintoxikation (Digitalisentzug, Normalisierung des Serumkaliums, Diphenylhydantoin, Fab-Fragmente u. a.)

*3. Allgemein-therapeutische Maßnahmen*

- Bettruhe, Lagerung, Sauerstoffzufuhr, Diät, Punktionen von Ergüssen u. a.

*4. Adjuvante Therapie zur Digitalis- und Basistherapie*

- Kontraktilitätssteigerung durch positiv inotrop wirkende Pharmaka (Dopamin, Dobutamin, Noradrenalin, Isoproterenol, Glucagon, Prenalterol, Anrinone u. a.)
- Afterloadreduktion durch arteriolär angreifende Vasodilatatoren (Dihydralazin, Hydralazin, Prazosin u. a.)
- Preloadreduktion (organische Nitrate, Molsidomin, Diuretika u. a.)

Digitalistherapie als auch die Therapierbarkeit mit anderen Pharmaka [273, 273a, 277].

Vor jeder symptomatischen Digitalistherapie steht die gedankliche Aufforderung zur Erkennung und differentialdiagnostischen Einstufung der internistischen Grunderkrankung [273, 273a, 277].

Die der Therapie einer Herzinsuffizienz vorangehende Diagnostik wird somit neben einer Feststellung der symptomatischen Zeichen der Herzinsuffizienz stets auch das Spektrum der überwiegend ursächlich behandelbaren Grunderkrankungen differentialdiagnostisch abwägen [273, 273a, 277].

Bei nicht hinreichend behandlungsfähiger Grunderkrankung wird der Einsatz von Digitalisglykosiden zur symptomatischen Alternative. Ist die Grunderkrankung digitalisrefraktär, so sind additiv medikamentöse, diätetische und physikalische Behandlungsformen indiziert, die mit einer Verbesserung der Herzdynamik einhergehen. Entsprechende Therapiemaßnahmen lassen sich durch Normalisierung von Vorlast, Nachlast, Kontraktilität und Herzfrequenz erreichen und durch Diuretika, Vasodilatatoren, positiv inotrope und frequenznormalisierende Eingriffe klinisch-therapeutisch umsetzen [265, 269, 273, 273a, 277].

## 4.5 Ventrikelfunktion, koronare Hämodynamik und myokardialer Sauerstoffverbrauch unter dem Einfluß von Digitalisglykosiden (Digoxinstudie)

Digitalisglykoside wirken am normalen und kranken Herzen positiv inotrop [38, 40, 42, 148a, 257, 274–276]. Klinisches Ziel dieser pharmakodynamischen Wirkung ist es, über eine Zunahme von Kontraktionskraft und Kontraktionsgeschwindigkeit eine höhere Auswurfleistung des Ventrikels zu erreichen (Druck-Volumen-Arbeit pro min). Während als weitgehend gesichert angesehen werden kann, daß Digitalisglykoside am normotensiven, insuffizienten Herzen positiv inotrop wirksam sind und daß sich hierbei die positiv inotrope Wirkung auch wirksam in eine Steigerung der Auswurfleistung des Herzens umsetzen läßt, bleibt offen, ob

1. Digitalisglykoside am dilatierten und insuffizienten Hochdruckherzen gleichermaßen positiv inotrop wirken und ob
2. Digitalisglykoside auch am hypertrophierten, nichtinsuffizienten Hochdruckherzen zu ventrikeldynamisch und therapeutisch günstigen Wirkungen führen.
3. Ferner ist offen, welche koronaren (Koronardurchblutung, Koronarwiderstand, arteriokoronarvenöse Sauerstoffdifferenz) und metabolischen Effekte von Digitalisglykosiden am hypertrophierten und am dilatierten Hochdruckherzen auftreten.

In der folgenden Untersuchungsreihe sollten daher die Wirkungen von Digitalisglykosiden (Digoxin) auf die hämodynamischen und ventrikeldynamischen Funktionsgrößen einerseits als auch auf koronare und metabolische Parameter des linken Ventrikels bei 2 Gruppen von Hypertonikern mit a) konzentrisch hypertrophiertem Hochdruckherzen und mit b) dilatierten Hochdruckherzen analysiert werden [257].

### Methodik

Die Untersuchungen wurden an 20 Patienten mit arterieller Hypertonie und mit signifikanter Linksherzhypertrophie im Rahmen diagnostischer Herzkatheterisierungen durchgeführt (Tabelle 4.21, 4.22). Die Untersuchungen erfolgten zum Ausschluß bzw. Nachweis einer koronaren Herzkrankheit (Gruppe I, II). Das methodische Vorgehen ist ausführlich in Kap. 2 dargestellt [257].

**Tabelle 4.21.** Patientengut (Digitalisstudie) Gruppe I: konzentrisch hypertrophiertes Hochdruckherz

| | |
|---|---|
| Anzahl (n) | 12 |
| Alter [Jahre] | 49 |
| Schweregrad (WHO) | I–III |
| Schweregrad (NYHA) | I |
| Dauer des Bluthochdruckes [Jahre] | >8 |
| Angina pectoris | 8 (66%) |
| Ruhedyspnoe | – |
| Belastungsdyspnoe | 9 (75%) |
| Abgelaufener Myokardinfarkt | – |
| Zerebraler Insult | – |
| Nierenfunktionseinschränkung | – |
| Linksherzhypertrophie (Röntgen) | 6 (50%) |
| (EKG) | 12 (100%) |
| Linksatriale Hypertrophie | 10 (83%) |
| Koronarstenosen | – |
| Regionale Wandkontraktionsstörungen | 2 (16%) |
| Irreguläre Ventrikelwandhypertrophie | 2 (16%) |
| Linksventrikuläre Muskelmasse (LVMM) | 189 g/m$^2$ |
| Enddiastolisches Volumen (EDV) | 86 ml/m$^2$ |
| Masse-Volumen-Relation (M/V) | 2,2 |
| Auswurffraktion [%] | 74 |
| Herzindex [l/min · m$^2$] | 3,69 |

**Tabelle 4.22.** Patientengut (Digitalisstudie) Gruppe II: Exzentrisch hypertrophiertes Hochdruckherz

| | |
|---|---|
| Anzahl (n) | 8 |
| Alter [Jahre] | 61 |
| Schweregrad (WHO) | I–III |
| Schweregrad (NYHA) | III/IV |
| Dauer des Bluthochdruckes [Jahre] | >6 |
| Angina pectoris | 7 (87%) |
| Ruhedyspnoe | 6 (75%) |
| Belastungsdyspnoe | 7 (87%) |
| Abgelaufener Myokardinfarkt | 6 (75%) |
| Zerebraler Insult | 1 (19%) |
| Nierenfunktionseinschränkung | 4 (50%) |
| Linksherzhypertrophie (Röntgen) | 8 (100%) |
| (EKG) | 8 (100%) |
| Linksatriale Hypertrophie | 8 (100%) |
| Koronarstenosen | 8 (100%) |
| Regionale Wandkontraktionsstörungen | 8 (100%) |
| Irreguläre Ventrikelwandhypertrophie | 1 (3%) |
| Linksventrikuläre Muskelmasse (LVMM) | 232 g/m$^2$ |
| Enddiastolisches Volumen (EDV) | 161 ml/m$^2$ |
| Masse-Volumen-Relation (M/V) | 1,44 |
| Auswurffraktion [%] | 4,2 |
| Herzindex [l/min · m$^2$] | 2,91 |

## Ergebnisse

### *Patientengut*

### Gruppe I (n = 12)

Die Patienten dieser Gruppe hatten ausnahmslos eine erhebliche Linksherzhypertrophie (konzentrisch n = 10, irregulär n = 2) entsprechend einer Steigerung der Masse-Volumen-Relation auf 2,2 g/ml. Der arterielle Bluthochdruck war anamnestisch länger als 8 Jahre bekannt. Der klinisch-kardiale Schweregrad (NYHA) war I, der Schweregrad entsprechend der WHO-Hochdruckklassifikation betrug I–III (Tabelle 4.21).

Acht Patienten dieser Gruppe hatten typische belastungsinduzierte Angina pectoris. Keiner der Patienten war belastungsdyspnoeisch, bei 9 Patienten bestand anamnestisch Belastungsdyspnoe; bei keinem der Patienten war ein alter oder frischer Myokardinfarkt und ein cerebraler Insult abgelaufen, die Nierenfunktion (Kreatininclearance) war normal.

Durch das Koronarangiogramm konnten signifikante Koronarstenosen (>75%) ausgeschlossen werden. Die Auswurffraktion und das Herzminutenvolumen (Herzindex) waren normal.

### Gruppe II (n = 8)

Die Patienten dieser Gruppe wiesen ausnahmslos dilatierte Herzen mit einer Zunahme des enddiastolischen Volumens auf 161 ml/m$^2$ auf. Trotz erheblicher linksventrikulärer Muskelmassenvermehrung tendierte die Masse-Volumen-Relation infolge der Ventrikeldilatation in den numerischen Normalwertbereich. Der klinisch-kardiale Schweregrad (NYHA) war III–IV, der Schweregrad entsprechend der WHO-Klassifikation war I–III (Tabelle 4.22).

Bei 7 Patienten dieser Gruppe bestand Angina pectoris, ebenfalls bei 7 Patienten Belastungsdyspnoe, bei 6 Patienten Ruhedyspnoe. 6 Patienten hatten anamnestisch und elektrokardiographisch ältere Myokardinfarkte, ein Patient hatte einen voll rehabilitierten zerebralen Insult durchgemacht. 4 Patienten wiesen eine mittelgradige Nierenfunktionseinschränkung entsprechend Werten der Kreatininclearance von 54–80 ml/min auf.

Alle Hypertoniker dieser Gruppe hatten elektrokardiographisch und röntgenologisch Zeichen der Linksherzhypertrophie; bei allen Patienten waren koronarangiographisch Koronarstenosen ab linker Koronararterie (R. descendens anterior, R. circumflexus oder R. marginalis) von ≥75% nachweisbar. Alle Patienten hatten regionale Wandkontraktionsstörungen, bei einem Patienten bestand eine irreguläre Ventrikelwandhypertrophie.

Die Auswurffraktion des linken Ventrikels war auf 42% herabgesetzt, der Herzindex lag mit 2,91 l/min · m$^2$ im unteren Normbereich.

## Ventrikelfunktion

Unter Digoxin kam es am konzentrisch hypertrophierten Hochdruckherzen auch bei den 2 Patienten mit irregulärer Wandhypertrophie zu keiner nennenswerten Änderung des systolischen und des enddiastolischen Druckes im linken Ventrikel (Tabelle 4.23; [257]). Die Herzfrequenz nahm um 5% ab und der Schlagindex wurde um 6,5% verringert, so daß der Herzindex als Resultierende aus Frequenzreduktion und Abnahme des Schlagvolumens erheblich und signifikant um 11% abnahm. Die maximale Druckanstiegsgeschwindigkeit im linken Ventrikel wurde um 19,4% gesteigert. Dies bedeutet, daß sich die deutlich positive inotrope Wirkung unter Digoxin am konzentrisch und am irregulär hypertrophierten Hochdruckherzen mit normalen Ventrikeldimensionen nicht nur nicht in eine nutzbringende Verbesserung der Pumpfunktion umsetzen läßt, sondern daß darüber hinaus mit einer Abnahme der Förderleistung zu rechnen ist [257].

**Tabelle 4.23.** Mittelwerte, Standardabweichungen, Signifikanzen (t-Test für Paardifferenzen) und prozentuale Änderungen jeweils vor und 50 min nach intravenöser Injektion von 0,01 mg/kg Körpergewicht Digoxin. Gruppe I: konzentrisch hypertrophiertes Hochdruckherz. $P_{LV}$ systolischer Druck im linken Ventrikel; $P_{LVED}$ enddiastolischer Druck im linken Ventrikel; $dp/dt_{max}$ maximale Druckanstiegsgeschwindigkeit im linken Ventrikel; *TTI* Druckfrequenzprodukt aus mittlerem systolischem Druck ($P_{syst}$) und der Herzfrequenz; $V_{cor}$ Koronardurchblutung des linken Ventrikels; $R_{cor}$ Koronarwiderstand; $avD\ O_2$ arteriokoronarvenöse Sauerstoffdifferenz; $MV\ O_2$ myokardialer Sauerstoffverbrauch

| | Digoxin | | | |
|---|---|---|---|---|
| | Vor | Nach 50 min | p | [%] |
| $P_{LV}$ [mm Hg) | 189 ± 7 | 191 ± 9 | n.s. | + 1,1 |
| $P_{LVED}$ [mm Hg] | 13 ± 2 | 12,8 ± 1,8 | n.s. | − 1,2 |
| $dp/dt_{max}$ [mm Hg/s] | 2349 ± 112 | 2804 ± 151 | < 0,001 | + 19,4 |
| Herzfrequenz (1/min] | 72 ± 5 | 68 ± 4 | n.s. | − 5,2 |
| Herzindex [1/min · m²] | 3,81 ± 0,31 | 3,39 ± 0,20 | < 0,001 | − 11,2 |
| Schlagindex [ml/Schlag · m²] | 53 ± 4,6 | 49 ± 3 | n.s. | − 6,5 |
| Herzarbeit [mm Hg · ml/min · m²] | 666 ± 81 | 610 ± 59 | n.s. | − 8,4 |
| TTI [$\bar{P}_{syst}$ · Herzfrequenz] | 12600 ± 491 | 12084 ± 320 | n.s. | − 4,1 |
| $\dot{V}_{cor}$ [ml/min · 100 g] | 68 ± 4 | 65 ± 2 | < 0,01 | − 8,8 |
| $R_{cor}$ [mm Hg · min · 100 g · ml⁻¹] | 1,64 ± 0,10 | 1,82 ± 0,09 | < 0,001 | + 11 |
| avD $O_2$ [Vol %] | 13,01 ± 0,19 | 13,73 ± 0,21 | < 0,01 | + 5,9 |
| $M\dot{V}\ O_2$ [ml/min · 100 g] | 8,84 ± 0,74 | 8,66 ± 0,41 | n.s. | − 2,1 |

$\bar{x} \pm SD$, n = 12 Digoxin 0,01 mg/kg intravenös

Im Unterschied zum normal großen Hochdruckherzen kommt es am dilatierten exzentrisch hypertrophierten linken Ventrikel unter Digoxin zu einer wirksamen Senkung des erhöhten enddiastolischen Druckes, während der systolische Druck unverändert bleibt (Tabelle 4.24). Wie am konzentrisch hypertrophierten Hochdruckherzen kommt es auch hier zur Abnahme der Herzfrequenz und zu einer nahezu gleichermaßen stark ausgeprägten Zunahme der maximalen Druckanstiegsgeschwindigkeit im linken Ventrikel um 21,4%. Allerdings führt die positive inotrope Digoxinwirkung am dilatierten Hochdruckherzen dazu, daß die effektive Muskelfaserverkürzung und

**Tabelle 4.24.** Mittelwerte, Standardabweichungen, Signifikanz und prozentuale Änderungen vor und 50 min nach intravenöser Injektion von 0,01 mg/kg Körpergewicht Digoxin. Gruppe II: exzentrisch hypertrophiertes Hochdruckherz. Abkürzungen entsprechend Tabelle 4.23

| | Digoxin | | | |
|---|---|---|---|---|
| | Vor | Nach 50 min | p | [%] |
| $P_{LV}$ [mm Hg) | $201 \pm 12$ | $199 \pm 19$ | n.s. | − 0,8 |
| $P_{LVED}$ [mm Hg] | $29 \pm 6$ | $24 \pm 5$ | <0,001 | −16,8 |
| $dp/dt_{max}$ [mm Hg/s] | $2033 \pm 102$ | $2468 \pm 168$ | <0,001 | +21,4 |
| Herzfrequenz (1/min] | $78 \pm 9$ | $70{,}3 \pm 7$ | <0,01 | −11,2 |
| Herzindex [1/min · m²] | $3{,}01 \pm 0{,}29$ | $3{,}42 \pm 0{,}33$ | <0,01 | +13,9 |
| Schlagindex [ml/Schlag · m²] | $39 \pm 6$ | $48 \pm 5$ | <0,001 | +24 |
| Herzarbeit [mm Hg · ml/min · m²] | $571 \pm 62$ | $617 \pm 98$ | n. s. | + 8,1 |
| TTI [$\bar{P}_{syst}$ · Herzfrequenz] | $14820 \pm 1530$ | $15887 \pm 1690$ | n. s. | + 7,2 |
| $\dot{V}_{cor}$ [ml/min · 100 g] | $102 \pm 9$ | $106 \pm 8$ | n. s. | + 4,1 |
| $R_{cor}$ [mm Hg · min · 100 g · ml$^{-1}$] | $1{,}49 \pm 0{,}21$ | $1{,}46 \pm 0{,}18$ | n. s. | − 2,1 |
| avD $O_2$ [Vol %] | $12{,}44 \pm 0{,}09$ | $12{,}33 \pm 0{,}11$ | n. s. | − 0,9 |
| $M\dot{V}O_2$ [ml/min · 100 g] | $12{,}4 \pm 0{,}48$ | $12{,}3 \pm 0{,}51$ | n. s. | + 3,1 |

$\bar{x} \pm SD$, n = 8 Digoxin 0,01 mg/kg intravenös

damit das Schlagvolumen erheblich gesteigert werden, so daß trotz Abnahme der Herzfrequenz eine signifikante Zunahme des Herzindex resultiert. Die Wirkung von Digoxin ist somit am konzentrisch hypertrophierten und am dilatierten, exzentrisch hypertrophierten Hochdruckherzen unterschiedlich [274–276].

## Koronare Hämodynamik

Am *konzentrisch* und irregulär hypertrophierten Hochdruckherzen nahm die Koronardurchblutung unter Digoxin [257, 274–276] ab. Der Koronarwiderstand wurde erheblich gesteigert. Desgleichen nahm die arteriokoronare Sauerstoffdifferenz ab und die koronare Sauerstoffextraktion signifikant zu. Der myokardiale Sauerstoffverbrauch blieb weitgehend unverändert (Abb. 4.7; [257, 274–276]).

Am dilatierten, exzentrisch hypertrophierten Hochdruckherzen waren die koronaren und metabolischen Parameter nur geringfügig verändert, insbesondere wurde der Koronarwiderstand nicht gesteigert, die koronare Sauerstoffextraktion nahm nicht zu, und der myokardiale Sauerstoffverbrauch blieb unbeeinflußt (Abb. 4.7; [257, 274–276]).

## Besprechung der Ergebnisse

Die Untersuchungen zeigen, daß eine der kardialen Hauptwirkungen von Digitalisglykosiden (Digoxin, 0,01 mg/kg i.v.) in einer signifikanten positiv inotropen Wirkung (konzentrisch und exzentrisch hypertrophiertes Hochdruckherz) liegt. Diesbezüglich unterscheidet sich das konzentrisch hypertrophierte nichtinsuffiziente und normal große Hochdruckherz nicht wesentlich vom dilatierten, insuffizienten und

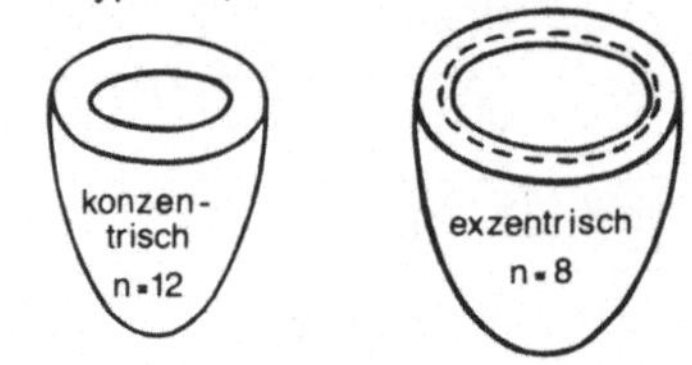

| | Herzhypertrophie (konzentrisch, n = 12) | Herzdilatation (exzentrisch, n = 8) |
|---|---|---|
| Systolischer Blutdruck | + 1,1 % | − 0,8 % |
| Enddiastolischer Druck | − 1,2 % | − 16,8 % ($p < 0{,}001$) |
| Herzfrequenz | − 5,2 % | − 11,2 % ($p < 0{,}01$) |
| Herzindex | − 11,2 % ($p < 0{,}001$) | + 13,9 % ($p < 0{,}01$) |
| Schlagindex | − 6,5 % | + 24 % ($p < 0{,}001$) |
| Maximale Druckanstiegs-geschwindigkeit | + 19,4 % ($p < 0{,}001$) | + 21,4 % ($p < 0{,}001$) |
| Koronardurchblutung | − 8,8 % ($p < 0{,}01$) | + 4,1 % |
| Koronarwiderstand | + 11 % ($p < 0{,}001$) | − 2,1 % |
| Koronare $O_2$-Differenz | + 5,9 % ($p < 0{,}01$) | − 0,9 % |
| Myokardialer Sauerstoffverbrauch | − 2,1 % | + 3,1 % |

Digoxin 0,01 mg/kg i.v.

**Abb. 4.7.** Prozentuale Änderungen und Signifikanz der Wirkung von Digoxin (0,01 mg/kg Körpergewicht i.v.) am konzentrisch hypertrophierten Hochdruckherzen (*links*) und am exzentrisch hypertrophierten, dilatierten Hochdruckherzen (*rechts*). Die Werte beziehen sich hier jeweils auf die Differenz zwischen Ausgangswert und Werten 50 min nach erfolgter Digoxin-Injektion. Beachte, daß bei beiden Herzen (konzentrisch hypertrophiertes Hochdruckherz, exzentrisch hypertrophiertes Hochdruckherz) signifikante positiv inotrope Wirkungen, meßbar durch den Anstieg der maximalen Druckanstiegsgeschwindigkeit, auftreten. Beachte, daß sich die positiv inotrope Digoxinwirkung am konzentrisch hypertrophierten Hochdruckherzen nicht in eine Verbesserung der Pumpfunktion umsetzen läßt, während die gleiche positiv inotrope Wirkung am dilatierten Herzen zur deutlichen Zunahme von Herzindex und Schlagindex führt. Beachte ferner, daß am konzentrisch hypertrophierten Hochdruckherzen eine potentiell koronarkonstriktorische Digoxinwirkung nicht auszuschließen ist, während am dilatierten Hochdruckherzen von seiten der koronaren Meßparameter keine sicheren Veränderungen auftreten

exzentrisch hypertrophierten Hochdruckherzen. Allerdings waren erhebliche Unterschiede in der Wirkung auf den linksventrikulären Füllungsdruck, die Pumpfunktion, den peripheren Widerstand und die koronare Hämodynamik nachweisbar. Am dilatierten Hochdruckherzen war die positiv inotrope Digitaliswirkung von einer klinisch günstigen Verbesserung der linksventrikulären Pumpfunktion begleitet, die koronare Hämodynamik wie auch der myokardiale Sauerstoffverbrauch waren unverändert [257].

Die angestrebte Verbesserung der globalen Ventrikelfunktion infolge positiv inotroper Digitaliswirkung ist somit am dilatierten und insuffizienten Hodchdruckherzen realisierbar, die Indikation für den Einsatz von Digitalisglykosiden ist unter diesen klinischen Bedingungen klar gegeben. Demgegenüber kam es am konzentrisch hypertrophierten Hochdruckherzen zu einer Abnahme von Vorwärtspumpgrößen, und die Veränderungen der koronaren Hämodynamik waren durch eine auffallende Abnahme der Koronardurchblutung und Zunahme von Koronarwiderstand und arteriokoronarvenöser Sauerstoffdifferenz bei weitgehend unverändertem myokardialem Sauerstoffverbrauch gekennzeichnet. Demzufolge nahm die Sauerstoffextraktion bei abnehmender Koronardurchblutung zu. Es bestand somit eine hämodynamische Konstellation wie sie unter koronarkonstriktorischen Einflüssen auftreten kann [274–276].

Die Zunahme der maximalen Druckanstiegsgeschwindigkeit im linken Ventrikel bei weitgehend unverändertem enddiastolischem und systolischem Druck zeigt, daß Digoxin am kardial kompensierten Hypertonikerherzen positiv inotrop wirkt. Dieser Befund steht im Einklang mit digitalisinduzierten Inotropieänderungen am normotonen linken Ventrikel. Parallel zur linksventrikulären Inotropiesteigerung kam es allerdings zu einer Abnahme von Größen der Pumpfunktion (Herzindex, Schlagindex, Herzarbeit). Dies ist z.T. frequenzbedingt, erklärt sich andererseits aber durch die begleitende Erhöhung der linksventrikulären Impedanz abschätzbar an der Änderung des peripheren Gesamtwiderstandes, der um 14,9% zunahm. Daraus folgt, daß Digoxin intravenös den ohnehin erhöhten peripheren Widerstand bei der essentiellen Hypertonie weiter erhöht und daß diese Widerstandserhöhung ausreichend sein kann, um trotz Inotropiezunahme eine Abnahme der Pumpfunktion des linken Ventrikels hervorzurufen.

Daraus geht ferner hervor, daß die erhebliche positiv inotrope Digoxinwirkung am kardial kompensierten Hypertonikerherzen eher eine Luxusinotropie darstellt und nicht geeignet ist, eine afterloadabhängige Abnahme der Pumpfunktion zu kompensieren. Da der enddiastolische Druck im linken Ventrikel weitgehend unverändert bleibt, bedeutet die Abnahme des Schlagindex und der äußeren Herzarbeit bzw. der Schlagarbeit des linken Ventrikels, daß eine Abwärtsverlagerung der ventrikulären Funktionskurve, d.h. der Beziehung zwischen dem enddiastolischen Druck und der Herzarbeit, unter Digoxin zu niedrigen Auswurfvolumina erfolgt ist. Am insuffizienten Herzen läßt sich eine derartige ventrikuläre Funktionsabnahme durch positiv inotrop wirkende Pharmaka verbessern bzw. normalisieren. Am kompensierten Hypertonikerherzen ist nach den vorliegenden Befunden mit einer gegenteiligen Wirkung zu rechnen. Dies bedeutet, daß Digoxin trotz erheblicher positiv inotroper Wirkung keine Verbesserung der Ventrikelfunktion bei der kardial kompensierten essentiellen Hypertonie hervorruft bzw. daß Digoxin bei der kardial kompensierten essentiellen Hypertonie – im Unterschied zur dekompensierten essentiellen Hypertonie – die erhebliche myokardiale Inotropiesteigerung nicht in eine wirksame und therapeutisch nutzbare Verbesserung der linksventrikulären Pumpfunktion umzusetzen vermag [274–276].

Entsprechend den ventrikeldynamischen Determinanten des myokardialen Energiebedarfs wäre infolge der digoxinbedingten Inotropiezunahme eine Zunahme des Sauerstoffverbrauches des linken Ventrikels zu erwarten. Die Befunde zeigen, daß der myokardiale Sauerstoffverbrauch trotz signifikanter Inotropiesteigerung unter Digoxin praktisch unverändert bleibt. Demzufolge ist anzunehmen, daß die Änderung der maximalen Druckanstiegsgeschwindigkeit im linken Ventrikel einen nicht gleichermaßen ausgeprägten Einfluß auf den myokardialen Sauerstoffverbrauch ausübt und daß andere, den Sauerstoffverbrauch bestimmende Größen bilanzmäßig gesenkt wurden. Dafür kommen in erster Linie die Abnahme von Herzfrequenz, Herzindex, Schlagindex und äußerer Herzarbeit in Betracht. Eine bilanzmäßige Änderung der systolischen und/oder diastolischen Wandspannung unter Digoxin ist wenig wahrscheinlich, da systolischer und enddiastolischer Druck im linken Ventrikel praktisch konstant blieben [257, 273–276].

Entsprechend der Abnahme der Koronardurchblutung, der Zunahme des Koronarwiderstandes und der Zunahme der arteriokoronarvenösen Sauerstoffdifferenz ist bei der kardial kompensierten essentiellen Hypertonie unter Digoxin mit einer leichten koronarkonstriktorischen Wirkung zu rechnen [38, 40, 42, 75, 247, 305]. Da eine gleichzeitige metabolische Entlastung des linken Ventrikels nicht erfolgt, wird der unverändert hohe myokardiale Sauerstoffverbrauch über eine erhöhte Sauerstoffextraktion des Koronarblutes des linken Ventrikels gedeckt. Ursächlich sind u.a Rezeptorwirkung und eine direkte Wirkung auf die glatte Koronargefäßmuskulatur zu diskutieren. Es ist denkbar, daß die Zunahme des Koronarwiderstandes und Abnahme der Koronardurchblutung zu einer verschlechterten Sauerstoffversorgung des durch die linksventrikuläre Hypertrophie bereits vermehrt ischämieanfälligen Myokards bei der essentiellen Hypertonie führen können. Dazu wäre die Existenz von Stenosierung der großen Koronararterien nicht einmal erforderlich, da – wie unsere Studien gezeigt haben – bereits das koronarangiographisch unauffällige, normal große und kardial kompensierte Hypertonikerherz eine deutliche Einschränkung seiner Koronarreserve und damit der koronaren Regulationsbreite aufweisen kann [271, 272]. Unabhängig davon, ob eine koronare Makroangiopathie, koronare Mikroangiopathie oder ein normales Koronararteriengefäßsystem bei gleichzeitiger Ventrikelhypertrophie im Rahmen einer essentiellen Hypertonie vorliegen, wäre Digoxin bei der kardial kompensierten essentiellen Hypertonie nicht nur geeignet, eine Verbesserung der Ventrikelfunktion zu erreichen, sondern darüber hinaus potentiell in der Lage, als Folge der Erhöhung des Koronarwiderstandes und Abnahme der Koronardurchblutung eine Verschlechterung der myokardialen Sauerstoffversorgung zu verursachen. Demzufolge ist eine Indikation für Digitalisglykoside bei der kardial kompensierten essentiellen Hypertonie nicht ableitbar. Anzumerken ist allerdings, daß sich die Schlußfolgerungen auf Befunde stützen, die anhand von Akutwirkungen des Digoxins bei der essentiellen Hypertonie erhoben wurden. Es ist denkbar, daß unter den Bedingungen einer chronischen Digoxinapplikation Abweichungen von dem akuten Wirkmuster auftreten können [257, 271–276].

Unabhängig von der möglichen Änderung des Wirkmusters von Digitalisglykosiden bei akuter oder bei chronischer Anwendung läßt sich aus den dargestellten Befunden hinsichtlich der klinischen Indikationsstellung für Digitalisglykoside am Hochdruckherzen ableiten, daß die Indikation für die Anwendung von Digitalisglykosiden am konzentrisch hypertrophierten und normal großen Hochdruckherzen sehr zurückhaltend gestellt werden sollte bzw. nicht besteht, da es zu keiner Ventrikelfunktionsverbesserung kommt und potentiell ischämisierende Wirkungen auftreten können. Am dilatierten und exzentrisch hypertrophierten Hochdruckherzen besteht dagegen eine klare Indikation für den Einsatz von Digitalisglykosiden, da unter Digitalis eine signifikante Ventrikelfunktionsverbesserung und Abnahme des enddiastolischen Füllungsdruckes mit Besserung des Symptoms Dyspnoe einsetzt und koronare bzw. metabolische Kontraindikationen nicht bestehen [274–276].

Eine dritte, bei der Darstellung der Differentialtherapie mit $\beta$-Rezeptorenblockern (Pindolol-/Metoprololstudie) angesprochene Patientengruppe, sind Hypertoniker mit beginnend dilatierendem Herzen, die meist zu Belastungsdyspnoe neigen. Auch wenn in diesen Fällen mit einfachen klinischen Untersuchungsmethoden nicht ohne weiteres unterschieden werden kann, ob das Symptom Dyspnoe myokardial (Ventrikeldilatation mit Anstieg von Preload and Afterload) oder koronar (Koronarinsuffizienz bei koronarer Makro- oder Mikroangiopathie) verursacht wird, sollte bereits bei Auftreten einer der genannten Kriterien (beginnende Ventrikeldilatation und/oder Belastungsdyspnoe) eine Digitalisierung durchgeführt werden [257, 265, 266, 271–276].

## 4.6 $\beta$-Rezeptorenblocker: Theoretische Grundlagen und klinische Möglichkeiten beim Hochdruckherzen

### Ziele der $\beta$-Rezeptorenblockade

Durch den Einsatz von $\beta$-Rezeptorenblockern wird eine Senkung des myokardialen Energiebedarfes (Sauerstoffverbrauch) über eine Senkung seiner hämodynamischen und herzmuskelmechanischen Determinanten (Frequenz, Druck, Wandspannung, Kontraktilität) angestrebt. Daraus resultiert dosisabhängig eine der wirksamsten Möglichkeiten zur chronischen ventrikeldynamischen und metabolischen Entlastung des Herzens mit den therapeutischen Zielen der Therapie von Angina pectoris, Koronarinsuffizienz, Hypertrophie, arterieller Hypertonie und Herzrhythmusstörungen [16–18, 102, 138, 154, 156, 258].

### Wirkmechanismus und klinische Pharmakologie (Tabelle 4.25)

$\beta$-Rezeptorenblocker wirken durch die Blockade zellmembranständiger adrenerger $\beta$-Rezeptoren, die als eine biochemische Kette, bestehend aus Rezeptor, Adenylzyklase und einer nachfolgenden Enzymkaskade, zu verstehen sind [239]. Eine strukturelle Zuordnung der $\beta$-Rezeptoren ist bislang nicht möglich. Die Dichte dieser funktionellen Rezeptoren läßt sich pro Zelloberfläche oder pro mg Protein quantifizieren und beträgt ca. 1000–2000 pro Erythrozyt oder Leukozyt. Die hohe Affinität der $\beta$-Rezeptorenblocker führt zu einer kompetitiven Hemmung der Noradrenalinbindung an den Rezeptor. *Spezifische* $\beta$-Rezeptorenblocker wirken ausschließlich am Rezeptor (z. B. kardioselektive, spezifische, $\beta_1$-Rezeptorenblocker). Die *unspezifischen* Membranwirkungen sind an eine mehr oder weniger stark ausgeprägte Lipophilie der $\beta$-Rezeptorenblocker gebunden [46, 190, 191, 203, 296].

Die $\beta$-Rezeptoren entfalten peripher (Blutgefäße, Bronchialsystem, Uterus) hemmende, d. h. tonusvermindernde, und zentral (kardial) stimulierende, d. h. positiv-chronotrope und -inotrope Wirkungen. Neben Anzahl und Dichte der Beta-Rezeptoren werden Ausmaß und Wirkungsqualität eines $\beta$-Rezeptorenblockers auch von dem Verteilungsmuster der 2 verschiedenen Typen von $\beta$-Rezeptorenblockern ($\beta_1$- und $\beta_2$-Rezeptoren) bestimmt (Tabelle 4.26; [15, 19]).

**Tabelle 4.25.** Antihypertensive Wirkung von $\beta$-Rezeptorenblockern

1. Herzfunktion und Hämodynamik
   - Verminderung von Herzfrequenz und Herzleistung (Herzminutenvolumen, Herzindex, äußere Herzarbeit, Tension Time Index u. a.)
   - Verminderung der Myokardkontraktilität
   - Änderung der Sensitivität von Barorezeptoren
   - Änderung der vaskulären Autoregulation
   - Zunahme der vaskulären Dehnbarkeit (Compliance)
2. Zentralnervöse Wirkungen
   - Hemmung zentraler $\beta$-Rezeptoren (hypothalamisch, intraventrikulär, intranukleär)
   - Änderung zentraler Katecholaminkonzentrationen
   - Hemmung der regionalen, zentralen Katecholaminbiosynthese
3. Abnahme der Plasma-Renin-Aktivität

**Tabelle 4.26.** Lokalisation und Wirkung von $\beta_1$- und $\beta_2$-Rezeptoren

| Rezeptortyp | Lokalisation | Wirkung |
|---|---|---|
| $\beta_1$-Rezeptoren | Herz | Herzfrequenz ↑<br>Kontraktilität ↑<br>Leitungsgeschwindigkeit ↑ |
| | Niere | Reninfreisetzung ↑ |
| | Noradrenerge Nervenendigungen | Noradrenalinfreisetzung ↑ |
| $\beta_2$-Rezeptoren | Gefäße<br>Bronchien<br>Uterus | Tonus ↓ |
| | Pankreas | Insulinfreisetzung (?) |
| | Fettgewebe | Lipolyse (?) |
| | Leber | Glykogenolyse (?) |
| | Skelettmuskel | Glykogenolyse (?) |

Zur differenzierten bzw. selektiven Blockade der in der Therapie der koronaren Herzkrankheit und arteriellen Hypertonie wichtigen $\beta_1$-Rezeptoren des Herzens sind neben den die $\beta_1$- und $\beta_2$-Rezeptoren des Herzens quantitativ gleichermaßen blockierenden $\beta$-Rezeptorenblocker (z. B. Propranolol) solche mit selektiver Wirkung auf die $\beta_1$-Rezeptoren verfügbar (z. B. Atenolol, Metoprolol).

Allerdings ist diese Kardioselektivität nur in niedrigen Dosisbereichen vorhanden und verschwindet bei hoher Dosierung (Metoprolol, Atenolol), bei der dann $\beta_1$- und $\beta_2$-Rezeptoren wie bei Propranolol gleichermaßen gehemmt werden. Darüber hinaus sind bereits bei therapeutischen Dosierungen systemische und periphere Effekte nachweisbar [190]. Umgekehrt stimulieren $\beta_2$-Sympathikomimetika (z. B. Terbutalin, Fenoterol) in niedriger Dosierung weitgehend selektiv das Bronchialsystem mit konsekutiver Bronchialdilatation, während sie in hohen Dosen dem Isoproterenol vergleichbare stimulierende Wirkungen auf $\beta_1$- und $\beta_2$-Rezeptoren mit Zunahme von Herzfrequenz, Myokardkontraktilität und Leitungsgeschwindigkeit ausüben. Eine absolute Organspezifität für $\beta_1$- und $\beta_2$-Rezeptoren existiert nicht; desgleichen keine absolute Wirkungsselektivität für $\beta$-Sympathikomimetika bzw. $\beta$-Rezeptorenblocker.

**Tabelle 4.27.** Gebräuchliche $\beta$-Rezeptorenblocker

| Freiname | Handelsname | Dosis/Tbl. |
|---|---|---|
| Acebutolol | Prent | 200 mg |
| Alprenolol | Aptin | 50 mg |
| Atenolol | Tenormin | 50, 100 mg |
| Bunitrolol | Stresson | 10 mg |
| Bupranolol | Betadrenol | 40 mg |
| Metoprolol | Beloc, Lopresor | 100 mg |
| Oxprenolol | Trasicor | 40, 80 mg |
| Pindol | Visken | 5 mg |
| Propranolol | Dociton | 10, 40 mg |
| Sotalol | Sotalex | 160 mg |
| Timolol | Temserin | 10 mg |
| Toliprolol | Doberol, Sinorytmal | 10, 50 bzw. 35 mg |

Darüber hinaus ist die speziell bei den Substanzen Practolol, Metoprolol und Atenolol erreichte $\beta_1$-blockierende Selektivität nicht ausreichend, um die Nebenwirkung „Bronchialkonstriktion" bzw. die Kontraindikation „Asthma bronchiale" bei der praktisch-therapeutischen Anwendung vernachlässigen zu können.

Die derzeit verfügbaren und therapeutisch genutzen $\beta$-Rezeptorenblocker (Tabelle 4.27) unterscheiden sich u.a. in folgenden Wirkungscharakteristika (Tabelle 4.28):

1. $\beta$-rezeptorenblockierende Potenz,
2. lokalanästhetische Wirkung,
3. kontraktilitätshemmende Potenz,
4. partieller $\beta$-Rezeptorenagonismus (betasympathikomimetische Eigenwirkung),
5. Kardioselektivität,
6. Metabolismus und Bioverfügbarkeit.

Die $\beta$-rezeptorenblockierende Potenz der $\beta$-Rezeptorenblocker unterscheidet sich maximal um das 100fache (z. B. 0,2 für Sotalol und 10–20 für Pindolol) und ist

**Tabelle 4.28.** Wirkungscharakteristik der $\beta$-Rezeptorenblocker

| | Selektive $\beta_1$-blockierende Potenz (Herz) | Intrinsische betasympathikomimetische Wirkung | Lokalanästhetische Wirkung | $\beta$-blockierende Potenz (Propranolol =1) | Relative kontraktilitätshemmende Potenz |
|---|---|---|---|---|---|
| Propranolol | – | – | + | 1 | 1 |
| Oxprenolol | – | + | + | 1 | 0,15 |
| Alprenolol | – | + | + | 1 | 1 |
| Pindolol | – | + | + | ~10 (–20) | 0,2 |
| Practolol | + | + | + | 0,3–0,5 | 0,07 |
| Metoprolol | + | – | – | ~ 1 | () |
| Atenolol | + | – | – | ~ 1 | () |
| Timolol | – | – | – | 10 | () |
| Sotalol | – | – | – | 0,2 | () |
| Toliprolol | – | (–) | – | 1 | 0,5 |

(Propranolol = 1) für Timolol und Pindolol erheblich höher, für Oxprenolol, Alprenolol, Atenolol, Metoprolol und Toliprolol dem Propranolol vergleichbar und für Practolol und Sotalol erheblich geringer.

Die lokalanästhetische Wirkung der $\beta$-Rezeptorenblocker kommt erst bei sehr hohen Dosen zur Geltung und könnte dann neben der durch spezifische $\beta_1$-Rezeptorenblockade bedingten Hemmung der Kontraktilität als additive Komponente zur Kardiodepression führen. Für das Racemat Propranolol spielt allerdings die durch die lokalanästhetische Wirkung mögliche Kontraktilitätshemmung klinisch keine Rolle. Hervorzuheben ist die unterschiedliche relative kontraktilitätshemmende Potenz, die aus der molaren Kontraktilitätshemmung eines $\beta$-Rezeptorenblockers und seiner $\beta$-rezeptorenblockierenden Potenz resultiert. So ist die relative kontraktilitätshemmende Potenz von Practolol ca. 15- bis 20fach geringer als eine vergleichbare $\beta$-rezeptorenblockierende Dosis von Propranolol. Für die Behandlung herzinsuffizienter Patienten werden daher $\beta$-Rezeptorenblocker mit geringer relativer kontraktilitätshemmender Potenz vorzuziehen sein. Die $\beta$-sympathikomimetische Eigenwirkung (intrinsische Aktivität) einiger $\beta$-Rezeptorenblocker (z. B. Pindolol) beruht wahrscheinlich auf einer partiellen Affinitätsbildung bzw. Kopplungen zwischen $\beta$-Rezeptor und Enzym (Adenylzyklase), auch wenn alle $\beta$-Rezeptoren der Membran bereits durch die Affinität des Blockers kompetitiv gehemmt sind. Bei der Anwendung partiell sympathikomimetisch wirkender $\beta$-Rezeptorenblocker ist die akute bradykardisierende Wirkung nicht sehr ausgeprägt, allerdings läßt sich diese Wirkungsqualität bei chronischer Anwendung therapeutisch meist nicht nutzen.

Die Kardiospezifität der $\beta$-Rezeptorenblocker korreliert mit ihrer Lipoidlöslichkeit: Propranolol < Pindol < Metoprolol < Sotalol < Practolol.

In der gleichen Reihenfolge nehmen die Plasmahalbwertszeiten zu. Trotz unterschiedlicher Lipophilie sind die zerebralen und psychoreaktiven Nebenwirkungen von $\beta$-Rezeptorenblockern bei ausreichend langer Applikationsdauer prinzipiell gleich. Dennoch kann bei derselben Substanz (z. B. Propranolol) ein gleich starker antihypertensiver Effekt bei einer 10fach unterschiedlichen oralen Tagesdosis auftreten (z. B. 2 mg/kg täglich bzw. 20 mg/kg täglich). Ursächlich kommt eine sehr unterschiedliche Bioverfügbarkeit von Propranolol in Betracht, zumal bei gleicher Dosis und verschiedenen Patienten bis zu 20fache Variationen der Plasmakonzentrationen zur Beurteilung eines therapeutischen Effektes nur einen sehr begrenzten Aussagewert besitzt und daß sich zur Erzielung der gewünschten therapeutischen Wirkung stets die Anpassung der individuellen, optimalen Dosis empfiehlt.

Die Elimination der $\beta$-Rezeptorenblocker erfolgt hepatisch, renal und hepatorenal. Alprenolol, Oxprenolol und Propranolol (Gruppe I) werden überwiegend durch die Leber, Sotalol und Practolol (Gruppe II) durch die Niere und Pindolol, Metoprolol und Atenolol (Gruppe III) durch beide Organsysteme eliminiert. Die Halbwertszeit für Gruppe I beträgt 1–3 h, für Gruppe II bis zu 20 h und für Gruppe III bis zu 9 h. Bei Lebererkrankungen (portokavaler Shunt, Lerberzirrhose) kann die Halbwertszeit von Propranolol auf 10 h ansteigen. Ebenso wird die Halbwertszeit der $\beta$-Rezeptorenblocker der Gruppe II bei Nierenerkrankungen parallel zur Abnahme der Kreatininclearance verlängert.

## Koronare Auswirkungen

In der regionalen koronaren Strombahn bewirken $\beta$-Rezeptorenblocker zumindest unter Akutbedingungen eine koronare Blutverteilung von nichtischämischen und normal perfundierten Myokardarealen in minderperfundierte Bezirke, so daß sowohl die Koronarreserve des gesamten linken Ventrikels, d.h. vornehmlich des gesunden und normal perfundierten Myokards, wie auch die Perfusion der ischämischen Areale durch $\beta$-Rezeptorenblocker verbessert werden können [199, 274–276]. Zu den Akutwirkungen addiert sich bei chronischer Anwendung die antihypertensive bzw. hypotensive Wirkung, die neben der frequenzsenkenden Wirkung als wesentlicher Faktor für die Senkung des myokardialen Energiebedarfes anzusehen ist.

Die an einer kleinen Zahl von Patienten mit essentieller Hypertonie durchgeführte Bestimmung der Koronarreserve unter Dipyridamol (0,5 mg/kg Körpergewicht i.v.) 40 min nach intravenöser Injektion von 5 mg Atenolol, ergab eine Zunahme der Koronarreserve um 21%.

Dabei war der minimal erreichbare Koronarwiderstand mit und ohne Atenolol praktisch gleich hoch, während der Ausgangswert unter Atenolol deutlich höher lag. Dies bedeutet, daß die Zunahme der Koronarreserve als Folge des unter Atenolol erhöhten Koronarwiderstandes anzusehen ist. Dies bedeutet ferner, daß bei ventrikeldynamisch und metabolisch entlastenden Eingriffen trotz konsekutiver Zunahme des Koronarwiderstandes und Abnahme der Koronardurchblutung mit einer erhöhten koronaren Regulationsbreite zu rechnen ist. Wahrscheinlich findet diese Zunahme der Koronarreserve ihr klinisches Korrelat in der verbesserten Belastungstoleranz und reduzierten Schmerzanfälligkeit bei mit $\beta$-Rezeptorenblockern behandelten koronarkranken Patienten mit oder ohne arterielle Hypertonie. Ähnliche Befunde wurden kürzlich aus unserer Arbeitsgruppe bei der koronaren Herzkrankheit ohne arterielle Hypertonie mitgeteilt.

Es ist vorstellbar, daß auch andere metabolisch entlastende Eingriffe, die mit einer Abnahme von Koronardurchblutung und myokardialem Sauerstoffverbrauch und einer Erhöhung des Koronarwiderstandes einhergehen, wie negativ inotrope, negativ chronotrope und blutdrucksenkende Pharmaka, zu einer Zunahme der Koronarreserve und damit der koronaren Belastbarkeit der Patienten führen können. Insofern ist eine Verbesserung der Koronarreserve des Herzens durch eine Herabsetzung der mechanischen und hämodynamischen Determinanten des myokardialen Energiebedarfes über negativ inotrope und negativ chronotrope Maßnahmen zu erwarten, während umgekehrt Eingriffe mit Steigerung des myokardialen Sauerstoffverbrauches in der Regel auch mit einer Abnahme der Koronarreserve einhergehen können.

## Antihypertensive Wirkung der $\beta$-Rezeptorenblocker

Für den antihypertensiven Wirkungsmechanismus der $\beta$-Rezeptorenblocker sind mehrere Theorien entwickelt worden:

a) Die Renintheorie geht davon aus, daß die basale und maximale stimulierbare Plasmareninaktivität bei Hypertonikern durch Propranolol gesenkt wird. Demzufolge müßte u.a. die reninsenkende Potenz eines $\beta$-Rezeptorenblockers mit seiner antihypertensiven Wirkung korrelieren, eine Annahme, deren klinische Relevanz bislang nicht gesichert werden konnte.

b) Nach der zentralnervösen Theorie, die überwiegend auf tierexperimentellen Studien basiert, können durch die zentrale Applikation von $\beta$-Rezeptorenblockern (hypothalamisch, intraventrikulär, intranukleär) arterielle Blutdrucksenkungen ausgelöst werden. Ein Zusammenhang zwischen der Hirngewebskonzentration der Betarezeptorenblocker und ihrer antihypertensiven Wirkung wird angenommen.

c) Der kardiodepressive Effekt von $\beta$-Rezeptorenblockern dürfte für die antihypertensive Wirkung von untergeordneter Bedeutung sein, da bereits bei akuter Anwendung eines $\beta$-Rezeptorenblockers (z. B. Propranolol, Atenolol) signifikante Abnahmen von Herzfrequenz, Herzminutenvolumen und Herzindex auftreten können, ohne daß sich der arterielle Blutdruck nennenswert ändert. Demgegenüber zeigen die genannten hämodynamischen Größen keine weitere Änderung bzw. Erniedrigung nach 4–6 Tagen, einem Zeitintervall, bei dem die antihypertensive Wirkung von Propranolol in der Regel voll entwickelt ist.

d) Die Barorezeptorentheorie stützt sich auf den Befund einer erhöhten Barorezeptorensensitivität nach einmaliger intravenöser und langfristiger oraler Applikation von $\beta$-Rezeptorenblockern. Allerdings ist eine chronische arterielle Blutdrucksenkung durch Barorezeptorenstimulation am Menschen praktisch nicht realisierbar. Ebensowenig wahrscheinlich ist, daß

e) unterschiedliche Metaboliten an der hypotensiven Wirkung beteiligt sind, da z. B. das Dextroisomer von Propranolol in die gleichen Metaboliten wie das Racemat abgebaut wird; jedoch besitzt nur das Racemat einen sicher antihypertensiven Effekt.

Ob eine und welche dieser Theorien für den antihypertensiven Wirkungsmechanismus in Betracht kommt, ist offen. Wahrscheinlich wirken mehrere Faktoren zusammen und möglicherweise spielt auch die Dämpfung des peripheren autonomen sympathischen Nervensystems mit konsekutiver Abnahme der zentralnervösen Aktivität eine Rolle.

Klinisch bedeutungsvoll ist, daß alle $\beta$-Rezeptorenblocker prinzipiell einen annähernd gleich starken antihypertensiven Effekt besitzen. Zur Erzielung eines gleich starken antihypertensiven Effektes können jedoch ganz unterschiedliche chronotrope und inotrope Wirkungen auftreten, so daß aus differentialtherapeutischen und praktischen Gründen bei bradykarder Ausgangslage zur Vermeidung zu starker bradykardisierender Nebenwirkungen $\beta$-Rezeptorenblocker mit $\beta$-sympathikomimetischer Eigenwirkung (Oxprenolol, Acebutolol, Pindolol) und andererseits bei latenter oder Belastungsherzinsuffizienz $\beta$-Rezeptorenblocker mit geringer kontraktilitätshemmender Potenz (z. B. Atenolol, Metoprolol, Oxprenolol) Anwendung finden sollten. Bei einer bestehenden Therapie mit $\beta$-Rezeptorenblockern ist das Präparat zur Vermeidung eines möglichen Reboundeffektes nicht abrupt, sondern ausschleichend abzusetzen. Obwohl i.allg. eine deutliche Korrelation zwischen dem Logarithmus der Plasmakonzentration bei chronischer Anwendung eines $\beta$-Rezeptorenblockers (z. B. Propranolol) und der antihypertensiven und hypotensiven Wirkung besteht, kommt es bei einer Überdosierung von Propranolol nicht oder nur selten zu einer Hypotension von Krankheitswert.

Wegen der individuell erheblichen Schwankungsbreite in der blutdrucksenkenden, antianginösen und antiarrhythmischen Potenz, die wahrscheinlich auf die unterschiedliche Bioverfügbarkeit zurückzuführen ist, sollten $\beta$-Rezeptorenblocker stets individuell unter Beachtung der Nebenwirkungen und Kontraindikationen dosiert werden. Es ist zu beachten, daß die antihypertensive Wirkung von Propranolol erst nach 48–72 h beginnt und nach Absetzen des Präparates etwa 36–48 h anhält.

## Indikation für $\beta$-Rezeptorenblocker

Entsprechend den Wirkungen von $\beta$-Rezeptorenblockern umfaßt ihr klinisches Anwendungsgebiet Erkrankungen, bei denen eine Senkung von arteriellem Druck, Herzfrequenz, Kontraktilität und myokardialem Sauerstoffverbrauch angestrebt wird (Tabelle 4.29). Die Intervallbehandlung der Angina pectoris [337] hat zu berücksichtigen, daß eine zu starke arterielle Drucksenkung und Abnahme der Herzfrequenz zu vermeiden sind, da über eine arterielle Drucksenkung eine Abnahme des koronaren Perfusionsdruckes und über eine zu starke Abnahme der Herzfrequenz neben einer erwünschten Senkung des myokardialen Sauerstoffverbrauches auch eine pro Schlag erhöhte Herzarbeit mit Zunahme des Sauerstoffverbrauches pro Schlag einsetzen kann. In nicht wenigen Einzelfällen mit koronarer Herzkrankheit wird durch $\beta$-Rezeptorenblocker eine bestehende Hypotension zu einem Krankheitsbild verstärkt. In diesen Fällen ist eine Dosisreduktion oder ein Wechsel des Präparates angezeigt. Ebenso ist bei der hypertensiven koronaren Herzkrankheit eine zu starke Bradykardisierung zu vermeiden, da Hochdruckspitzen sowie eine Intensivierung der Angina pectoris bei thyreostatischer Therapie im Vergleich zur euthyreoten koronaren Herzkrankheit höhere Dosen von $\beta$-Rezeptorenblockern erforderlich sind, um eine entsprechende Beschwerdenbesserung zu erreichen. Trotz der signifikanten ventrikeldynamischen und metabolischen Entlastung des Herzens ist eine signifikante Prophylaxe und Therapie des Myokardinfarktes durch prophylaktische oder therapeutische Anwendung von $\beta$-Rezeptorenblockern bislang nicht gesichert. Dagegen scheint das Infarktrisiko bei mit $\beta$-Rezeptorenblockern behandelten Hypertonikern geringer als bei unbehandelten Hypertonikern zu sein, bei denen eine vergleichbare arterielle Blutdrucksenkung mit anderen antihypertensiven Maßnahmen erzielt wurde. Zu erwähnen ist, daß bei den meisten $\beta$-Rezeptorenblockern eine einmalige morgendliche Dosis (z. B. 100 mg Atenolol) zur Erzielung der therapeutischen Wirkung ausreichend ist.

**Tabelle 4.29.** Indikationen für $\beta$-Rezeptorenblocker: Herz und Kreislauf

| Indikationen |
|---|
| Angina pectoris (Intervallbehandlung) |
| Herzrhythmusstörungen |
| Arterielle Hypertonie |
| Funktionelle Herzbeschwerden |
| Hypertrophische obstruktive Kardiomyopathie |
| Hyperthyreose |

## Nebenwirkungen und Kontraindikationen für $\beta$-Rezeptorenblocker

Die Existenz von $\beta$-Rezeptoren in den verschiedensten Organsystemen bedeutet, daß bei einer therapeutisch wirksamen kardialen $\beta$-Rezeptorenblockade auch Betarezeptoren anderer Organe blockiert werden. Dies kann außer den spezifischen und unspezifischen Nebenwirkungen durch die verwendete Substanz selbst darüber hinaus zu zahlreichen Organnebenwirkungen führen (Tabelle 4.31, 4.32). Auch der Einsatz kardioselektiver $\beta_1$-Rezeptorenblocker schützt bei ausreichend hoher, d. h. therapeutischer Dosierung davor nicht. Klinisch wichtig sind insbesondere die kardialen (Bradykardie, negative Inotropie), bronchialen (Zunahme der Widerstände in den Lungengefäßen und Bronchien), systemisch arteriellen (Zunahme des peripheren Widerstandes, Abnahme des Herzminutenvolumens) Nebenwirkungen und die von seiten des Gastrointestinaltraktes sowie mögliche Arzneimittelinteraktionen (Tabelle 4.30).

**Tabelle 4.30.** $\beta$-Rezeptorenblocker: Arzneimittelinteraktionen

| | |
|---|---|
| Alkohol | Blutdruckabfall |
| Narkotika (Halothan, Fluothane, u. a.) | Blutdruckabfall<br>Bradykardie |
| MAO-Hemmer | Blutdruckspitzen |
| Reserpin<br>Guanethidin | Verstärkung der antihypertensiven Wirkung |
| Methylxanthine | Bronchospasmolyse |
| Insulin<br>Orale Antidiabetica | Hypoglykämie |

**Tabelle 4.31.** Nebenwirkungen von $\beta$-Rezeptorenblockern: Herz, Lunge und Kreislauf

Bradykardie
AV-Blockierungen
Asystolie
Herzinsuffizienz
Asthma cardiale, Lungenödem
Erhöhung des Koronarwiderstandes
Erhöhung der Koronardurchblutung
Zunahme der Koronarreserve
Erhöhung des Atemwegswiderstandes
Erhöhung des Lungengefäßwiderstandes
Bronchokonstriktion (Lungenemphysem, asthmoide Bronchitis)
Zunahme des peripheren Widerstandes
Periphere Durchblutungsstörungen (kalte Füße)
Abnahme von Herzminutenvolumen und Herzarbeit
Blutdrucksenkung
– Potenzierung durch Narkotika, Alkohol, Phenothiazine u. a.
Orthostatische Hypotonie

**Tabelle 4.32.** Kontraindikationen für $\beta$-Rezeptorenblocker

| |
|---|
| Herzinsuffizienz (Ruheinsuffizienz, Belastungsinsuffizienz) |
| Bradykarde Herzrhythmusstörungen (Sinusbradykardie u. a.) |
| Lungenemphysem, asthmoide Emphysembronchitis, Asthma bronchiale |
| Cor pulmonale |
| Pulmonale Hypertonie |
| Hypotonie, orthostatische Hypotonie |
| Narkosen |
| Gravidität |

**Tabelle 4.33.** $\beta$-Rezeptorenblocker: Therapie der Nebenwirkungen

| Absetzen der $\beta$-Rezeptorenblocker |
|---|
| 1. Bradykardie:<br>Atropin (0,5–2 mg i. v.)<br>Glucagon (1–5mal 1 mg i. v.)<br>ggf. Schrittmacherstimulation |
| 2. Bronchospastik:<br>Theophyllin (0,24 g langsam i.v.) |
| 3. Hypoglykämie:<br>Glucagon (1–5mal 1 mg i. v.)<br>Glucoseinfusion |
| 4. Hypotonie:<br>Volumenzufuhr, bei gleichzeitiger Bradykardie: Atropin, Glucagon |
| 5. Herzinsuffizienz:<br>Übliche Herzinsuffizienz- und Lungenödembehandlung, additiv<br>Glucagon (Injektion oder Infusion) |

Die hypotensive bzw. antihypertensive Wirkung von $\beta$-Rezeptorenblockern wird durch Narkotika, Alkohol, Reserpin und Guanethidin verstärkt. Die gleichzeitige Applikation von Insulin und oralen Antidiabetika kann zu Hypoglykämien führen. Bei vorbestehender Medikation mit Monoaminooxidasehemmern können Blutdruckspitzen auftreten. Die Therapie der Nebenwirkungen (Tabelle 4.33) beinhaltet neben dem Absetzen des Präparates den Einsatz antagonistischer Maßnahmen. Kontraindikationen (Tabelle 4.32) für die klinische Anwendung von $\beta$-Rezeptorenblockern sind Herzinsuffizienz, bradykarde Herzrhythmusstörungen, Lungenerkrankungen (Asthma bronchiale, Lungenemphysem, Cor pulmonale u.a.), schwere Hypotonien und pränarkotische bzw. präoperative Zustände. Prinzipiell sind $\beta$-Rezeptorenblocker intra graviditatem kontraindiziert, allerdings kann ihr Einsatz u.a. bei medikamentös oder nichtmedikamentös nicht beeinflußbaren tachykarden Herzrhythmusstörungen (z. B. WPW-Syndrom) erforderlich sein.

## 4.7 Ventrikelfunktion, Koronardurchblutung, Koronarreserve und myokardialer Sauerstoffverbrauch unter dem Einfluß von β-Rezeptorenblockern (Atenololstudie)

β-Rezeptorenblocker werden bei der arteriellen Hypertonie u.a. zur Drucksenkung und zur Therapie begleitender koronarer Manifestationen (Koronarinsuffizienz, Herzrhythmusstörungen) eingesetzt. Während die antihypertensive Wirkung (s.u.) erst nach 1–6 Tagen bedeutsam wird, treten die myokardialen und koronaren Wirkungen nahezu bei allen β-Rezeptorenblockern akut, d.h. 30–90 min nach Resorption bzw. intravenöser Applikation auf. Durch die negativ inotrope, negativ chronotrope und antihypertensive Wirkung wird eine linksventrikuläre Entlastung mit Senkung des myokardialen Energiebedarfs angestrebt. Therapeutisch sollte die geringste, noch wirksame Dosis ausgetestet werden. Unter den zahlreichen im Handel befindlichen β-Rezeptorenblockern haben sich u.a. Propranolol, Pindolol, Oxprenolol, Metoprolol und Atenolol bewährt. Bei kardial voll kompensierten Koronarkranken werden vornehmlich Präparate mit deutlich negativ inotroper Eigenwirkung Anwendung finden, da eine Inotropieabnahme mit einer effektiven Senkung des myokardialen Energiebedarfes einhergeht. Dafür kommt z.B. Propranolol in Betracht. Bei latent oder manifest herzinsuffizienten Patienten hingegen ist der Einsatz von β-Rezeptorenblockern erforderlich, die eine meßbare Inotropieabnahme nicht aufweisen. Dazu gehören u.a. Oxprenolol, Atenolol, Metoprolol und Pindolol.

Zur Analyse der Wirkungen eines überwiegend kardioselektiven β-Rezeptorenblockers auf das konzentrisch hypertrophierte Hochdruckherz wurde das Wirkprofil einer akuten β-Rezeptorenblockade mittels intravenös verabreichtem Atenolol auf die Ventrikelfunktion, die koronare Hämodynamik und den myokardialen Sauerstoffverbrauch bei Patienten mit kardial kompensierter essentieller Hypertonie analysiert [258]. Die Resultate wurden mit der Wirkung einer akuten β-Rezeptorenblockade auf das normotensive koronarkranke Herz verglichen [258].

### *Patientengut*

Die Untersuchungen wurden an 11 Patienten mit konzentrisch hypertrophiertem Hochdruckherzen (Gruppe I) (Tabelle 4.34) sowie an 10 Patienten mit normotensiver koronarer Herzkrankheit (Gruppe II) (Tabelle 4.35) durchgeführt. Jegliche Prämedikation wurde 8–10 Tage vor der Untersuchung abgesetzt. Alle Patienten waren hospitalisiert und hielten in der Mehrzahl strikte Bettruhe ein.

Nach Lokalanästhesie (1% Xylocain) wurden die erforderlichen Katheter (linker Ventrikel bzw. Aorta, rechter Vorhof, Sinus coronarius) mittels Seldinger-Technik eingeführt. Bei jedem Patienten wurde ein hämodynamisches Gleichgewicht über ca. 30 min abgewartet, bevor die Doppelbestimmung der Kontrollwerte 10 und 5 min vor der Injektion des β-Rezeptorenblockers erfolgte. Als β-Rezeptorenblocker wurde 5 mg Atenolol langsam (über 5 min) i.v. injiziert. 10, 20 und 30 min post injectionem wurden Herzfrequenz, Druck im linken Ventrikel, Aortendruck, Herzminutenvolumen (Kälteverdünnungstechnik) und abgeleitete Größen gemessen bzw. ermittelt. 5 min vor und 30 min nach Beendigung der intravenösen Atenololinjektion wurde die Koronardurchblutung des linken Ventrikels mittels der Argonmethode bestimmt.

**Tabelle 4.34.** Patientengut (Atenololstudie). Gruppe I: hypertrophiertes Hochdruckherz (n=11)

| | | |
|---|---|---|
| Anzahl (n) | | 11 |
| Alter [Jahre] | | 37 |
| Schweregrad [165] | | II |
| Dauer der Hypertonie [Jahre] | | >2 |
| Angina pectoris | | 7 (63%) |
| Ruhedyspnoe | | – |
| Belastungsdyspnoe | | 2 (18%) |
| Myokardinfarkt | | 1 (9%) |
| Cerebraler Insult | | – |
| Linksherzhypertrophie (Thoraxröntgen) | | 11 (100%) |
| (EKG) | | 10 (91%) |
| Linksatriale Hypertrophie (EKG) | | 8 (27%) |
| Koronarstenosierungen | | 3 (27%) |
| Regionale Wandkontraktionsstörungen | | – |
| Koronarreserve ($R_{cor}/R_{cor}$)[a] | n=8 | 2,61 |
| | n=3 (mit KHK) | 2,21 |
| | n=5 (ohne KHK) | 3,01 |
| Irreguläre Ventrikelhypertrophie | | 1 |
| Linksventrikuläre Muskelmasse | | 148 g/m$^2$ |
| Enddiastolisches Volumen | | 91 ml/m$^2$ |
| Masse-Volumen-Relation | | 1,64 |

[a] Dipyridamol (0,5 mg/kg i.v.)

## Ergebnisse

### *Patientengut*

### Gruppe I (n=11)

Bei 7 Patienten bestand anamnestisch Angina pectoris (Tabelle 4.34). Zwei Patienten hatten leichte Belastungsdyspnoe, bei einem Patienten war ein Myokardinfarkt abgelaufen. Hinweise auf einen älteren zerebralen Insult fanden sich nicht. Röntgenologisch boten alle Patienten Zeichen der Linksherzhypertrophie, bei 10 Patienten bestanden elektrokardiographisch Linksherzhypertrophiezeichen. Im Koronarangiogramm zeigten 3 Patienten deutliche Koronarstenosierungen, davon bei 2 Patienten hochgradige (70–90%) Stenosen des R. descendens anterior und der Diagonaläste der linken Koronararterie, bei einem Patienten bestand zusätzlich eine 60%ige Stenose der rechten Koronararterie. Bei den anderen Patienten (n=8) war das Koronarangiogramm normal. Regionale Wandkontraktionsstörungen des linken Ventrikels fanden sich bei keinem der untersuchten Fälle.

Die Koronarreserve des linken Ventrikels, die bei 8 Patienten dieser Gruppe einschließlich der 3 Patienten mit koronarangiographisch gesicherter koronarer Herzkrankheit mittels intravenöser Injektion von 0,5 mg/kg Dipyridamol bestimmt wurde, betrug im Mittel 2,7 und war somit im Vergleich zur Norm deutlich eingeschränkt.

**Tabelle 4.35.** Patientengut (Atenololstudie). Gruppe II: normotensive koronare Herzkrankheit (n=10)

| | |
|---|---|
| Anzahl (n) | 10 (100%) |
| Alter [Jahre] | 61 |
| Schweregrad (NYHA) | II/III |
| Dauer der Angina pectoris [Jahre] | >4 |
| Angina pectoris und Koronarisnsuffizienz | 10 (100%) |
| Ruhedyspnoe | – |
| Belastungsdyspnoe | 6 (60%) |
| Myokardinfarkt | 7 (70%) |
| Zerebraler Insult | – |
| Nierenfunktionsstörung | – |
| Linksherzhypertrophie (Thoraxröntgen) | 3 (30%) |
| (EKG) | 6 (60%) |
| Linksatriale Hypertrophie | – |
| Koronarstenosierungen | 10 (100%) |
| Regionale Wandkontraktionsstörungen | 10 (100%) |
| Koronarreserve ($R_{cor}/R_{cor}$)[a] | 1,98 |
| Irreguläre Ventrikelwandhypertrophie | – |
| Linksventrikuläre Muskelmasse | 102 g/m$^2$ |
| Enddiastolisches Volumen | 112 ml/m$^2$ |
| Masse-Volumen-Relation | 0,91 |

[a] Dipyridamol (0,5 mg/kg i.v.)

Dabei betrug die Koronarreserve bei den 3 Patienten mit koronarangiographischer koronarer Herzkrankheit 2,21, während die Koronarreserve der koronarangiographisch unauffälligen Hypertoniker mit 3,1 ebenfalls eingeschränkt war. Ventrikulographische Zeichen einer irregulären Ventrikelwandhypertrophie, allerdings ohne intraventrikuläre Obstruktion, fanden sich bei einem Patienten. Die linksventrikuläre Muskelmasse betrug im Mittel 148 g/m$^2$, das enddiastolische Volumen 91 ml/m$^2$. Daraus ergab sich eine mit 1,64 gegenüber der Norm deutlich vergrößerte Masse-Volumen-Relation des linken Ventrikels.

## Gruppe II (n=10)

Die zum Vergleich mit der hypertensiven Gruppe untersuchten Patienten waren 10 normotensive Koronarkranke mit koronarangiographisch gesicherter koronarer Herzkrankheit (Tabelle 4.35). Die Angina-pectoris-Symptomatik bestand im Mittel länger als 4 Jahre, 7 Patienten hatten einen Myokardinfarkt anamnestisch, manifeste Zeichen der Linksherzinsuffizienz fanden sich nicht. Bei 3 Patienten waren Linksherzhypertrophiezeichen röntgenologisch und bei 6 Patienten elektrokardiographisch faßbar. Koronarstenosierungen und regionale Wandkontraktionsstörungen wiesen alle untersuchten Patienten auf. Die Koronarreserve des linken Ventrikels war auf mehr als die Hälfte der Norm eingeschränkt; die linksventrikuläre Muskelmasse war vermehrt, allerdings bestand eine gleichzeitige Ventrikeldilatation, so daß die Masse-Vo-

**Tabelle 4.36.** Mittelwerte, Standardabweichungen, Signifikanzen (t-Test für Paardifferenzen) und prozentuale Änderungen vor sowie 30 min nach intravenöser Injektion von 5 mg Atenolol. Bezüglich der Dimensionsgrößen und Abkürzungen vgl. Tabelle 4.23

| | Atenolol | | | |
|---|---|---|---|---|
| | Vor | Nach 30 min | p | [%] |
| $P_{LV}$ [mm Hg) | 192±4 | 182±3 | <0,01 | − 5,4 |
| $P_{LVED}$ [mm Hg] | 14±1 | 13,7±1 | n. s. | − 2,4 |
| $dp/dt_{max}$ [mm Hg/s] | 2460±94 | 2276±91 | <0,01 | − 7,5 |
| Herzfrequenz (1/min] | 76±3 | 66±2 | <0,001 | −13,8 |
| Herzindex [l/min · $m^2$] | 3,93±0,22 | 3,48±0,19 | <0,001 | −11,5 |
| Schlagindex [ml/Schlag · $m^2$] | 52±3 | 52,6±3 | n. s. | + 1,2 |
| Herzarbeit [mm Hg · ml/min · $m^2$] | 727±27 | 669±39 | n. s. | − 8,1 |
| TTI [$\bar{P}_{syst}$ · n] | 14060±452 | 12528±391 | <0,01 | −10,9 |
| $\dot{V}_{cor}$ [ml/min · 100 g] | 71±3 | 61±4 | <0,001 | +14,5 |
| $R_{cor}$ [mm Hg · min · 100 g · $ml^{-1}$] | 1,61±0,13 | 1,81±0,15 | <0,005 | +12,7 |
| avD $O_2$ [Vol %] | 12,9±0,51 | 12,84±0,59 | n. s. | − 0,44 |
| M$\dot{V}$ $O_2$ [ml/min · 100 g] | 9,15±0,81 | 7,91±0,82 | <0,001 | −13,6 |

$\bar{x}$±SD, n=11

**Tabelle 4.37.** Mittelwerte, Standardabweichungen, Signifikanzen und prozentuale Änderungen vor und 50 min nach i.v. Injektion von 5 mg Atenolol. Normotensive koronare Herzkrankheit. Hinsichtlich der Abkürzungen vgl. Tabelle 4.23

| | Digoxin | | | |
|---|---|---|---|---|
| | Vor | Nach 50 min | p | [%] |
| $P_{LV}$ [mm Hg) | 128±5 | 122±3 | n.s. | − 4,6 |
| $P_{LVED}$ [mm Hg] | 19±4 | 17,9±2 | n. s. | − 5,8 |
| $dp/dt_{max}$ [mm Hg/s] | 1422±81 | 1258±65 | <0,01 | −11,5 |
| Herzfrequenz (l/min] | 68±5 | 55±3 | <0,001 | −18,7 |
| Herzindex [1/min · $m^2$] | 2,99±0,21 | 2,62±0,18 | <0,001 | −12,5 |
| Schlagindex [ml/Schlag · $m^2$] | 44±3 | 44,5±2 | n. s. | + 1,2 |
| Herzarbeit [mm Hg · ml/min · $m^2$] | 358±21 | 324±29 | n. s. | − 9,5 |
| TTI [$\bar{P}_{syst}$ · n] | 8160±360 | 6945±294 | <0,01 | −14,9 |
| $\dot{V}_{cor}$ [ml/min · 100 g] | 68±5 | 57,3±3 | <0,005 | −15,7 |
| $R_{cor}$ [mm Hg · min · 100 g · $ml^{-1}$] | 1,04±0,08 | 1,24±0,05 | <0,005 | +19,7 |
| avD $O_2$ [Vol %] | 12,02±0,31 | 11,86±0,22 | n. s. | − 1,4 |
| M$\dot{V}$ $O_2$ [ml/min · 100 g] | 8,2±0,41 | 6,79±0,34 | <0,005 | −17,2 |

$\bar{x}$±SD, n=10

lumen-Relation im Vergleich zur Norm und insbesondere im Vergleich zum hypertensiven Hypertrophiekollektiv erheblich vermindert war.

Die Resultate hinsichtlich Ventrikelfunktion und koronarer Hämodynamik waren in den beiden untersuchten Gruppen qualitativ und quantitativ vergleichbar, so daß sich die Darstellung der Ergebnisse auf das hypertensive Hypertrophiekollektiv bezieht.

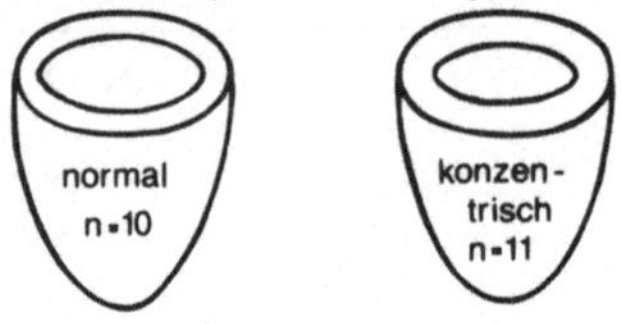

| | Koronare Herzkrankheit (normotensiv) | Hypertensive Herzhypertrophie |
|---|---|---|
| | normal n=10 | konzentrisch n=11 |
| Systolischer Blutdruck | -4,6% | - 5,4% (p<0,01) |
| Enddiastolischer Druck | - 5,8% | - 2,4% |
| Herzfrequenz | -18,7% (p<0,001) | -13,8% (p<0,001) |
| Herzindex | -12,5% (p<0,001) | -11,5% (p<0,001) |
| Schlagindex | + 4,9% | + 1,2% |
| Maximale Druckanstiegs-geschwindigkeit | -11,5% (p<0,01) | - 7,5% (p<0,01) |
| Koronardurchblutung | -15,7% (p<0,005) | - 14,5% (p<0,001) |
| Koronarwiderstand | +19,7% (p<0,001) | +12,7% (p<0,005) |
| Koronare $O_2$ - Differenz | - 1,4% | -0,44% |
| Myokardialer Sauerstoffverbrauch | -17,2% (p<0,005) | -13,6% (p<0,001) |

Atenolol 5mg i.v.

Springer-Verlag (1980)

**Abb. 4.8.** Prozentuale Änderungen von hämodynamischen und ventrikeldynamischen Größen unter Atenolol bei normotensiver koronarer Herzkrankheit (*links*) sowie bei hypertensiver Herzhypertrophie (*rechts*). Beachte, daß die akute Drucksenkung in beiden Patientengruppen gering ist. Beachte ferner, daß unter Atenolol eine deutliche Abnahme der Herzfrequenz und Abnahme des Herzindex einsetzt. Beachte schließlich, daß eine wirksame Änderung des myokardialen Sauerstoffverbrauchs infolge ventrikulärer Entlastung resultiert

## *Ventrikelfunktion*

Der systolische Druck nahm während der Meßperiode (30 min) um 5,4% ab (Tabelle 4.36; 4.37; Abb. 4.8–4.10). Eine Änderung des enddiastolischen Druckes im linken Ventrikel fand sich nicht. Die maximale Druckanstiegsgeschwindigkeit wurde um 7,5% signifikant verringert. Die Herzfrequenz nahm deutlich (13,8%) ab. Da der Schlagindex praktisch unverändert blieb, ist die Abnahme des Herzindex als frequenzabhängig anzusehen (Abb. 4.9). Herzarbeit bzw. Herzleistung und Druck-Frequenz-Produkt wurden mit Abnahmen um 14,3% und 19,2% entsprechend den Änderungen von mittlerem systolischem Druck, Herzindex und Herzfrequenz verändert.

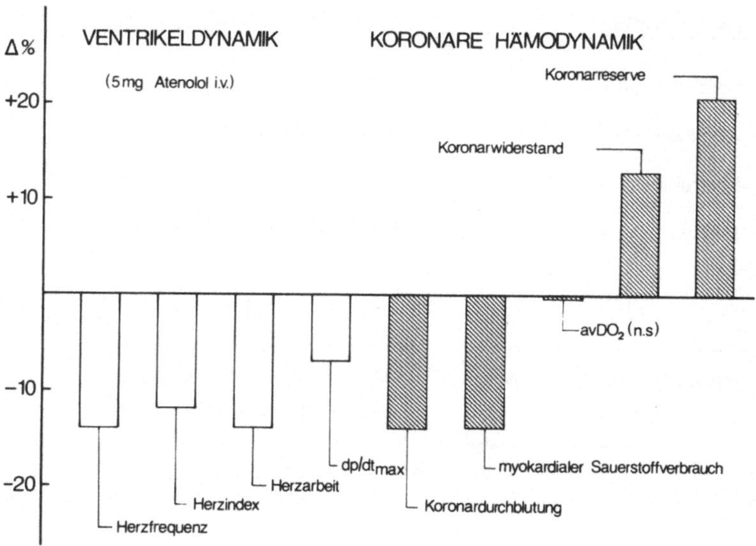


**Abb. 4.9.** Schematische Darstellung der Änderung von Pump- und Kontraktilitätsgrößen einerseits und koronaren sowie metabolischen Größen andererseits unter 5 mg Atenolol i.v. Beachte, daß eine deutliche Abnahme von Herzfrequenz, Herzindex, Herzarbeit und maximaler Druckanstiegsgeschwindigkeit im linken Ventrikel erfolgt. Beachte ferner eine annähernd gleichstarke Abnahme von myokardialem Sauerstoffverbrauch und Koronardurchblutung. Beachte andererseits, daß der Koronarwiderstand und die Koronarreserve unter Atenolol deutlich zunehmen

### *Koronare Hämodynamik und myokardialer Sauerstoffverbrauch*

Die Koronardurchblutung des linken Ventrikels wurde erheblich, d.h. um 14,5% vermindert (Tabelle 4.36, 4.37; Abb. 4.8–4.10). Bei nur geringgradiger Veränderung des koronaren Perfusionsdruckes (mittlerer diastolischer Aortendruck abzüglich des mittleren diastolischen Druckes im linken Ventrikel) nahm der Koronarwiderstand deutlich zu (12,7%). Eine sichere Änderung der arteriokoronarvenösen Sauerstoffdifferenz war nicht nachweisbar. Der Sauerstoffverbrauch des linken Ventrikels wurde signifikant um 13,6% gesenkt.

## Besprechung der Ergebnisse

Die Untersuchungen zeigen, daß bei Patienten mit kardial kompensierter essentieller Hypertonie wie auch bei Patienten mit normotensiver koronarer Herzkrankheit unter einer akuten $\beta$-Rezeptorenblockade mittels Atenolol (5 mg i.v.) frequenzbedingte Abnahmen der Ventrikelfunktion (Herzindex, Herzarbeit, $dp/dt_{max}$) auftreten [258]. Zur Änderung der maximalen Druckanstiegsgeschwindigkeit könnte zusätzlich die leichte systolische Drucksenkung beitragen. Zeichen einer direkt negativ inotropen Wirkung von Atenolol fanden sich nicht. Die Abnahmen von Herzfrequenz, Herzindex, $dp/dt_{max}$, Herzarbeit und „tension time index" zeigen somit eine wirksame systolische Entlastung des linken Ventrikels. Die Veränderungen der koronaren Hämody-

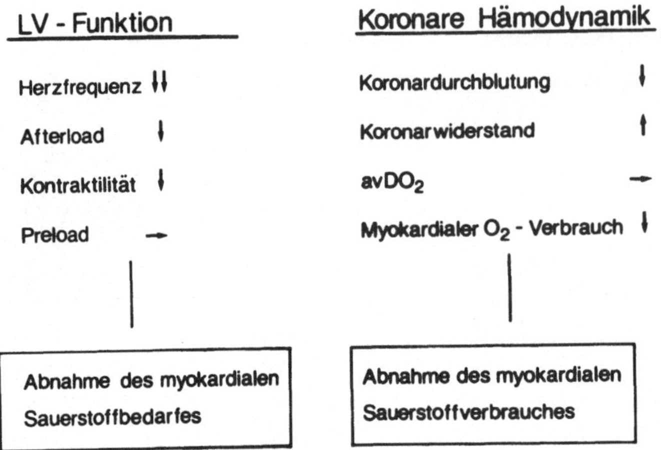


**Abb. 4.10.** Schematische Darstellung der Wirkung einer akuten β-Rezeptorenblockade (Atenolol) auf die Funktionen des linken Ventrikels und die koronare Hämodynamik

namik waren durch eine ausgeprägte Abnahme von Koronardurchblutung und myokardialem Sauerstoffverbrauch bei unveränderter arteriokoronarvenöser Sauerstoffdifferenz gekennzeichnet. Der Koronarwiderstand nahm erheblich zu. Die systolische Entlastung des linken Ventrikels ging somit mit einer deutlichen metabolischen Entlastung bzw. Abnahme des myokardialen Energiebedarfes einher [258, 271–276].

Atenolol kann als weitgehend kardioselektiver β-Rezeptorenblocker eingestuft werden, der unter chronischer Anwendung bei der arteriellen Hypertonie mit einer deutlichen arteriellen Drucksenkung einhergeht [190]. Neben der antihypertensiven Wirkung ist eine seiner ausgeprägtesten Wirkungen die Verlangsamung der Herzfrequenz, die unter chronischer Applikation und bereits als Akuteffekt manifest wird und ursächlich für die Abnahme von Herzindex, Herzarbeit, „tension time index“ und maximaler Druckanstiegsgeschwindigkeit in Betracht kommt. Einer Abnahme der Herzfrequenz bei akuter intravenöser Anwendung von 5 mg Atenolol um 13,8% (Tabelle 4.36; 4.37) steht eine Frequenzabnahme bei chronischer, oraler Anwendung von 75–100 mg um ca. 15–18% gegenüber, so daß die Frequenzeffekte unter diesen Bedingungen quantitativ vergleichbar sind. Allerdings differiert die Blutdruckwirkung bei akuter (–5,4%) und chronischer Anwendung deutlich. Demzufolge ist bei chronischer Anwendung mit einer noch stärkeren Abnahme der Herzleistung und des „tension time index“ und konsekutiv mit noch ausgeprägteren Abnahmen von Faktoren zu rechnen, die den Sauerstoffverbrauch des linken Ventrikels bestimmen, so daß die durch Atenolol einsetzende Druck- und Frequenzabnahme als wirksames Korrelat einer systolischen Entlastung des linken Ventrikels anzusehen ist. Für die praktisch therapeutische Anwendung von Atenolol bei der essentiellen Hypertonie ist allerdings anzumerken, daß als Folge der ausgeprägten Frequenzabnahme hämodynamische Nebenwirkungen, wie das Auftreten bradykardiebedingter Hochdruckspitzen, nicht auszuschließen sind.

Für die Abnahme der Koronardurchblutung und Zunahme des Koronarwiderstandes unter akuter β-Rezeptorenblockade sind u.a. a) die ventrikeldynamischen und metabolischen Atenololauswirkungen, b) die Veränderungen der β-Rezeptoraktivitäten und c) direkte Wirkungen auf die glatte Gefäßmuskulatur des Koronararteriengefäßsystems zu diskutieren [154, 189–191, 203, 326]. Unter der Voraussetzung der Existenz von $\alpha$- und $\beta$-Rezeptoren am menschlichen Koronargefäßsystem könnte eine Blockierung der $\beta$-Rezeptoren ein relatives Überwiegen der $\alpha$-Rezeptoren mit konsekutiver Koronarkonstriktion (Zunahme des Koronarwiderstandes, Abnahme der Koronardurchblutung) bedeuten. Für diese hämodynamische Bedingung wäre allerdings eine Steigerung der koronaren Sauerstoffextraktion, meßbar durch Zunahme der arteriokoronarvenösen Sauerstoffdifferenz, zu erwarten [258]. Da die arteriokoronarvenöse Sauerstoffdifferenz unverändert blieb, ist eine primäre Koronarkonstriktion, vermittelt durch $\alpha$-adrenerges Überwiegen oder durch mögliche direkte koronarkonstriktorische Atenololeinflüsse, weitgehend auszuschließen. Wahrscheinlich ist vielmehr, daß die Abnahme des myokardialen Sauerstoffverbrauches infolge Abnahme seiner ventrikeldynamischen Determinanten bei hoher koronarer Sauerstoffextraktion verursacht ist und daß die Abnahme der Koronardurchblutung und Zunahme des Koronarwiderstandes einhergeht. Insofern sind die Veränderungen von Koronardurchblutung und Koronarwiderstand als metabolisch und vorrangig als Folge des veränderten myokardialen Energiebedarfes unter $\beta$-Rezeptorenblockade anzusehen [258].

Die an 5 Patienten mit kardial kompensierter essentieller Hypertonie durchgeführte Bestimmung der Koronarreserve unter Kontrollbedingungen sowie unter Dipyridamol (0,5 mg/kg Körpergewicht i.v), 40 min nach intravenöser Injektion von 5 mg Atenolol, ergab eine Zunahme der Koronarreserve um 21% (Tabelle 4.38). Dabei war der minimal erreichbare Koronarwiderstand mit und ohne Atenolol praktisch gleich hoch, während der Ausgangswert unter Atenolol deutlich höher lag. Dies bedeutet, daß die Zunahme der Koronarreserve als Folge des unter Atenolol erhöhten Koronarwiderstandes anzusehen ist [267, 268]. Dies bedeutet ferner, daß bei ventrikeldynamisch und metabolisch entlastenden Eingriffen trotz konsekutiver Zunahme des Koronarwiderstandes und Abnahme der Koronardurchblutung mit einer erhöhten koronaren Regulationsbreite zu rechnen ist. Wahrscheinlich findet diese Zunahme der Koronarreserve ihr klinisches Korrelat in der verbesserten Belastungstoleranz und reduzierten Schmerzanfälligkeit bei mit $\beta$-Rezeptorenblockern behandelten koronarkranken Patienten mit oder ohne arterieller Hypertonie. Ähnliche Befunde wurden kürzlich aus unserer Arbeitsgruppe bei der koronaren Herzkrankheit ohne arterielle Hypertonie mitgeteilt [267, 268]. Es ist vorstellbar, daß auch andere metabolisch entlastende Eingriffe, die mit einer Abnahme von Koronardurchblutung und myokardialem Sauerstoffverbrauch und einer Erhöhung des Koronarwiderstandes einhergehen, wie negativ inotrope, negativ chronotrope und blutdrucksenkende Pharmaka, zu einer Zunahme der Koronarreserve und damit der koronaren Belastbarkeit der Patienten führen können. Insofern ist eine Verbesserung der Koronarreserve des Herzens durch eine Herabsetzung der mechanischen und hämodynamischen Determinanten des myokardialen Energiebedarfs über negativ inotrope und negativ chronotrope Maßnahmen zu erwarten, während umgekehrt Eingriffe mit Steigerung des myokardialen Sauerstoffverbrauchs in der Regel auch mit einer Abnahme der Koronarreserve einhergehen können.

Die Abnahme von Pumpfunktion und myokardialem Sauerstoffverbrauch unter dem Einfluß von $\beta$-Rezeptorenblockern wären möglicherweise geeignet, bei der konzentrisch oder irregulär hypertrophierten und kardial kompensierten essentiellen Hypertonie durch langfristige Abnahme von Herzfrequenz, Kontraktionsgeschwindig-

**Tabelle 4.38.** Koronardurchblutung ($\dot{V}_{cor}$), Koronarwiderstände ($R_{cor}$) vor bzw. nach Dipyridamol sowie Koronarreserve des linken Ventrikels unter Kontrollbedingungen sowie nach vorheriger $\beta$-Rezeptorenblockade mittels 5 mg Atenolol i.v. Beachte die Zunahme der Koronarreserve unter Atenolol

| | $\dot{V}_{cor}$ [ml/min · 100 g] | $R_{cor}$ [mm Hg · min · 100 g · $ml^{-1}$] | $R_{cor}{}^{a}$ | Koronarreserve ($R_{cor}/R_{cor}{}^{a}$) |
|---|---|---|---|---|
| Kontrolle | 89,2 | 1,61 | 0,53 | 3,03 |
| Atenolol | 74,8 | 1,79 | 0,49 | 3,66 |

[a] 0,5 mg/kg Dipyridamol i.v.

keit und Herzleistung eine Regression der abnorm vermehrten linksventrikulären Muskelmasse herbeizuführen. Dadurch könnte eine Verringerung der erhöhten Masse-Volumen-Relation ereicht werden. Tierexperimentelle Studien haben gezeigt, daß eine Abnahme der Ventrikelhypertrophie an normotonen wie auch an hypertonen Tieren durch langfristige $\beta$-Rezeptorenblockade möglich ist [306, 325]. Inwieweit dieses sinnvolle Konzept auch für die essentielle Hypertonie am Menschen, entsprechend einer Änderung der Masse-Volumen-Relation langfristig therapeutisch nutzbar ist, bleibt Verlaufsstudien bei Patienten mit essentieller Hypertonie vorbehalten.

## 4.8 Therapie des Hochdruckherzens mit intrinsisch wirksamen und mit kardioselektiven $\beta$-Rezeptorenblockern (Metoprolol-/Pindololstudie)

$\beta$-Rezeptorenblocker werden u.a. in der Behandlung der arteriellen Hypertonie und der koronaren Herzkrankheit mit den Zielen der Drucksenkung, Abnahme der Angina pectoris und Koronarinsuffizienz, Abnahme von Herzrhythmusstörungen und Steigerung der Koronarreserve und Belastungstoleranz eingesetzt. In ausreichend hoher Dosierung wirken alle $\beta$-Rezeptorenblocker negativ inotrop. Diese Wirkung kann sinnvoll und erwünscht (hypertrophiertes Hochdruckherz, hypertrophische obstruktive Kardiomyopathie, koronare Herzkrankheit, Tachykardie und Exzeßinotropie), zum anderen aber auch unerwünscht und potentiell kontraindiziert sein (Ruhe- und Belastungsherzinsuffizienz bei Hypertrophie, Herzdilatation, koronare Herzkrankheit, angeborene und erworbene Herzerkrankungen u.a.).

Eine Vielzahl von Patienten mit den Hauptindikationen für $\beta$-Rezeptorenblocker (arterielle Hypertonie, koronare Herzkrankheit) sind am Rande der Belastungs- und Ruheinsuffizienz des linken Ventrikels, der beginnend dilatiert und mit Abnahmen der isovolumetrischen und Auswurfparameter einhergeht. In diesen Fällen wäre eine $\beta$-Rezeptorenblockade aus antihypertensiver und koronarer Sicht zwar erwünscht, aber aus Gründen der latenten oder manifesten Myokardinsuffizienz relativ oder absolut kontraindiziert. Die an einen $\beta$-Rezeptorenblocker unter diesen klinischen Bedingungen zu stellenden Anforderungen würden idealerweise eine hohe $\beta$-sympathikolytische Potenz, fehlende negativ inotrope Eigenwirkung und – bei bradykarder Ausgangsfrequenz – eine leichte Zunahme der Herzfrequenz beinhalten. Diese therapeutischen Zielsetzungen ließen sich prinzipiell durch $\beta$-Rezeptorenblocker mit intrinsischer, sympathikomimetischer Eigenaktivität erreichen (Pindolol, Acebutolol u.a.).

Derzeit ist allerdings offen, ob die genannten Wirkungsmuster durch die klinisch eingesetzten β-Rezeptorenblocker tatsächlich erreicht werden [81, 156, 190]. Es war daher die Fragestellung dieses Beitrages, ob bei Patienten mit essentieller Hypertonie und begleitender beginnender Herzinsuffizienz, quantifiziert durch die klinische Symptomatik, eine Vergrößerung der Herzgröße (linker Ventrikel) und Abnahme der linksventrikulären Auswurffraktion, der Einsatz von intrinsisch sympathikomimetisch aktiven (ISA) β-Rezeptorenblockern im Unterschied zu kardioselektiven β-Rezeptorenblockern ohne ISA nicht nur nicht negativ inotrop wirken würde, sondern darüber hinaus zu einer Steigerung der Ventrikelfunktion und Zunahme der Herzfrequenz führen könnte.

## Methodik

Die Untersuchungen wurden an insgesamt 11 Patienten mit essentieller Hypertonie des klinischen Schweregrades (NYHA) I–III durchgeführt (Abb. 4.11). Die linksventrikuläre Muskelmasse dieser Patienten war gegenüber der Norm um 35% erhöht, das enddiastolische Volumen des linken Ventrikels war um 24–28% gesteigert, die Auswurffraktion war um 14–16% reduziert.

Die Studie wurde als randomisierte Cross-over-Studie mit Pindolol (3mal 5–15 mg/Tag) und Metoprolol (2mal 100–200 mg/Tag) konzipiert. Die Dosis wurde gewählt, um den systolischen und diastolischen Blutdruck in den Normbereich abzusenken.

Die hämodynamischen und ventrikeldynamischen Messungen wurden mittels ein- und zweidimensionaler Echokardiographie vor, während und nach der Therapie mit Pindolol bzw. mit Metoprolol durchgeführt [82, 83, 204, 210–213, 226, 227, 231, 235].

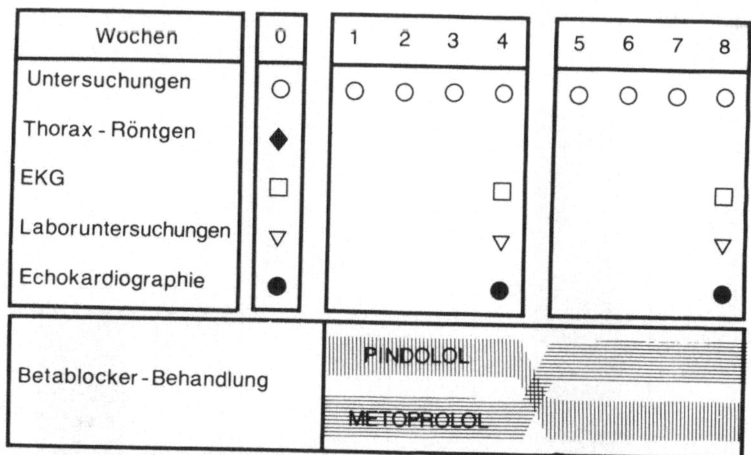


**Abb. 4.11.** Untersuchungsgang der Pindolol-/Metoprololstudie. Initial (Zeitpunkt NULL) wurden klinische sowie technische Untersuchungen durchgeführt (Thoraxröntgen, EKG, Labor, Echokardiographie). 4 Wochen erfolgte zunächst die Behandlung mit Pindolol und Metoprolol, 4 Wochen wurde im Cross-over-Versuch mit Medikation gewechselt

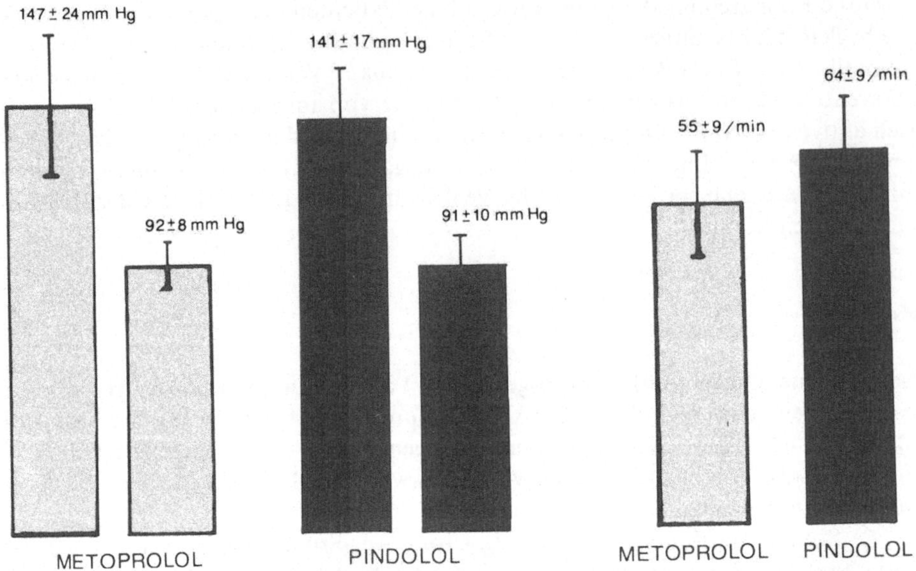


**Abb. 4.12.** Blutdruck und Herzfrequenz in beiden untersuchten Gruppen. Beachte, daß der Blutdruck systolisch und diastolisch auf vergleichbare Werte gesenkt wurde, während die Herzfrequenz in der mit Pindolol behandelten Gruppe deutlich höher war

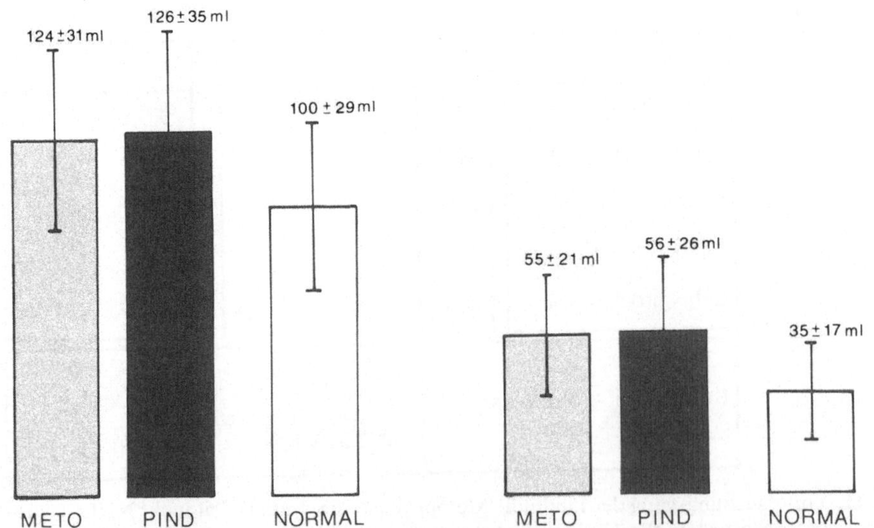


**Abb. 4.13.** Enddiastolisches Volumen und endsystolisches Volumen. Beachte, daß unter beiden $\beta$-Rezeptorenblockern keine signifikante Änderung der Volumina einsetzt

Enddiastolische und endsystolische Volumen wurden biplan mit der Flächen-Länge-Methode ermittelt. Die systolische Wandspannung wurde unter Einbeziehung des systolischen Blutdruckes, des enddiastolischen Ventrikelradius und der enddiastolischen Wanddicke des linken Ventrikels mittels der Laplace-Gleichung berechnet. Der auxotone Kontraktilitäts- bzw. Geschwindigkeitsindex der mittleren normalisierten systolischen Auswurfrate (MNSER) wurde als Quotient aus Auswurffraktion und Auswurfzeit ermittelt.

## Ergebnisse

Unter Pindolol und Metoprolol kam es zu einer quantitativ vergleichbaren Reduktion bzw. Normalisierung des systolischen und diastolischen Blutdruckes. Beide Substanzen waren somit equipotent hinsichtlich ihrer antihypertensiven Wirkung (Abb. 4.12).

Auf Grund der effektiven arteriellen Drucksenkung war die systolische Wandspannung in den behandelten Patientengruppen gegenüber der Norm nur noch mittelgradig erhöht. Dies entspricht einer nahezu normalisierten linksventrikulären Nachlast.

Die ventrikulären Dimensionsgrößen (enddiastolisches Volumen, endsystolisches Volumen) waren unter beiden Substanzen ebenfalls unverändert, d. h. um ca. 24–28% gegenüber den normotensiven und kardial kompensierten Patienten erhöht (Abb. 4.13).

Die Herzfrequenz war in der metoprololbehandelten Gruppe um 9/min (14%) gegenüber den mit Pindolol behandelten Patienten verringert. Schlagvolumen und Schlagindex waren in den behandelten Gruppen gleich hoch (Abb. 4.14), so daß die Zunahme des Herzindex in der pindololbehandelten Gruppe gegenüber der metoprololbehandelten Gruppe ausschließlich frequenzabhängig war (Abb. 4.15).

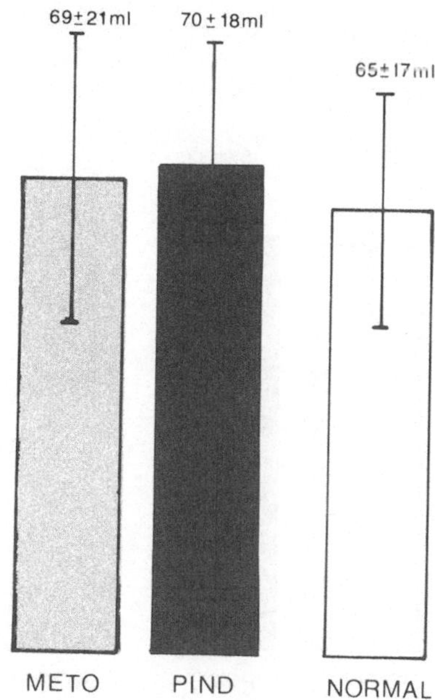


**Abb. 4.14.** Schlagvolumen. Beachte, daß keine nennenswerten Änderungen des Schlagvolumens erfolgen

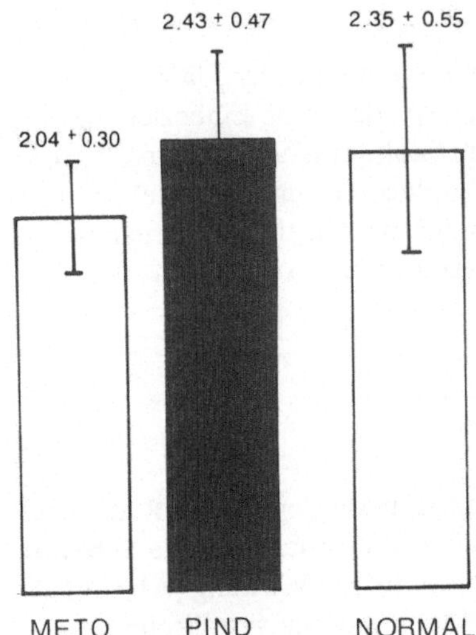


**Abb. 4.15.** Herzindex. Beachte, daß in der mit Pindolol behandelten Gruppe der Herzindex mit 2,43 l/min · m² deutlich höher liegt als in der mit Metoprolol behandelten Patientengruppe (2,04 l/min · m²). Dieser Effekt ist frequenzbedingt

Die Auswurffraktion war in beiden Gruppen gleichermaßen erniedrigt (Abb. 4.16). Da die Auswurffraktion sowohl von der Kontraktilität des Myokards aber auch von diastolischen (Preload) und systolischen Lastfaktoren (Afterload) abhängt, kann bilanzmäßig eine differente Änderung dieser Determinanten der Auswurffraktion unter Pindolol und Metoprolol weitgehend ausgeschlossen werden.

Die auxotonen Kontraktionsgeschwindigkeitsindizes, meßbar durch die MNSER (Abb. 4.17) waren in der metoprololbehandelten Gruppe gegenüber der pindololbehandelten Gruppe um ca. 10% erniedrigt.

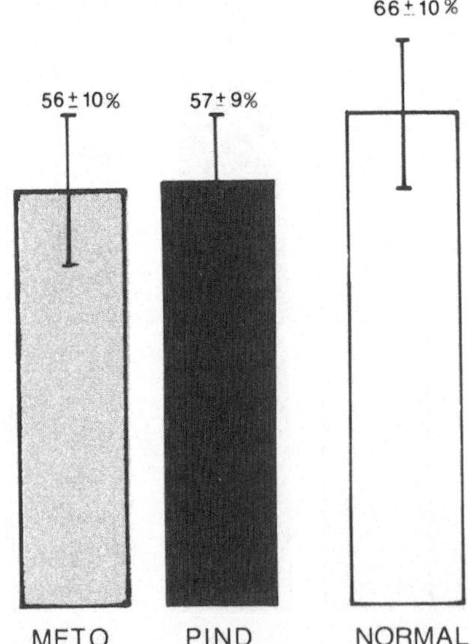


**Abb. 4.16.** Auswurffraktion des linken Ventrikels. Beachte die vergleichbar hohe Auswurffraktion in beiden medikamentös behandelten Patientengruppen

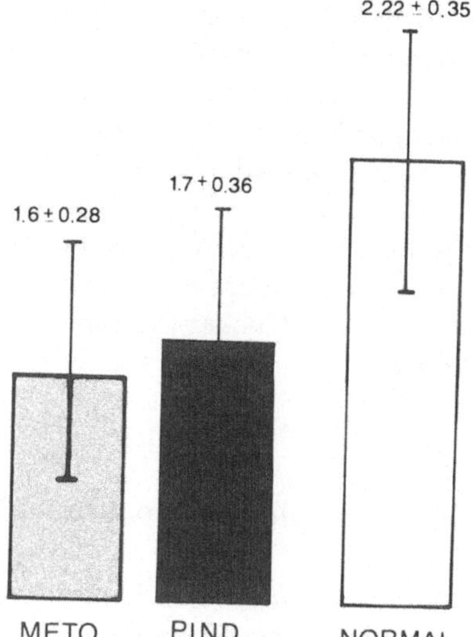


**Abb. 4.17.** Mittlere normalisierte systolische Auswurfrate (MNSER, vol/s). Beachte den annähernd gleich hohen Wert in beiden medikamentös behandelten Patientengruppen

## Besprechung der Ergebnisse

Die Untersuchungen zeigen, daß eine $\beta$-Rezeptorenblockade des Hochdruckherzens mittels einem kardioselektiven $\beta_1$-Rezeptorenblocker (Metoprolol) im Unterschied zur $\beta$-Rezeptorenblockade mit intrinsischer sympathikomimetischer Aktivität (ISA) (Pindolol) zu einer signifikanten Pulsverlangsamung führt bzw. daß die Herzfrequenz unverändert bleibt oder im Vergleich zur Kontrollgruppe sogar leicht ansteigen kann. Der Unterschied in der Herzfrequenz zwischen beiden Rezeptorenblockern ist signifikant. Demzufolge läßt sich als differentialtherapeutische Wirkung ableiten, daß Pindolol bei bradykarder Ausgangsfrequenz und bei Hypertonikern mit Neigung zu Bradykardien gegenüber kardioselektiven $\beta$-Rezeptorenblockern präferentiell eingesetzt werden sollte. Sichere Differenzen in den Wirkungen auf Größen der Pumpfunktion und aufgrund der auxotonen Verkürzungsgeschwindigkeit fanden sich nicht. Das Schlagvolumen als Maß der effektiven Muskelfaserverkürzung war in beiden Gruppen gleich hoch, ebenso bestanden keine Unterschiede in der Auswurffraktion des linken Ventrikels. Die als Kontraktilitäts- bzw. Geschwindigkeitsparameter ermittelte MNSER, d.h. die auf die Auswurfzeit bezogene Auswurffraktion, war in der Pindololgruppe gegenüber der Metoprololgruppe gesteigert. Allerdings ist nicht auszuschließen, daß diese „inotrope" Wirkung frequenzbedingt ist, da sowohl isovolumetrische als auch die auxotonen Geschwindigkeitsindizes eine deutliche Abhängigkeit von der Herzfrequenz aufwiesen.

Wenn sich auch keine direkten kontraktilitätsverbessernden Wirkungen von Pindolol nachweisen ließen, so bleibt u.a. als positive kardiale und hämodynamische Wirkung festzuhalten, daß eine signifikante Änderung im Herzminutenvolumen der beiden behandelten Gruppen bestand. Der Herzindex war in der mit Pindolol behandelten Gruppe um ca. 20% erhöht, ein Effekt, der überwiegend auf die unterschiedlichen Herzfrequenzen in beiden Gruppen zurückzuführen ist.

Unabhängig von der Ursache der Steigerung des Herzminutenvolumens unter Pindolol zeigt diese Wirkung eine Verbesserung der Ventrikelfunktion, die bei Hypertonikern mit beginnender Linksherzinsuffizienz und Ventrikeldilatation differentialtherapeutisch genutzt werden könnte. Dies bedeutet, daß auch bei nicht nachweislicher sympathikomimetischer Wirkung von Pindolol auf das Myokard (MNSER, AF) zumindest die frequenzsteigernde und damit herzauswurffördernde Wirkung von Pindolol bei Hypertonikern mit Bradykardie, Neigung zu Bradykardie und bei Hypertonikern mit bradykarder Herzinsuffizienz im Vergleich zu einem kardioselektiven $\beta$-Rezeptorenblocker (Metoprolol) klinisch-therapeutische Vorteile mit sich bringen könnte.

## 4.9 Therapie des Hochdruckherzens mit Diuretika

Für den *kardialen* Mechanismus der Diuretikawirkung ergeben sich qualitativ 3 wesentliche Angriffspunkte. Diese sind:

1. Änderungen der Ventrikeldynamik über eine Änderung der Ventrikeldimensionsgrößen,
2. Peripher-vaskuläre Angriffspunkte und
3. inotrope Eigenwirkungen.

Diuretika führen am dilatierten und insuffizienten menschlichen Herzen zu einer Änderung der *Ventrikeldimensionen* mit Abnahme des ventrikulären Füllungsvolumens und Füllungsdruckes (Preloadsenkung). Demzufolge nimmt die Masse-Volumen-Relation bzw. die Wanddicke-Radius-Relation zu. Auch ohne Änderung der systolischen Nachlast kommt es somit indirekt zu einer Abnahme der systolischen Wandspannung (Afterloadabnahme) mit nachfolgender Verbesserung der myokardialen Energiebilanz und einer Zunahme der Wandspannungsreserve. Bei gleichzeitiger Abnahme des systolischen Druckes und des peripheren arteriellen Widerstandes ist mit einer zusätzlichen, quantitativ erheblichen Afterloadabnahme und Verminderung des myokardialen Energiebedarfes zu rechnen.

Unabhängig von der Höhe der Ausgangswerte nehmen die Füllungsdrücke innerhalb der ersten Stunde nach Applikation eines stark wirksamen Diuretikums (z. B. Furosemid) im Mittel zwischen 20 und 46% vom Ausgangswert ab. Bei dekompensierten Hypertonikern geht damit eine systematische Besserung der Dyspnoe einher.

Ist in der Gesamtbilanz die Abnahme des *Preload* unbestritten, so ist die Quantifizierung des „venösen Pooling" insbesondere durch den Nachweis peripher-vaskulärer Angriffspunkte bislang offen. Mitteilungen über die Wirkung von Furosemid lassen auf eine zweiphasische Wirkung schließen. Dem renalen Angriffspunkt mit Abnahme des Plasmavolumens und Extrazellulärvolumens geht zusätzlich eine direkte Weitstellung der venösen Kapazitätsgefäße voran, so daß Furosemid eine zumindest vorübergehende preloadsenkende Wirkung mit Verbesserung der Herzfunktion und Abnahme der Dyspnoe bei akuter Linksherzinsuffizienz anurischer und nephrektomierter Patienten aufweisen kann. Demnach kann unter Furosemid schon vor dem Einsetzen der Diurese eine Abnahme der intrapulmonalen Stauung mit Besserung des Symptoms Dyspnoe erwartet werden.

Neben der ausgeprägten Abnahme des Füllungsdruckes führt der akute Einsatz von Diuretika inkonstant zu einer leichten Abnahme des arteriellen Druckes bis zu 14%. Dies dürfte zumindest einer quantitativ vergleichbaren Abnahme des *Afterload* entsprechen. Da die Herzfrequenz in allen Fällen praktisch unverändert bleibt, ist demnach nur eine leichte Abnahme des Herzzeitvolumens zu erwarten. Mehrheitlich vermindert sich jedoch das Herzzeitvolumen zwischen 8 und 25% bezogen auf den Ausgangswert.

Klinische Untersuchungen über die *inotropen Eigenwirkungen* von Diuretika zeigen eine positiv inotrope Wirkung von Canrenoat-Kalium (Spironolactone) mit Anstieg von Herzindex und maximaler Druckanstiegsgeschwindigkeit [263]. Dieser Befund wurde unter besonderen experimentellen Bedingungen bestätigt. Wegen der strukturellen Ähnlichkeit mit Digitalisglykosiden geht Canrenoat-Kalium, wie diese, eine Bindung mit Glykosidrezeptoren ein und hemmt die ($Na^+$-$K^+$)ATPase. Im Gegensatz zu Herzglykosiden kommt es allerdings erst bei hohen unspezifischen Konzentrationen ($>10^{-5}$ Mol) zu einer ausreichenden Bindung an den Rezeptor. Auch für Amilorid wurde in einem hohen Konzentrationsbereich ($>10^{-6}$ Mol) ein leichter positiv inotroper Effekt nachgewiesen [263]. Da diese Wirkungen erst bei sehr hohen Konzentrationen nachweisbar waren, dürfte daher in beiden Fällen einer effektiven inotropen Wirkung in klinisch-therapeutischen Dosierungen eher eine untergeordnete Bedeutung zukommen. Für Furosemid, Etacrynsäure und Triamteren lassen sich am Ventrikelmyokard keine inotropen Eigenwirkungen nachweisen. Die Unbeeinflußbarkeit der Ventrikelkontraktilität durch Furosemid wurde ebenfalls tierexperimentell und klinisch bestätigt [121, 263].

Die *Langzeitbehandlung der essentiellen Hypertonie* mit einer Monotherapie mit Diuretika führt zur Senkung des arteriellen Blutdruckes bis zu einem Viertel der Ausgangswerte. Eine parallel dazu verlaufende Abnahme des peripheren arteriellen Widerstandes ohne wesentliche Abnahme des Herzzeitvolumens erscheint gut gesichert. Diese Wirkung ist im wesentlichen unabhängig von der Wahl des eingesetzten Diuretikums und führt damit bei der Hochdruckbehandlung zu einer quantitativ wirksamen Senkung des Afterload. Das zu Beginn der Therapie mit Diuretika reduzierte Herzzeitvolumen kehrt nach mehrwöchiger Behandlung wieder zum Ausgangswert zurück. Umgekehrt verhält sich der arterielle Gefäßwiderstand, der nach anfänglicher Erhöhung wieder abnimmt [20, 45, 121, 147, 198, 215].

Therapeutisch wichtig ist das Verhalten der zentralen und peripheren Hämodynamik unter Belastungsbedingungen. Nach mehrmonatiger diuretischer Therapie kommt es unter ergometrischer Belastung zu einem abgeschwächten Anstieg des arteriellen Blutdruckes sowie zu einer leichten Abnahme des arteriellen Gefäßwiderstandes [121]. Dies dürfte einer wirksamen linksventrikulären Entlastung und nachfolgend einer verbesserten Energiebilanz gleichkommen.

## 4.10 Therapie des Hochdruckherzens und der Herzinsuffizienz mit Vasodilatatoren (Hydralazinstudie)

### Ventrikelfunktion und koronare Hämodynamik unter Hydralazin

Vasodilatatoren werden bevorzugt in der Behandlung der hypertensiven Herzinsuffizienz eingesetzt [77, 120, 122, 151–153, 187, 319]. Durch ihre klinische Anwendung wird eine Reduktion abnormer Lastbedingungen des Herzens (Preload, Afterload) angestrebt. Für das Hochdruckherz ist insbesondere eine Minderung einer abnorm erhöhten Nachlast entscheidend, da dadurch Blutdruck, peripherer Widerstand und meist auch die systolische Wandspannung des linken Ventrikels wirksam gesenkt werden können. Eine Wandspannungsreduktion ist gleichbedeutend mit einer Nachlastreduktion, die per se mit einer Steigerung der Ventrikelfunktion, d.h. mit einer Zunahme der Auswurffraktion und meist auch des Schlagvolumens einhergeht. Bei einer Vorlastreduktion ist ebenfalls eine Abnahme der systolischen Wandspannung zu erwarten, allerdings ist bei vergleichbarer Senkung des enddiastolischen Druckes im linken Ventrikel nur dann mit einer wirksamen Nachlastreduktion zu rechnen, wenn gleichzeitig eine Verkleinerung der Ventrikeldimensionen einsetzt (dilatiertes Hochdruckherz).

**Tabelle 4.39.** Patientengut (Hydralazinstudie) (Gruppe I, kompensiertes Hochdruckherz)

| | | |
|---|---|---|
| Anzahl (n) | | 22 |
| Alter [Jahre] | | 59 |
| Schweregrad (WHO) | | I–III |
| Schweregrad (NYHA) | | II–IV |
| Dauer des Bluthochdruckes [Jahre] | | 4 |
| Angina pectoris | | 14 (64%) |
| Ruhedyspnoe | | – |
| Belastungsdyspnoe | | 6 (9%) |
| Abgelaufener Myokardinfarkt | | 8 (36%) |
| Zerebraler Insult | | – |
| Nierenfunktionseinschränkung | | – |
| Linksherzhypertrophie (Röntgen) | | 22 (100%) |
| (EKG) | | 22 (100%) |
| Linksatriale Hypertrophie | | 19 (86%) |
| Koronarstenosen | | 9 (41%) |
| Regionale Wandkontraktionsstörungen | | 5 (22%) |
| Irreguläre Wandhypertrophie | | 4 (18%) |
| Linksventrikuläre Muskelmasse | (LVMM) | 178 g/m$^2$ |
| Enddiastolisches Volumen | (EDV) | 80 ml/m$^2$ |
| Masse-Volumen-Relation | (LVMM/EDV) | 2,23 g/ml |
| Auswurffraktion [%] | | 71 |
| Herzindex [l/min · m$^2$] | | 3,61 |

n = 22

**Tabelle 4.40.** Patientengut (Hydralazinstudie) (Gruppe II, dekompensiertes Hochdruckherz)

| | |
|---|---|
| Anzahl (n) | 9 |
| Alter [Jahre] | 56 |
| Schweregrad (WHO) | I–III |
| Schweregrad (NYHA) | II–IV |
| Dauer des Bluthochdruckes [Jahre] | >4 |
| Angina pectoris | – |
| Ruhedyspnoe | 4 (44%) |
| Belastungsdyspnoe | 9 (100%) |
| Myokardinfarkt | 3 (33%) |
| Zerebraler Insult | 2 (22%) |
| Nierenfunktionsstörung | – |
| Linksherzhypertrophie (Röntgen) | 9 (100%) |
| (EKG) | 9 (100%) |
| Linksatriale Hypertrophie | 7 (78%) |
| Koronarstenosen | 9 (100%) |
| Regionale Wandkontraktionsstörungen | 4 (44%) |
| Irreguläre Wandhypertrophie | – |
| Linksventrikuläre Muskelmasse | 212 g/m² |
| Enddiastolisches Volumen | 165 ml/m² |
| Masse-Volumen-Relation | 1,28 g/ml |
| Auswurffraktion [%] | 34 |
| Herzindex [l/min · m²] | 2,81 |

n = 9

In der vorliegenden Studie wurde daher die Wirkung von Hydralazin, einem der wirksamsten arteriolär angreifenden Vasodilatatoren, auf die Ventrikelfunktion, die Ventrikeldimensionen und den Koronarkreislauf einschließlich des myokardialen Sauerstoffverbrauches analysiert. Da mit Hydralazin eine überwiegende arterioläre und wahrscheinlich weniger venöse Vasodilatation erreicht wird, ist mit einer präferentiellen Nachlastreduktion am konzentrisch hypertrophierten, aber auch am dilatierten Hochdruckherzen zu rechnen.

## Methodik

Die Untersuchungen wurden an insgesamt 31 Patienten mit konzentrisch hypertrophiertem (n = 22) (Tabelle 4.39) und mit dilatiertem Hochdruckherzen (n = 9) (Tabelle 4.40) durchgeführt. Der Hypertrophie- bzw. Insuffizienzgrad wurde nach den Kriterien der Masse-Volumen-Relation eingestuft: Konzentrisch hypertrophierte Herzen (Masse-Volumen-Relation: 2,23 g/ml), exzentrisch dilatierte Herzen (Masse-Volumen-Relation: 1,28 g/ml). Das methodische Vorgehen ist ausführlich in Kap. 2 dargestellt. Die hämodynamischen Messungen wurden vor und 30 min nach Hydralazininfusion (20 mg Apresolin in 10 min intravenös) durchgeführt. Die Koronardurchblutung wurde 5 min vor und 30 min nach Hydralazininfusion mittels der Argon-Methode gemessen.

## Ergebnisse

### *Patientengut*

### Gruppe I (n = 22, Tabelle 4.39)

Die Patienten dieser Gruppe hatten weitgehend normale Ventrikeldimensionen, und es bestand eine erhebliche Linksherzhypertrophie entsprechend einer gesteigerten Masse-Volumen-Relation (2,23 g/ml). Der Hochdruck war anamanestisch länger als 4 Jahre bekannt, der WHO-Schweregrad war I/II, der NYHA-Schweregrad 0/I°.

Vierzehn Patienten hatten typische Belastungs-Angina-pectoris; 2 Patienten hatten Belastungsdyspnoe, 8 Patienten hatten einen Myokardinfarkt durchgemacht; zerebrale und renale Läsionen bzw. Vorerkrankungen bestanden nicht.

Die Koronarreserve betrug im Mittel 3,22. 4 Patienten zeigten eine irreguläre, linksventrikuläre Hypertrophie von weniger als 50% endsystolischer Wanddickenvermehrung im irregulären Areal, so daß eine typische irreguläre Ventrikelwandhypertrophie (vgl. 3.3) ausgeschlossen werden konnte und die Einteilung als definitionsgemäß konzentrische Linksherzhypertrophie gerechtfertigt war.

### Gruppe II (n = 9, Tabelle 4.40)

Die Patienten dieser Gruppe zeigten vergrößerte Ventrikeldimensionen entsprechend einer normalisierten bzw. im Vergleich zur hypertensiven Herzhypertrophie reduzierten Masse-Volumen-Relation (1,28 g/ml). Der arterielle Bluthochdruck war länger als 4 Jahre bekannt, der WHO-Schweregrad war I–III, der NYHA-Schweregrad II–IV.

Alle Patienten hatten typische Belastungsinsuffizienzzeichen. Angina pectoris war nicht vorhanden. Bei 3 Patienten bestand ein abgelaufener Myokardinfarkt, bei 2 Patienten transiente ischämische Attacken.

### Ventrikelfunktion

Unter Hydralazin kam es am konzentrischen hypertrophierten (Gruppe I) als auch am dilatierten, d. h. exzentrisch hypertrophierten Hochdruckherzen (Gruppe II) zu einer deutlichen und signifikanten Abnahme des systolischen und des enddiastolischen Druckes im linken Ventrikel (Tabelle 4.41, 4.42; Abb. 4.18). Das quantitative Ausmaß der Drucksenkung war in beiden Gruppen etwa gleich hoch. Herzfrequenz und maximale Druckanstiegsgeschwindigkeit im linken Ventrikel wie auch weitere isovolumetrische Geschwindigkeitsindizes (Vpm, Vmax) wurden nur wenig und statistisch nicht signifikant beeinflußt. Herzindex und Schlagindex nahmen in beiden Gruppen zwischen 18–29% im Vergleich zu den Ausgangswerten zu. Herzarbeit und Tension-time-Index (TTI) wurden entsprechend der Änderung der Primärgrößen (mittlerer systolischer Druck, Herzindex, Herzfrequenz) beeinflußt (Abb. 4.18).

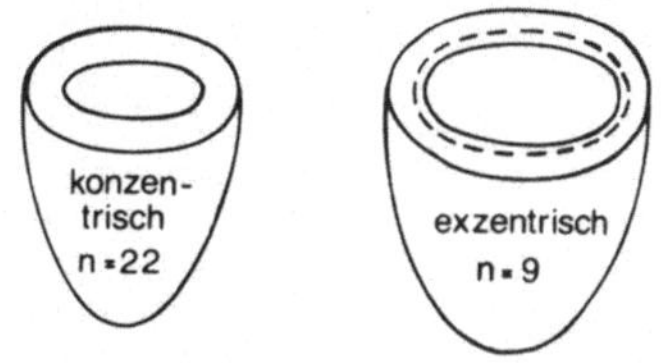

| | Herzhypertrophie (konzentrisch, n = 22) | Herzdilatation (exzentrisch, n = 9) |
|---|---|---|
| Systolischer Blutdruck | − 16 % ($p < 0{,}001$) | −19,6% ($p < 0{,}001$) |
| Enddiastolischer Druck | − 21 % ($p < 0{,}001$) | −29,3% ($p < 0{,}001$) |
| Herzfrequenz | + 6,8% | + 4,2% |
| Herzindex | +24,4% ($p < 0{,}001$) | +29,3% ($p < 0{,}001$) |
| Schlagindex | +18,4% ($p < 0{,}001$) | +20,6% ($p < 0{,}001$) |
| Maximale Druckanstiegsgeschwindigkeit | +8,3% | + 6,2% |
| Koronardurchblutung | +41,3% ($p < 0{,}001$) | +32,4% ($p < 0{,}02$) |
| Koronarwiderstand | −36,1% ($p < 0{,}001$) | −29,1% ($p < 0{,}01$) |
| Koronare $O_2$-Differenz | −18,6% ($p < 0{,}001$) | −14,4% ($p < 0{,}01$) |
| Myokardialer Sauerstoffverbrauch | + 7,5% | +4,1% |

Hydralazin 20 mg i.v.

**Abb. 4.18.** Wirkung von Hydralazin (20 mg i.v.) auf hämodynamische und ventrikeldynamische sowie koronare Funktionsgrößen des konzentrisch hypertrophierten Hochdruckherzens (*links*) und des exzentrisch hypertrophierten, dilatierten Hochdruckherzens (*rechts*). Beachte, daß bei beiden Funktionszuständen eine deutliche Drucksenkung (systolisch, enddiastolisch) erfolgt. Beachte ferner die deutliche Steigerung der Pumpgrößen des linken Ventrikels. Beachte schließlich, daß es unter Hydralazin zu einer deutlichen koronaren Mehrperfusion ohne nennenswerte Zunahme des myokardialen Sauerstoffverbrauches kommt

## *Koronare Hämodynamik*

Die Veränderungen der koronaren Hämodynamik unter Hydralazin waren durch eine erhebliche Perfusionssteigerung („Luxusperfusion") mit Zunahme der Koronardurchblutung, Abnahme des Koronarwiderstandes und Abnahme der arteriokoronarvenösen Sauerstoffdifferenz, die einer quantitativ vergleichbaren Abnahme der koronaren Sauerstoffextraktion entspricht, gekennzeichnet. Der myokardiale Sauerstoffverbrauch war im wesentlichen unverändert bzw. nichtsignifikant gesteigert.

**Tabelle 4.41.** Mittelwerte, Standardabweichungen, Signifikanzen (t-Test für Paardifferenzen und prozentuale Änderungen vor und 30 min nach intravenöser Injektion von 20 mg Hydralazin i. v.). Hinsichtlich Abkürzungen vgl. Tabelle 4.23

| | Hydralazin | | | |
|---|---|---|---|---|
| | Vor | Nach 30 min | p | [%] |
| $P_{LV}$ [mm Hg) | 186±9,2 | 156±8,2 | <0,001 | −16 |
| $P_{LVED}$ [mm Hg] | 16±3,3 | 13±2,9 | <0,001 | −21 |
| $dp/dt_{max}$ [mm Hg/s] | 2248±624 | 2494±730 | n.s. | + 8,3 |
| Herzfrequenz (l/min] | 73±4 | 81±5 | n.s. | − 6,8 |
| Herzindex [l/min · $m^2$] | 3,69±0,29 | 4,59±0,49 | <0,001 | +24,4 |
| Schlagindex [ml/Schlag · $m^2$] | 51,1±9 | 60,5±12 | <0,001 | +18,4 |
| Herzarbeit [mm Hg · ml/min · $m^2$] | 601,4±92 | 645±132 | n.s. | − 7,8 |
| TTI [$\bar{P}_{syst}$ · Herzfrequenz] | 11680±1280 | 10045±1090 | <0,01 | −14,1 |
| $\dot{V}_{cor}$ [ml/min · $m^2$] | 62±4 | 87,6±9 | <0,01 | +41,3 |
| $R_{cor}$ [mm Hg · min · 100 g · $ml^{-1}$] | 1,68±0,21 | 1,07±0,11 | <0,001 | −36,1 |
| avD $O_2$ [Vol%] | 13,98±1,72 | 10,57±1,64 | <0,02 | −18,6 |
| $M\dot{V}O_2$ [ml/min · 100 g] | 8,04±0,22 | 8,64±0,23 | n.s. | + 7,5 |

$\bar{x}$±SD, n=22

**Tabelle 4.42.** Mittelwerte, Standardabweichungen, Signifikanzen (t-Test für Paardifferenzen) und prozentuale Änderungen vor und 30 min nach intravenöser Injektion von 20 mg Hydralazin i.v.

| | Hydralazin | | | |
|---|---|---|---|---|
| | Vor | Nach 30 min | p | [%] |
| $P_{LV}$ [mm Hg) | 198±4 | 159,2±3 | <0,001 | −19,6 |
| $P_{LVED}$ [mm Hg] | 23±6 | 16,3±5 | <0,02 | −29,3 |
| $dp/dt_{max}$ [mm Hg/s] | 2184±88 | 2315±69 | n.s. | + 6 |
| Herzfrequenz (1/min] | 71±4 | 73,9±2 | n.s. | + 4 |
| Herzindex [1/min · $m^2$] | 3,24±0,18 | 4,17±0,11 | <0,001 | +29 |
| Schlagindex [ml/Schlag · $m^2$] | 46±11 | 55,5±12 | <0,01 | +20,6 |
| Herzarbeit [mm Hg · ml/min · $m^2$] | 550±40 | 611±63 | n.s. | −11,1 |
| TTI [$\bar{P}_{syst}$ · Herzfrequenz] | 12070±1030 | 10960±870 | n.s. | − 9,2 |
| $\dot{V}_{cor}$ [ml/min · 100 g] | 98±6 | 129±12,9 | <0,001 | +32 |
| $R_{cor}$ [mm Hg · min · 100 g · $ml^{-1}$] | 1,39±0,18 | 0,99±0,13 | <0,001 | −29 |
| avD $O_2$ [Vol%] | 11,91±1,41 | 10,2±0,92 | <0,02 | −14,4 |
| $M\dot{V}O_2$ [ml/min · 100 g] | 11,7±0,34 | 12,2±0,59 | n.s. | + 4,1 |

$\bar{x}$±SD, n=9

## Besprechung der Ergebnisse

Am konzentrisch hypertrophierten linken Ventrikel ist im Gefolge einer arteriellen Drucksenkung mit einer nachlastabhängigen Verbesserung der Ventrikelfunktion zu rechnen. Die Ventrikelfunktionsverbesserung ist allerdings am dilatierten Hochdruckherzen ausgeprägter und klinisch wirkungsvoller, da bei vergleichbarer arterieller Drucksenkung am dilatierten Herzen eine stärkere Reduktion der ventrikulären

Nachlast einsetzt. Dies beruht auf den ventrikelgeometrischen Gegebenheiten des Hochdruckherzens:

Aus unseren Untersuchungen zur Dynamik der hypertrophierten und dilatierten Herzen geht hervor, daß die systolische Wandspannung mit zunehmendem Hypertrophiegrad, d.h. mit zunehmender Masse-Volumen-Relation, abnimmt. Konzentrisch hypertrophierte Herzen mit hoher Wanddicke und kleinem enddiastolischem Volumen haben daher eine normale oder erniedrigte Wandspannung, während dünnwandige Ventrikel mit großem enddiastolischem Volumen erhöhte systolische Wandspannung aufweisen. Die niedrigsten Wandspannungen sind bei hypertrophischer obstruktiver Kardiomyopathie nachweisbar, und die höchsten Wandspannungen finden sich bei dekompensierten Hochdruckherzen und Herzklappenvitien. Die inverse Beziehung zwischen beiden Variablen ist druckabhängig und wird bei hohem Blutdruck zu höheren Wandspannungen verlagert. Neben der Hypertrophiegradbeurteilung ermöglicht diese Beziehung eine Quantifizierung der funktionellen und energetischen Auswirkungen therapeutischer Maßnahmen, da sich hieraus ableiten läßt, daß eine Ventrikelfunktionsverbesserung infolge lastensenkender Therapie am dünnwandigen dilatierten Herzen mit schlechter Auswurffraktion weitaus effektiver ist als am hypertrophierten Herzen mit normaler Auswurffraktion. Die therapeutischen Konsequenzen sollen anhand unserer Originalbefunde für vier ventrikelgeometrisch unterschiedliche Funktionszustände des hypertrophierten und dilatierten Herzens dargestellt werden:

1. Am konzentrisch hypertrophierten Herzen mit hoher Masse-Volumen-Relation (A), wie bei hypertrophischer obstruktiver und nichtobstruktiver Kardiomyopathie kommt es bei Abnahme des enddiastolischen Volumens, z.B. von 360 auf 240 ml, zu einer weiteren Zunahme der Masse-Volumen-Relation und zu einer leichten Abnahme der systolischen Wandspannung (Abb. 4.19). Allerdings steigt die Ventrikelfunktion, meßbar an der Auswurffraktion, nur geringfügig an. Der myokardiale Sauerstoffverbrauch wird lediglich um 18% gesenkt.
2. Im Unterschied zum dickwandigen hypertrophierten Herzen bewirkt die gleiche Abnahme des enddiastolischen Volumens am exzentrisch dilatierten Herzen (B) eine weitaus stärkere Abnahme der Wandspannung, und es kommt hier zu einer erheblichen Verbesserung der Ventrikelfunktion mit Zunahme der Auswurffraktion von 35% auf 58% und zu einer erheblichen Abnahme des myokardialen Sauerstoffverbrauches um 30% (Abb. 4.19). Eine Vorlastreduktion wirkt sich somit am dünnwandigen Herzen mit schlechter Auswurffraktion funktionell und energetisch günstiger aus als am dickwandigen Herzen, wie beim hypertrophierten Hochdruckherzen und bei hypertrophischer Kardiomyopathie.
3. Eine reine Senkung des systolischen Druckes, z.B. von 220 auf 120 mm Hg, läßt bei unverändertem enddiastolischem Volumen die Masse-Volumen-Relation unbeeinflußt, während die systolische Wandspannung deutlich abnimmt (Abb. 4.20). Allerdings wird die Auswurffraktion am konzentrisch hypertrophierten Herzen (A) unter diesen Bedingungen nur wenig verbessert und der myokardiale Sauerstoffverbrauch lediglich von 9,4 auf 6,2 ml/min · 100 g gesenkt.
4. Im Unterschied zum konzentrisch hypertrophierten Herzen führt eine gleich starke Senkung des systolischen Druckes am dünnwandigen Herzen (B) zu einer erheblichen Abnahme der systolischen Wandspannung mit Zunahme der Aus-

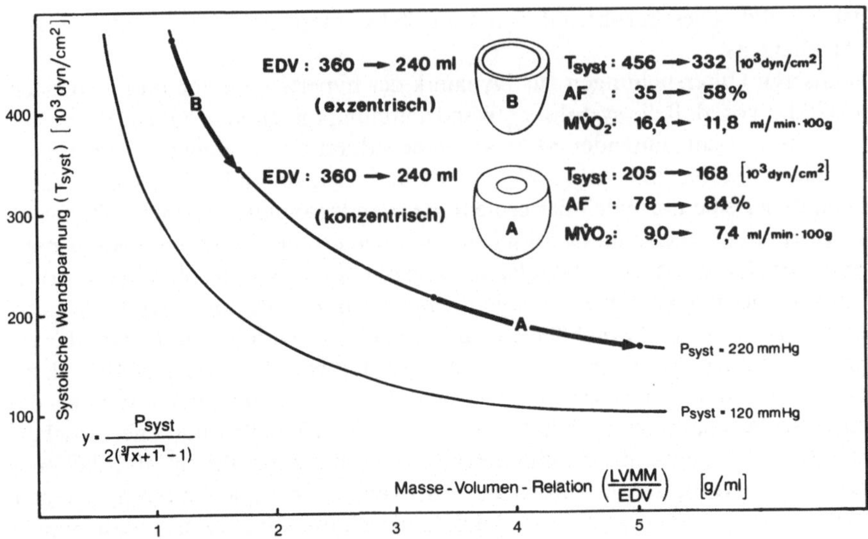


**Abb. 4.19.** Einfluß einer Preloadreduktion (enddiastolisches Volumen, Druck = const.) auf diastolische Wandspannung, Auswurffraktion und den myokardialen Sauerstoffverbrauch. Beachte, daß eine definierte Preloadreduktion an exzentrisch hypertrophierten, dilatierten Herzen weitaus ergiebiger hinsichtlich Wandspannungsreduktion, Ventrikelfunktionsverbesserung und Abnahme des erhöhten myokardialen Sauerstoffverbrauchs sich auswirkt, während die gleiche Preloadreduktion am konzentrisch hypertrophierten Herzen weitaus geringere Änderungen der Ventrikeldynamik und Energetik hervorruft

wurffraktion von 31% auf 64% und zu einer Abnahme des myokardialen Sauerstoffverbrauches um ca. 40% (Abb. 4.20). Eine Nachlastreduktion, d. h. eine über die arterielle Drucksenkung vermittelte Abnahme der systolischen Wandspannung, ist daher in bezug auf die Verbesserung von Funktion und Energetik am exzentrisch dilatierten Herzen mit herabgesetzter Auswurffraktion ebenfalls weitaus effizienter als am konzentrisch hypertrophierten Herzen.

Die dargestellten und an druck- und volumenbelasteten Herzen erarbeiteten Beziehungen können zur Differentialtherapie der dilatativen Herzerkrankungen beitragen und könnten bedeuten, daß sich Vor- und Nachlastsenkungen bei dilatierten Herzerkrankungen mit niedriger Masse-Volumen-Relation funktionell und energetisch weitaus günstiger auswirken als z. B. bei dickwandigen hypertrophischen Herzen mit hoher Masse-Volumen-Relation.

Die reine Lastabhängigkeit der Ventrikelfunktion wird von Änderungen der Myokardkontraktilität beeinflußt. In experimentellen Studien konnten wir zeigen, daß die Kennlinie zwischen systolischer Wandspannung und Auswurffraktion unter positiv inotropen Eingriffen, wie unter Noradrenalin, zu höheren und unter Propranolol zu niedrigeren Auswurffraktionen verlagert wird. Die Beziehung gilt sowohl für das normale als auch für das hypertrophierte und dilatierte Herz. In klinischen Untersuchungen zeigt sich (Abb. 4.21), daß bei kongestiver Kardiomyopathie, im Unterschied zum druck- und volumenbelasteten Herzen, eine regelhaft erniedrigte Auswurffrak-

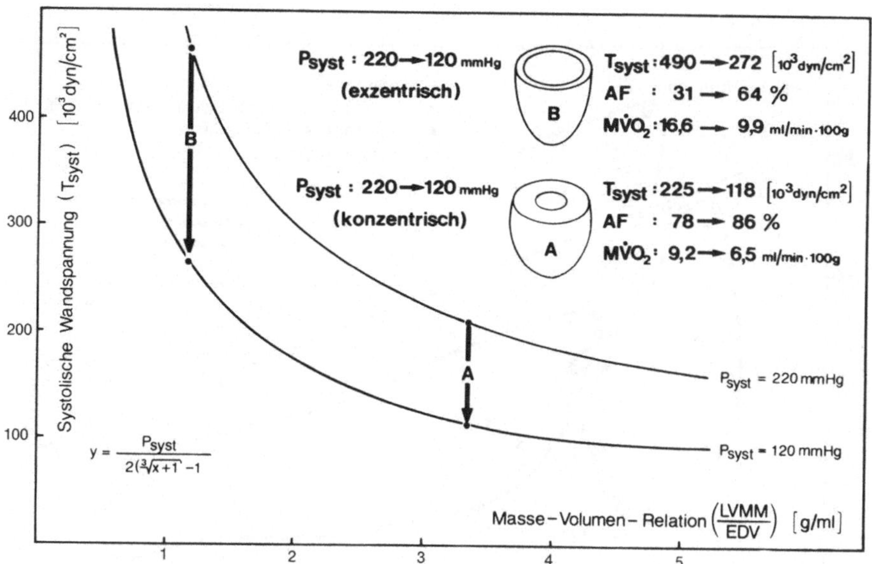


**Abb. 4.20.** Auswirkung einer definierten Afterloadreduktion (Drucksenkung, EDV = const.) auf die systolische Wandspannung, die Auswurffraktion und den myokardialen Sauerstoffverbrauch. Beachte, daß eine gleichstarke Drucksenkung am dilatierten Herzen mit niedriger Masse-Volumen-Relation und hoher initialer Ausgangswandspannung zu einer weitaus stärkeren Abnahme der systolischen Wandspannung, Zunahme der Ventrikelfunktion und Abnahme des erhöhten myokardialen Sauerstoffverbrauches führt als die gleichstarke Drucksenkung am konzentrisch hypertrophierten linken Ventrikel

tion bei gegebener Wandspannung vorliegt. Bei akutem Myokardinfarkt mit normaler Ventrikelgröße und Wandspannung ist die globale Auswurffraktion in Abhängigkeit von der sektorechokardiographisch ermittelten Infarktzirkumferenz progredient erniedrigt. Umgekehrt ist die Auswurffraktion bei Patienten mit Hyperthyreose und normaler Wandspannung erhöht. Die ventrikelgrößen- und wandspannungsabhängige Änderung der Herzfunktion wird somit durch Änderungen der Kontraktilität und funktionellen Myokardmasse zu höheren oder niedrigeren Werten verlagert. Eine therapeutisch induzierte Vor- und Nachlastsenkung wird daher um so effektiver sein, je mehr negativ inotrope Einflüsse vermieden werden und positiv inotrop wirksame Maßnahmen additiv zur Vor- und Nachlastsenkung nutzbar sind.

Die Untersuchungen zm Mechanismus der Hydralazinwirkung am hypertrophierten und dilatierten Herzen zeigen, daß das ventrikeldynamische und hämodynamische Wirkprofil von Hydralazin sowohl am konzentrisch hypertrophierten als auch am exzentrisch-hypertrophierten, dilatierten Hochdruckherzen durch 3 Faktoren gekennzeichnet ist [274–276]:

1. wirksame systolische und diastolische Entlastung infolge Abnahme des systolischen und des enddiastolischen Druckes im linken Ventrikel,
2. wirksame Steigerung von Pumpgrößen der auxotonen Auswurfphase,

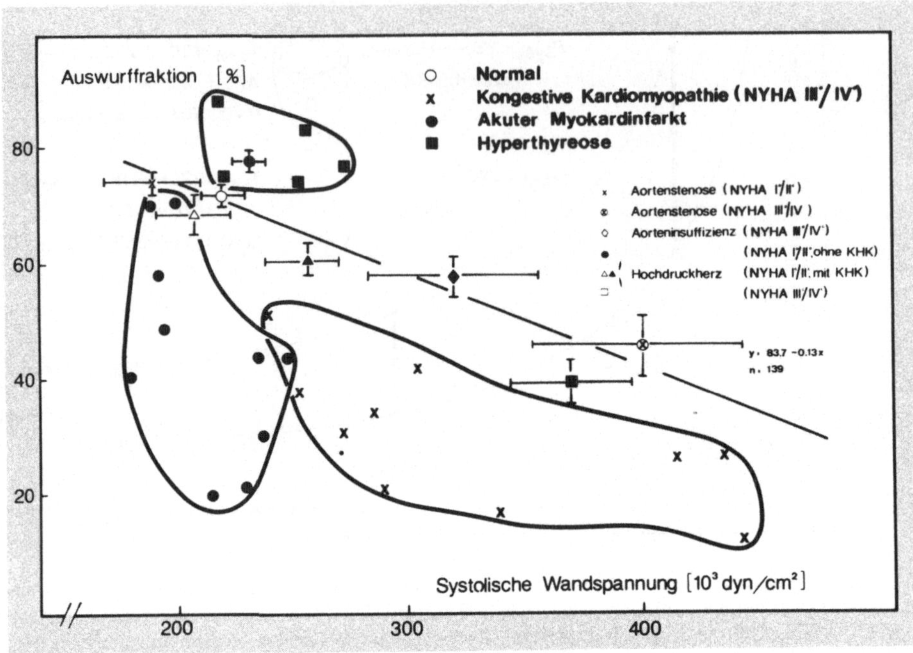


**Abb. 4.21.** Beziehung zwischen der systolischen Wandspannung und der Auswurffraktion des linken Ventrikels. Beachte, daß bei Verlust an kontraktiler Substanz (akuter Myokardinfarkt) und bei kongestiver Kardiomyopathie Abnahmen der Auswurffraktion bei vergleichbarer systolischer Wandspannung auftreten (negative Inotropie, Verlust an kontraktiler Substanz), während bei Patienten mit kardial kompensierter Hyperthyreose Zunahmen der Auswurffraktion bei vergleichbarer systolischer Wandspannung resultierten

3. wirksame Zunahme der Koronardurchblutung entsprechend einer auch am Koronargefäßsystem faßbaren, erheblichen arteriolären Dilatation bei praktisch unverändertem myokardialem Sauerstoffverbrauch.

Das hervorstechende Wirkprinzip von Hydralazin betrifft die arterioläre Gefäßdilatation [24, 29, 122, 193]. Dadurch kommt es nicht nur zur Senkung des arteriellen Druckes, sondern darüber hinaus zur Abnahme der die Impedanz des linken Ventrikels determinierenden Faktoren, so daß die ventrikulären Auswurfbedingungen durch 2 Faktoren beeinflußt und verbessert werden: a) durch arterielle Drucksenkung und Abnahme des peripheren Widerstandes, b) durch Senkung der Impedanz und Steigerung der Windkesselfunktion des arteriellen und arteriolären Systems.

Neben der signifikanten Verbesserung der Ventrikelfunktion am normal großen und am dilatierten Hochdruckherzen infolge arteriolärer Gefäßdilatation bewirkt Hydralazin am Koronargefäßsystem eine erhebliche Steigerung der Koronarperfusion, die mit einem äquivalenten Anstieg des Sauerstoffangebotes an das Herz einhergeht [274–276]. Die Zunahme der Koronardurchblutung entspricht einer tatsächlichen Luxusperfusion, da die arteriokoronarvenöse Sauerstoffdifferenz normal bleibt bzw. erniedrigt wird und der Koronarwiderstand deutlich absinkt. Angina pectoris wurde lediglich bei 2 Patienten beobachtet; allerdings stieg auch hierbei die Koronardurchblutung erheblich an, elektrokardiographische Zeichen einer Koronarinsuffizienz waren nicht nachweisbar und auch der enddiastolische Druck im linken Ventrikel nahm wie bei den Patienten ohne Angina-pectoris-Symptomatik ab. Eine nach pathologischen Kriterien erklärbare durch Hydralazin induzierte Koronarinsuffizienz bestand nicht.

Der myokardiale Sauerstoffverbrauch blieb unter Hydralazin praktisch unverändert [274–276]. Dies bedeutet, daß die bilanzmäßig zu erwartende Zunahme des kardialen Energiebedarfes infolge Zunahme der Pumpfunktion (Schlagindex, Herzindex, Auswurffraktion) durch ventrikeldynamisch entlastende Faktoren kompensiert wurde. Zu den entlastenden und Sauerstoffverbrauch einsparenden Wirkungen gehört insbesondere die Senkung der systolischen Wandspannung, die in linearer und direkter Beziehung zum myokardialen Sauerstoffverbrauch steht. Dies zeigt, daß eine Verbesserung der Ventrikelfunktion mit Zunahme der effektiven Muskelfaserverkürzung auch ohne Steigerung des myokardialen Sauerstoffverbrauches möglich ist, wenn gleichzeitig andere, den Sauerstoffverbrauch des Herzens determinierende hämodynamische Größen wirksam gesenkt werden (arterieller Druck, enddiastolischer Druck, systolische Wandspannung).

Hydralazin kann somit als ein Therapeutikum des Hochdruckherzens eingestuft werden, das 1) zur arteriellen Drucksenkung, 2) zur ventrikulären Entlastung (Vor-/Nachlastreduktion) mit wirksamer Zunahme von Vorwärtspumpgrößen und 3) zur Steigerung des Sauerstoffangebotes an das Herz infolge wirksamer Dilatation des arteriolären Koronargefäßsystems beiträgt [274–276].

## 4.11 Kardiale Auswirkungen bei Hochdruckkrisen

Die Hochdruckkrise (Tabelle 4.43) gehört u.a. wegen ihrer myokardialen (akute Linksherzinsuffizienz), koronaren (Koronarinsuffizienz, Myokardinfarkt) und zerebralen Auswirkungen (Blutung, hypertensive Enzephalopathie u.a.) zu einem der bedrohlichsten Krankheitsbilder der inneren Medizin [89]. Die hohe kardiale und vaskuläre Krankheitswertigkeit resultiert aus der im Gefolge der akuten Blutdruckerhöhung resultierenden Steigerung der Gefäßwandspannung und ventrikulären Nachlast ([271, 272, 274–276], Abb. 4.22). Abnorme Änderungen der Nachlast (abschätzbar aus der Ventrikelgröße und meßbar durch Bestimmung der systolischen Wandspannung) verursachen im Gefolge abnormer intra- und extrakardialer Druckbelastungen sowie inadäquater Myokardhypertrophie eine durch Drucküberlastung induzierte Myokardinsuffizienz. Klinischer Prototyp ist die hypertensive Herzkrankheit auf dem Boden chronischer Druckbelastung und akuter Hochdruckkrisen.

Hochdruckkrisen können bei der essentiellen Hypertonie, aber auch bei sekundären Hochdruckformen auftreten (Tabelle 4.44). Beim Phäochromozytom findet sich lediglich in etwa der Hälfte der Fälle ein paroxysmaler Hochdruck, bei etwa 50% der Patienten besteht eine Dauerhypertonie, die nicht selten mit nur mittelgradigen Blutdrucksteigerungen einhergeht. Unter emotionaler Belastung wird das Auftreten hoher Blutdruckwerte bei nahezu allen Hochdruckformen begünstigt, ebenso nach abruptem Absetzen von Antihypertensiva (Clonidin u.a.).

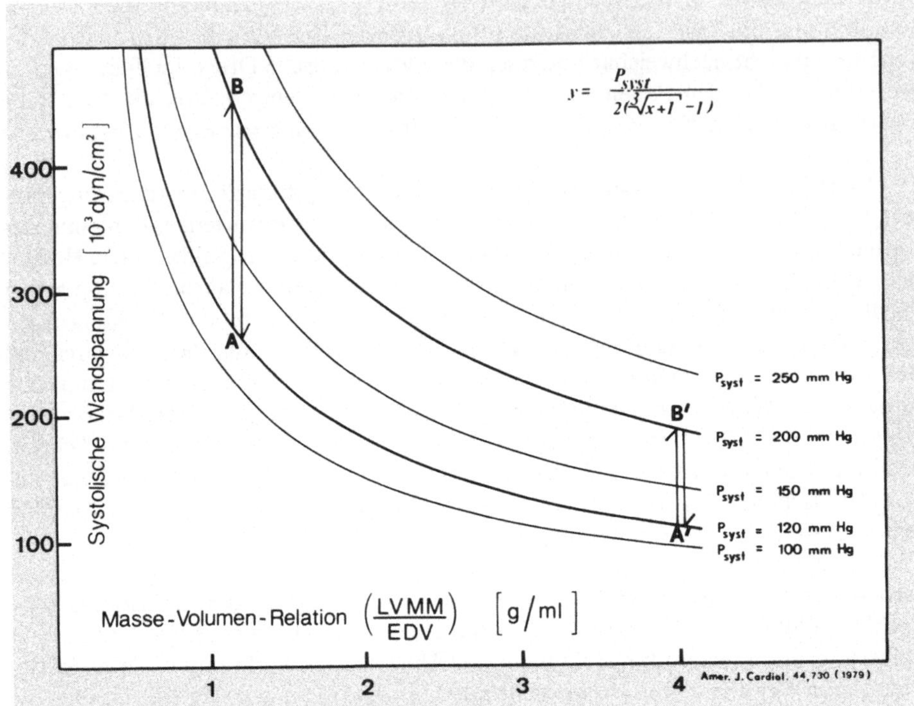


**Abb. 4.22.** Beziehung zwischen der Masse-Volumen-Relation des linken Ventrikels und der systolischen Wandspannung. Dargestellt sind Druckänderungen entsprechend einer therapeutischen Drucksenkung bei der Hochdruckkrise. Die Pfeile (*A B; A B*) kennzeichnen akute Hochdruckkrisen (120 mm Hg, 200 mm Hg) bzw. entsprechende reziproke Drucksenkungen bei zwei unterschiedlichen Hypertrophieformen: Masse-Volumen-Relation 4,0 gr/ml (*A B*), Masse-Volumen-Relation: 1,2 gr/ml (*A B*). Beachte, daß ein gleichstarker Druckzuwachs bei einem stark hypertrophierten Herzen (*A B*) eine Wandspannungszunahme um 80 ($10^3$ dyn/cm$^2$) bewirkt, während der gleiche Druckzuwachs beim dilatierten Hochdruckherzen mit niedriger Masse-Volumen-Relation einen mehr als doppelt so hohen Wandspannungszuwachs erfährt (*A B*). Entsprechendes gilt für therapeutisch induzierte Drucksenkungen

**Tabelle 4.43.** Definition und Kriterien der Hochdruckkrise

I. Akute kardiale und/oder zerebrale Symptomatik infolge rascher, meist „krisenhafter" Blutdruckanstiege:
→ Koronarinsuffizienz (koronar)
→ Myokardinsuffizienz (myokardial)
→ hypertensive Enzephalopathie (zerebral)

II. Variabler Blutdruck (systolisch, diastolisch)
kardiale neurologische und gastrointestinale Symptome
Fundus hypertonicus I–IV
Nierenfunktion normal oder eingeschränkt

**Tabelle 4.44.** Ätiologie der Hochdruckkrise

I. Essentielle Hypertonie

II. Sekundäre Hypertonie
- Phäochromozytom
- Schwangerschaftstoxikose
- Akutes Nierenversagen
- Intoxikationen (Thallium, Blei, Kohlenmonoxid, Nikotin u. a.)

## Herzfunktion bei Hochdruckkrisen

Die systolische Wandspannung, das Äquivalent der myokardialen Nachlast, nimmt mit steigender Masse-Volumen-Relation, d. h. mit steigendem Hypertrophiegrad des linken Ventrikels, ab (Abb. 4.22).

Die inverse, unlineare Beziehung bleibt auch für Bereiche unterschiedlicher systolischer Drücke (Isobaren) qualitativ erhalten. Die systolische Wandspannung ist bei vergleichbarer Masse-Volumen-Relation bei höherem systolischem Druck größer, so daß eine Aufwärtsverlagerung der Isobaren resultiert. Dieser quantitativ unterschiedliche Isobarenverlauf, der jedoch nicht parallel, sondern bei abnehmender Masse-Volumen-Relation wandspannungsbezogen ausgeprägter als mit zunehmender Masse-Volumen-Relation erfolgt, hat erhebliche klinische Konsequenzen (Hochdruckherz, Hochdruckkrise, Therapie der hypertensiven Herzerkrankung): Ein gleich starker Anstieg des systolischen Druckes, z. B. um 80 mm Hg, d. h. von 120 auf 200 mm Hg (im Rahmen einer Hochdruckkrise), führt bei einem konzentrisch oder überproportional hypertrophierten Herzen (A'→B') zu einem Anstieg der systolischen Wandspannung um 80 Einheiten ($10^3$ dyn/$cm^2$), während der gleich hohe Blutdruckanstieg bei einem dilatierten Hochdruckherzen (A→B) zu einem weitaus größeren Wandspannungsanstieg führt, in dem gezeigten Beispiel um 180 Einheiten. Daraus folgt, daß ein gleich hoher Blutdruckanstieg bei einem bereits dilatierten Herzen (hohe Ausgangswandspannung, niedrige Masse-Volumen-Relation) zu einer weitaus höheren Zunahme der systolischen Wandspannung und konsekutiv zu einer stärkeren Abnahme der Ventrikelfunktion führt als bei einem nichtdilatierten konzentrisch hypertrophierten Herzen mit niedriger Ausgangswandspannung und hoher Masse-Volumen-Relation (Abb. 4.22). Ebenso steigt der myokardiale Sauerstoffverbrauch bei bereits bestehender Herzdilatation unter vergleichbarer Druckbelastung wesentlich stärker als bei konzentrisch hypertrophierten, nichtdilatierten Herzen. Daraus folgt ferner, daß bereits mittelgradige, nicht-„krisenhafte" Blutdrucksteigerungen am dilatierten Ventrikel zur kardialen Dekompensation führen, so daß das Kriterium einer Hochdruckkrise weniger die absolute Höhe des erreichten Spitzendruckes, als vielmehr der potentielle Krankheitswert am Zielorgan (Herz, Koronargefäße, Hirngefäße etc.) darstellt, der aus Blutdruckhöhe, Funktion und Dilatationsgrad des Ventrikels bzw. der Arterie resultiert. Die ventrikeldynamische Ausgangslage (Masse-Volumen-Relation, systolische Wandspannung) ist somit für die Entstehung einer Myokardinsuffizienz und ihre differentialdiagnostische Schweregradeinstufung unter veränderter Nachlast von wesentlicher Bedeutung.

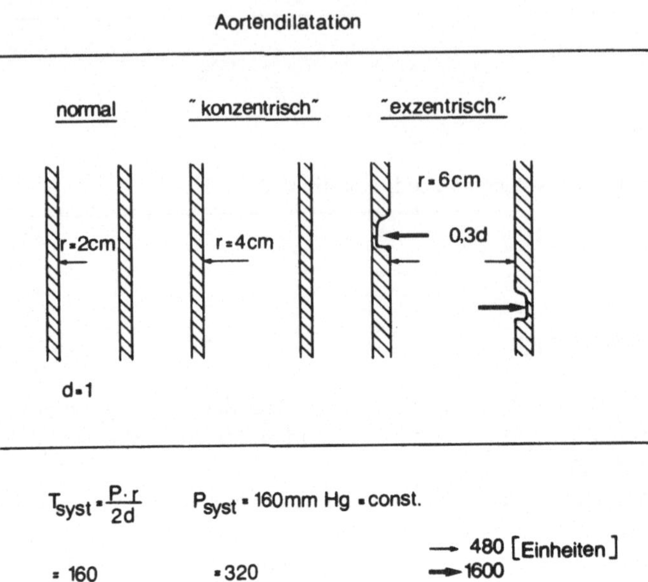


**Abb. 4.23.** Aortendilatation. Wandspannung der Aorta bzw. eines großen arteriellen Gefäßes unter Normalbedingungen (*normal*), unter harmonischer Gefäßdilatation („*konzentrisch*") und unter „*exzentrischer*" Gefäßdilatation. Beachte, daß mit steigender Gefäßdilatation (konzentrisch, exzentrisch) erhebliche Zunahmen der Gefäßwandspannung auftreten können

Entsprechendes gilt umgekehrt für therapeutisch induzierte Drucksenkungen, da ein dilatiertes Hochdruckherz bei gegebener Drucksenkung eine wesentlich stärkere Wandspannungsabnahme und Verbesserung der Ventrikelfunktion erreicht als ein konzentrisch hypertrophierter Ventrikel [271, 272, 274–276].

## Gefäßwanddynamik bei Hochdruckkrisen

Die für das Herz erarbeiteten ventrikeldynamischen Bedingungen sind prinzipiell auch auf das arterielle Gefäßsystem übertragbar und geben wesentliche Aussagen für die Entstehung und Komplikationen hypertensiver Gefäßschäden. Während chronischer Druckbelastung kommt es in Abhängigkeit vom Muskelgehalt an den großen Arterien und insbesondere an den arteriolären Widerstandsgefäßen zur Mediahypertrophie. Dies impliziert meist regelhaft eine der Zunahme der Wanddicke proportionale Lumeneinengung des arteriellen Blutgefäßes, seltener bleibt der Gefäßinnenradius, bei Zunahme des Gefäßaußenradius, konstant. In beiden Fällen nimmt die Wanddicke-Radius-Relation des betroffenen Gefäßes zu. Dieser Vorgang ist, wie am Herzen, gefäßdynamisch günstig, da die Wandverdickung infolge Mediahypertrophie die Gefäßwandspannung, trotz erhöhten intravaskulären Druckes kompensiert bzw. normalisiert. Die Gefäßwandhypertrophie ist demzufolge adäquat bzw. proportional, solange die Wandspannung normal bleibt, d. h. solange die Wandhypertrophie mit der

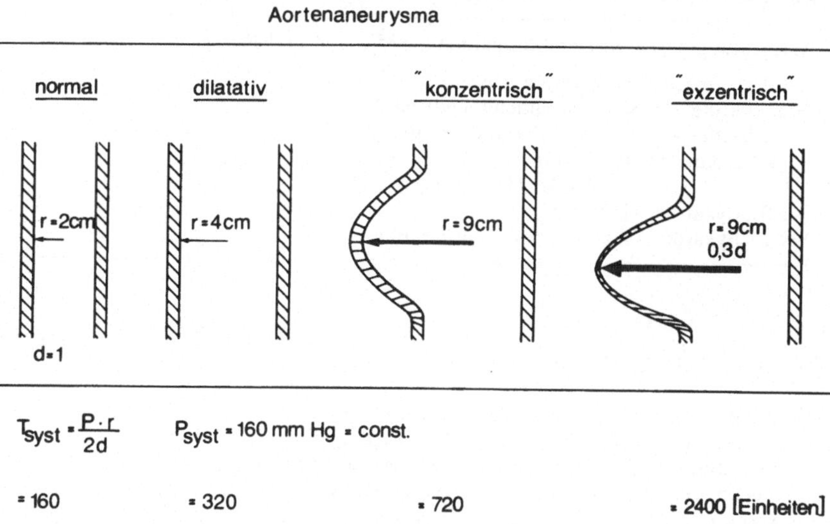


**Abb. 4.24.** Gefäßwandspannungen unter Normalbedingungen der Aorta bzw. eines größeren arteriellen Blutgefäßes (*normal*), bei Aortendilatation (*dilatativ*), bei regionaler Aussackung des Blutgefäßes ohne regionale Ventrikelwandverdünnung und bei Aussackung bei gleichzeitiger Wandverdünnung auf ein Drittel des Ausgangswertes. Beachte die erhebliche Zunahme der regionalen Gefäßwandspannung und damit die Zunahme der Rupturgefährdung bei gleichzeitiger Ventrikelwandverdünnung

intravaskulären Drucksteigerung Schritt hält. Eine inadäquate Hypertrophie setzt ein, wenn eine Erhöhung der Gefäßwandspannung auftritt. Dies ist dann der Fall, wenn nutritive Gefäßwandschäden, meist durch extreme und langdauernde Blutdrucksteigerungen und durch arterielle Skleroseformation begünstigt induziert, zur regionalen Radiuszunahme des Gefäßes und damit zur Steigerung der Wandspannung führen. Die Wandspannungszunahme wiederum führt zur Zunahme des Sauerstoffverbrauches des arteriellen Blutgefäßes, so daß die Gefahr nutritiver Gefäßschäden weiter begünstigt wird. Der Circulus vitiosus der hypertensiven Vaskulopathie ist somit an ein Mißverhältnis zwischen arteriellem Blutdruck und Gefäßwandgeometrie gebunden und wird durch Blutdrucksteigerungen, durch Gefäßwandläsionen und Gefäßwanddilatation intensiviert (Abb. 4.23). Im Rahmen von Hochdruckkrisen kann somit einerseits eine Gefäßwandläsion auftreten, andererseits ist die Gefahr durch Ruptur, Mikroblutung und paravaskulärer Exsudation proportional zur bestehenden Gefäßwandschädigung.

## Gefäßwanddynamik bei Gefäßaneurysmen

Die dargestellten Beziehungen zwischen Blutdruck und Gefäßwanddynamik werden am Beispiel von Ektasien und Aneurysmen großer und kleiner Arterien besonders verdeutlicht. Bei Verdoppelung des Arterienradius kommt es unter vergleichbaren Ausgangsbedingungen zur Verdoppelung der Wandspannung (Abb. 4.24). Daraus resultiert eine gesteigerte Neigung zur Ruptur und Dissekation. Tritt zudem eine

**Tabelle 4.45.** Therapie der Hochdruckkrise bei Aortenaneurysma

I. Vermeidung hypertensiver Maßnahmen, Sedierung und Ruhigstellung

II. Antihypertensive Behandlung, cave!:
Bradykardie → „Schlagvolumenhochdruck"
Tachykardie → „Kontraktilitätssteigerung"
→ Vasodilatation: Ebrantil (20–50 mg i.v.)
Adalat (10–20 mg sublingual)
bei Bradykardie: Hydralazin
bei Tachykardie: Clonidin, β-Rezeptorenblocker

**Tabelle 4.46.** Ziele der Hochdruckbehandlung

I. Verhinderung der kardiovaskulären Komplikationen
- Verhütung und Rückbildung der Herzhypertrophie
- Verhütung der hypertrophiebedingten Myokardinsuffizienz
- Rückbildung der koronaren Mikroangiopathie (Prophylaxe der Koronarinsuffizienz)
- Verhütung der Entwicklung und Progression der koronaren Makroangiopathie (Prophylaxe von Koronarinsuffizienz und Myokardinfarkt)

II. Verhinderung der cerebralen Komplikationen
- Ischämie, Blutung u. a.

III. Verhinderung der renalen Komplikationen
- Niereninsuffizienz, Nierenversagen u. a.

Verdünnung der Arterienwand auf, wie sie bei Aneurysmen häufig ist, so nimmt die Rupturgefährdung weiter zu (Abb. 4.24). Eine sorgfältige Überwachung und Therapie des arteriellen Bluthochdruckes ist daher bei Ektasien und Aneurysmen besonders zu beachten, zumal auch hier – vergleichbar dem dilatierten Hochdruckherzen – weitaus geringere, nicht „krisenhafte" Blutdruckerhöhungen zur Auslösung der gravierenden Komplikationen ausreichend sind (Tabelle 4.45).

## Ziele der Hochdruckbehandlung

Die Ziele der Hochdruckbehandlung bestehen in der Verhinderung der kardiovaskulären, zerebralen und renalen Komplikationen (Tabelle 4.46; [16, 89, 217, 324]). Durch eine konsequente antihypertensive Therapie läßt sich das kardiovaskuläre Risiko des Hypertonikers bilanzmäßig um ca. ein Drittel reduzieren. Inwieweit eine Rückbildung bestehender morphologischer Veränderungen (Herzhypertrophie und Dilatation, Arteriosklerose u.a.) möglich ist, bleibt offen [276, 298].

Patienten mit sehr hohen Blutdruckwerten (>200/120) sterben gewöhnlich an den „hypertensiven" Komplikationen (Gehirnblutung, Nierenversagen, Lungenödem), da sie meist die sich langsam über Jahrzehnte entwickelnden arteriosklerotischen Komplikationen nicht mehr erleben. Patienten mit einer milden arteriellen Hypertonie, d. h. diastolischen Blutdruckwerten zwischen 90 und 100 mm Hg und systolischen

Blutdruckwerten unter 200 mm Hg sterben in der Regel an hypertonieunspezifischen Herzerkrankungen oder an Zweiterkrankungen wie Tumoren, die vom Hypertonus unabhängig sind.

Die Tatsache, daß eine schwere Hypertonie zu „hypertensiven" und eine milde Hypertonie zu vorwiegend arteriosklerotischen Komplikationen führt, ist für die Beurteilung der Effizienz der antihypertensiven Therapie bei der milden Hypertonie mit diastolischen Blutdruckwerten von 90–105 mm Hg bedeutungsvoll. Aus epidemiologischer Sicht spielt diese Form der Hypertonie die wichtigste Rolle, da 75% von 10 500 Hypertonikern des amerikanischen „Hypertension Detection Follow UP Program" (HDFP) diastolische Blutdruckwerte in diesem Bereich hatten und nur 25% diastolische Werte von über 105 mm Hg. Aus den Studien der Veterans Administration, der australischen Hochdruckstudie und der HDFP-Studie zeigt sich, daß eine antihypertensive Therapie vornehmlich die Inzidenz hochdruckspezifischer, kardialer und nichtkardialer Komplikationen verringert, während die Inzidenz arteriosklerotischer Komplikationen (u.a. koronare Herzkrankheit und Myokardinfarkt) nicht beeinflußt wird. Eine antihypertensive Therapie senkt also überwiegend die Mortalität, nicht aber die Morbidität der koronaren Herzkrankheit als Komplikation der Hypertonie. Eine antihypertensive Therapie sollte daher geeignet sein, Veränderungen in der zentralen Hämodynamik und im myokardialen Energiebedarf zu induzieren, die die Letalität des akuten Myokardinfarktes günstig beeinflussen [98, 150, 307–309].

## Therapie der Hochdruckkrise

Die Hochdruckkrise wird vorrangig medikamentös behandelt (Tabelle 4.47). Für die *ambulante* Therapie (Prähospitalphase) hat sich zunehmend Nifedipine (Adalat) durchgesetzt (10–20 mg sublingual). Der Wirkungseintritt erfolgt rasch, nach ca. 10 min, das Wirkungsmaximum ist nach 20–30 min erreicht. Bei antihypertensiver Ineffizienz kann die Dosis repetitiv verdoppelt werden. Mit negativ inotropen Wirkungen ist unter dieser Dosierung nicht zu rechnen. Bei herzinsuffizienten Patienten wird die Pumpfunktion infolge Nachlastreduktion und Impedanzänderung verbessert. Läßt sich unter Nifedipine keine befriedigende Blutdrucksenkung erreichen, kommen Dihydralazin (i.v.), Urapidil oder Diazoxid in Betracht. Alle 3 Antihypertensiva (Tabelle 4.48–4.50) wirken prinzipiell vasodilatatorisch und werden intravenös appliziert. Wegen der meist deutlichen Tachykardieneigung sollte Dihydralazin i.v. bei koronargefährdeten Patienten zurückhaltend appliziert werden. Auch wenn Diazoxid selten überschießende Drucksenkungen hervorruft, erscheint bei Therapierefraktärität gegenüber Nifedipine als Mittel der zweiten Wahl in der ambulanten Therapie der Hochdruckkrise Urapidil indiziert, da es schnell und sicher wirkt, selten hypertensive Blutdruckwerte erzeugt, kardioneutral ist und ohne erhebliche reflektorische Tachykardien wirkt. Nitroglycerin verwenden wir wegen der Gefahr plötzlicher Kollapszustände nicht zur ambulanten Therapie der Hochdruckkrise.

Für die *stationäre* Behandlung kommt als Mittel der Wahl Urapidil intravenös zur Anwendung, wodurch mit einzelnen oder repetitiven i.v.-Injektionen wie auch mit anschließender Dauerinfusion in mehr als ⅔ der klinisch auftretenden Hochdruckkrisen eine wirksame Blutdrucksenkung erreicht wird. Bei Therapierefraktärität wird

**Tabelle 4.47.** Therapie der Hochdruckkrise

| Wirkgruppe | Substanz | Dosierung | Nebenwirkungen | Kontraindikationen | Antidot |
|---|---|---|---|---|---|
| I. Vasodilatatoren | Urapidil | 25–100 mg i.v. | Kopfschmerzen<br>Angina pectoris | Aortenisthmusstenose, arteriovenöse Shunts | Dihydergot 1–2 mg i.v. |
| | Dihydralazin | 25 mg i.v. | Tachykardie Kopfschmerzen | Schwere Koronarinsuffizienz | Volumenzufuhr |
| | Diazoxid | 100–600 mg i.v., 5 mg/kg als Bolus i.v. | Übelkeit Tachykardie | Aortendissektion | Noradrenalin |
| | Nitroprussid-Na | 0,03–0,5 mg/min i.v. | Thiozyanatintoxikation | Überschießende Drucksenkung | Na-Thiosulfat |
| | Nitroglycerin | 0,4–1,2 mg sublingual, 2–6 mg/h i.v. | Kopfschmerzen | Hypovolämie | Volumenzufuhr |
| II. Zentral angreifende Pharmaka | Clonidin | 150–300 mcg i.v. | Kurzfristiger Blutdruckanstieg | Bradykardie schwere Herzinsuffizienz | Priscol 25–50 mg i.v. |
| III. Kalziumantagonisten | Nifedipine | 10–20 mg p.o. | Kopfschmerzen | Schwere Herzinsuffizienz | Noradrenalin Kalzium |
| IV. α-Rezeptorenblocker | Phentolamin | 5–10 mg i.v. | Tachykardie | Hypovolämie | β-Rezeptorenblocker Volumenzufuhr |

**Tabelle 4.48.** Therapie mit Nifedipine

I. Vasodilatation durch Kalziumantagonismus
→ Arterielle Drucksenkung
→ Impedanzänderung und Nachlastreduktion
→ Verbesserung der Ventrikelfunktion

II. Rascher Wirkungseintritt (10–20 mg sublingual) nach 10 min;
Maximum der Wirkung nach ca. 20–30 min
Selten überschießende Drucksenkung

III. Kopfschmerzen, Wärmegefühl, Herzklopfen

**Tabelle 4.49.** Therapie mit Urapidil

I. Blutdrucksenkung durch zentrale α-Rezeptorenstimulierung, periphere postsynaptische $\alpha_1$-Rezeptorenblockade und periphere präsynaptische $\alpha_2$-Rezeptorenstimulierung

II. Wirkungseintritt nach 5 min. Dosierung (25–100 mg i.v.) nach Wirkung (RR), durchschnittlich 25 mg/3 min i.v.
Bei rezidivierenden Blutdruckkrisen Dauerinfusionen (1–6 mg/min)

III. Schwindel, Kopfschmerzen, Herzklopfen

**Tabelle 4.50.** Therapie mit Diazoxid

I. Vasodilatation durch Hemmung des Exzitationskontraktionsprozesses (?) der glatten Muskulatur
→ Arterielle Drucksenkung
→ Senkung des peripheren Widerstandes

II. Rascher Wirkungseintritt (2–10 min) bei rascher (15 s) intravenöser Applikation (150–300 mg i.v.)
Selten überschießende Drucksenkung
Lang anhaltende Wirkung (3–24 h)

III. Übelkeit, Erbrechen, Tachykardie

**Tabelle 4.51.** Prophylaxe von Hochdruckkrisen

I. Regelung der Lebensweise, Gewichtsreduktion bei Adipositas, Einschränkung der Kochsalzzufuhr

II. Behandlung der zur Hypertonie führenden Grundkrankheit (systemische Kollagenosen, Polyglobulie u. a.)

III. Konsequente antihypertensive Therapie

IV. Kein abruptes Absetzen von Antihypertensiva

V. Meiden von Ovulationshemmern

Nitroprussid-Natrium intravenös unter strenger Beachtung und Kontrolle des arteriellen Blutdruckes verwendet. Meist läßt sich durch eine gleichwertige orale Therapie ein additiver bzw. potenzierender antihypertensiver Effekt erreichen, so daß eine allmähliche Dosisreduktion der intravenösen Antihypertension möglich ist.

Bezüglich der Therapie von Hochdruckkrisen bei Phäochromozytom und Aortenaneurysma vgl. Abb. 4.23, 4.24 und Tabelle 4.45–4.47.

## Prophylaxe der Hochdruckkrise

Die Prophylaxe der Hochdruckkrise beruht auf der Vermeidung von Auslösungsbedingungen hoher Blutdrücke, der Behandlung der zur Hypertonie führenden Grundkrankheit, einer konsequenten antihypertensiven Behandlung u.a. (Tabelle 4.51). Bei Patienten mit Neigung zu hohen Spitzendrücken hat sich als Basistherapie die Applikation von $\beta$-Rezeptorenblockern besonders bewährt. Bei maligner Hypertonie (Abb. 3.10) wird zur Verhütung bzw. Verzögerung der Progredienz meist der Einsatz der Vielzahl verfügbarer Antihypertensiva in hoher Dosierung erforderlich.

# 5 Hypertrophieregression (Herzmuskel)

## 5.1 Unspezifische Hochdruckbehandlung

Entsprechend den Kriterien der deutschen Hochdruckliga zur Behandlung der arteriellen Hypertonie wird ein Stufenprogramm als Basiskonzept empfohlen, das in 3 Stufen, entsprechend dem Schweregrad des Hochdrucks, eine Blutdrucknormalisierung anstrebt (Abb. 5.1). In der 1. Therapiestufe sind es Saluretika oder $\beta$-Rezeptorenblocker oder Kalziumantagonisten, die jeweils als Monotherapie eingesetzt werden [43]. In der 2. Therapiestufe kommen Kombinationstherapien zur Anwendung, wie z. B. die Kombination aus Saluretika und $\beta$-Rezeptorenblocker, aus Saluretika und Kalziumantagonisten, aus Saluretika und ACE-Hemmern oder aus Saluretika und Clonidin bzw. Methyldopa. In der 3. Stufe schließlich werden Dreifachkombinationen eingesetzt, z. B. Saluretika und $\beta$-Rezeptorenblocker und Kalziumantagonisten bzw. Saluretika und $\beta$-Rezeptorenblocker und ACE-Hemmer. Vorrangiges Ziel dieser Therapiemaßnahmen ist es, eine suffiziente Hochdruckeinstellung zu erreichen, um damit den hypertensiv bedingten Organschäden verschiedener Organstrombahngebiete symptomatisch vorzubeugen. Eine Kausalbehandlung des Hochdrucks wird dadurch nicht erreicht, allerdings läßt sich nach gut belegten Studien das Risiko zerebraler, kardialer und renovaskulärer Komplikationen durch eine ausreichende Behandlung deutlich reduzieren [175].

## 5.2 Ziele der Hypertrophieregression

Nach Untersuchungen der Framingham-Studie ist der Hochdruck der ätiologisch wichtigste Faktor, der über eine Herzhypertrophie und über eine als korrelierten Risikofaktor assoziierte koronare Herzkrankheit zum Auftreten einer Herzinsuffizienz führt (Abb. 5.2). Dagegen sind die koronare Herzkrankheit als isolierter Risikofaktor sowie rheumatische Herzkrankheiten und angeborene Vitien, Kardiomyopathien und andere weitaus geringer an der Entwicklung einer Herzinsuffizienz beteiligt [106, 107].

Langjährige Beobachtungen verschiedener Arbeitsgruppen, insbesondere auch mehr als 10jährige Studien unserer Arbeitsgruppe, haben gezeigt, daß unterschiedliche Auswirkungen in der Beeinflußbarkeit der Herzfunktion und Hypertrophie durch eine antihypertensive Medikation resultieren, so daß Hochdrucksenkung nicht gleich Hochdrucksenkung ist. Aus diesen Überlegungen ist das Konzept der Hypertrophieregression entstanden, mit dem Ziel, den Übergang des kompensierten Hochdruckherzens mit konzentrischer oder irregulärer Hypertrophie, mit hoher Masse-Volumen-Relation und normaler Ventrikelfunktion in das Stadium des dekompensierten Hochdruckherzens mit exzentrischer Hypertrophie bzw. Herzdilatation, mit niedriger Masse-Volumen-Relation und mit herabgesetzter Ventrikelfunktion zu verzögern

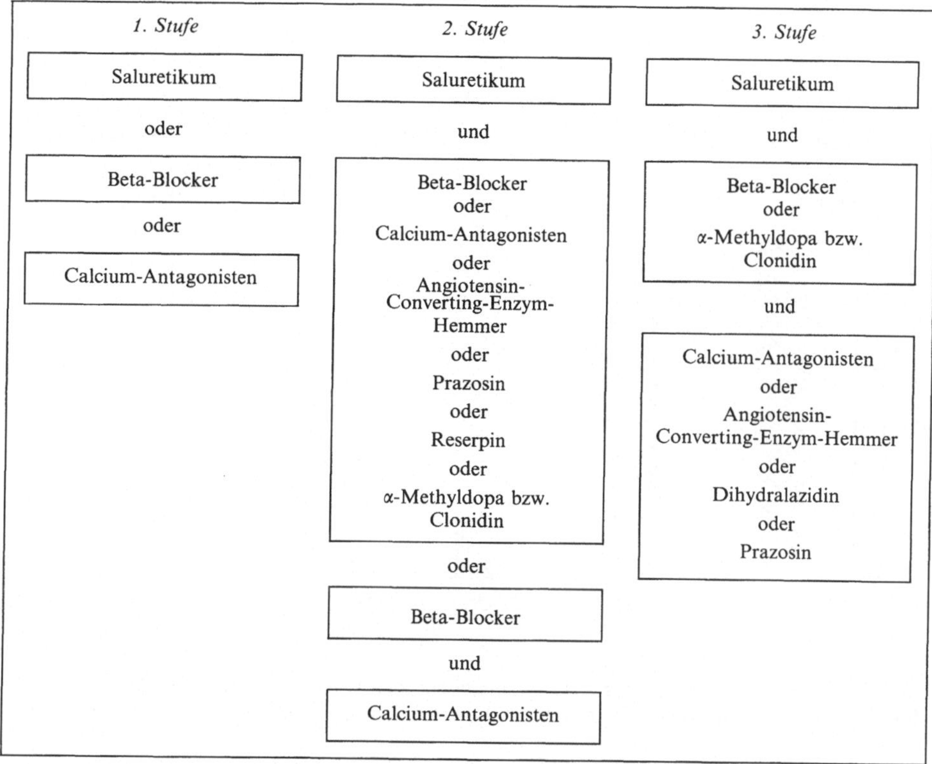


**Abb. 5.1.** Schema zur Behandlung des arteriellen Blluthochdrucks entsprechend den Empfehlungen der Deutschen Hochdruckliga [43]

bzw. auf der Stufe der Herzmuskelhypertrophie zurückzubilden ([163–165, 169–174, 278–281]; Abb. 5.3). Wenn somit eine pharmakotherapeutische Möglichkeit gegeben wäre, die Ventrikeldynamik des Hochdruckherzens auf der Stufe der kompensierten Herzhypertrophie zu normalisieren, so wäre damit eine weitgehend kausaltherapeutische Maßnahme bzw. Prävention der späteinsetzenden Herzinsuffizienz des langjährigen Hochdruckherzens realisierbar (Abb. 5.3).

Man kann davon ausgehen, daß die Druckbelastung des linken Ventrikels der wichtigste Faktor ist, der zur Herzmuskelhypertrophie führt. Katamnestische Studien aus unserer Arbeitsgruppe haben gezeigt, daß im Mittel ein Druck-Zeit-Integral mit erhöhten systolischen Blutdruckwerten von ca. 8 Jahren erforderlich ist, um eine echokardiographisch oder ventrikulographisch faßbare Herzmuskelhypertrophie zu induzieren. Als trophische Kofaktoren kommen eine Reihe von Wachstumsstimuli in Betracht, die den Herzmuskelhypertrophieprozeß modulieren, wie z. B. gesteigerte Herzfrequenzen, hormonelle Einflüsse, veränderte Sympathikusaktivitäten u. a. (Abb. 5.4). Eine Hypertrophieregression wird daher besonders effizient sein, wenn neben der „unspezifischen" Drucksenkung darüber hinaus eine Beeinflussung derjenigen Faktoren erreicht wird, die den Hypertrophieprozeß per se, d. h. weitgehend druckunabhängig, zu stimulieren vermögen. Eine pharmakotherapeutische Maßnahme wird daher besonders erfolgreich sein, wenn neben der Drucksenkung eine

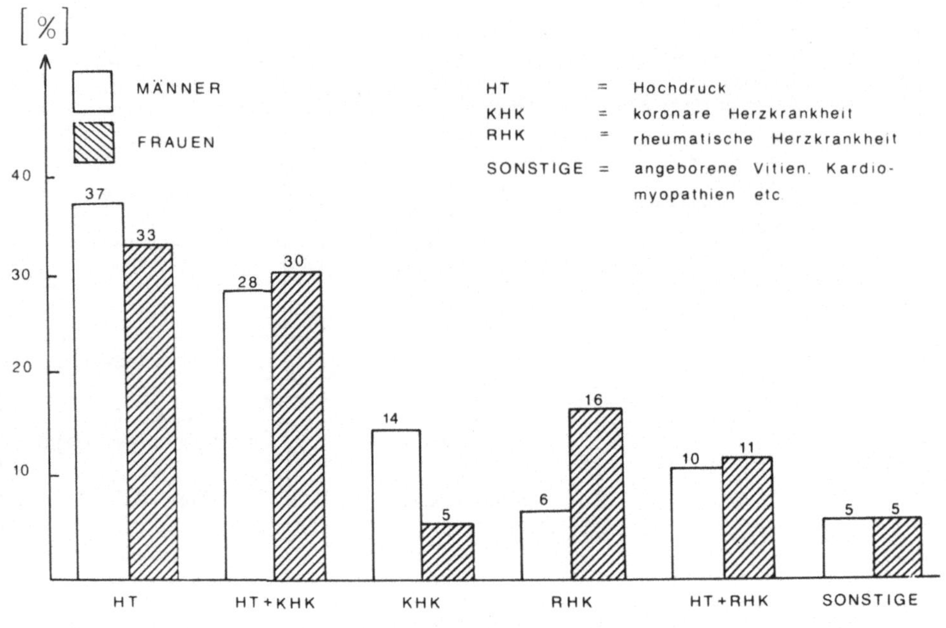


**Abb. 5.2.** Ursachen der Herzinsuffizienz entsprechend den Daten der Framingham-Studie. Beachte die dominierende Rolle der arteriellen Hypertonie in der Genese der Herzinsuffizienz

Reduktion zirkulierender Plasmakatecholaminspiegel, eine Abnahme des myokardialen Katecholamingehaltes, eine Reduktion von Angiotensin II [113], eine Abnahme des myokardialen mRNS-Gehaltes und schließlich eine Reduktion der myokardialen Proteinsynthese einsetzt (Abb. 5.5).

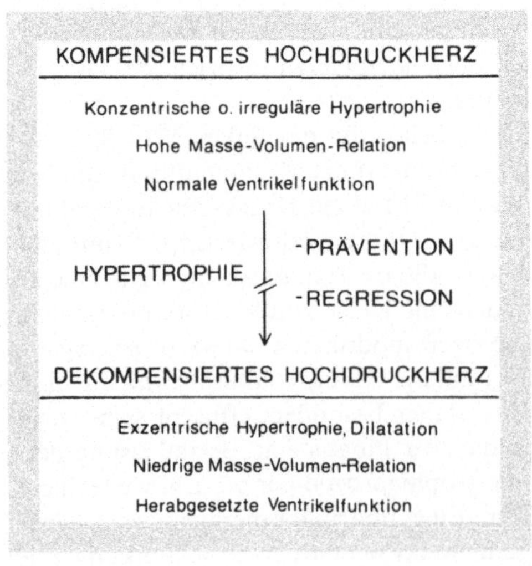


**Abb. 5.3.** Entwicklung der hypertensiven Herzinsuffizienz. Bei entsprechend ausreichender Druckbelastung kommt es vom Normalzustand (ohne Hypertrophie) zur Entwicklung eines kompensierten Hochdruckherzens mit konzentrischer oder irregulärer Herzhypertrophie, mit hoher Masse-Volumen-Relation bei noch normaler Ventrikelfunktion. Eine länger bestehende Hypertrophie führt zum Übergang in das dekompensierte Stadium mit exzentrischer Hypertrophie (Dilatation), niedriger Masse-Volumen-Relation bei herabgesetzter Ventrikelfunktion. Durch Präventivmaßnahmen bzw. durch pharmakotherapeutische Interventionen ist es möglich, den Übergang vom kompensierten zum dekompensierten Stadium auf der Stufe des hypertrophierten Hochdruckherzens zu verhindern

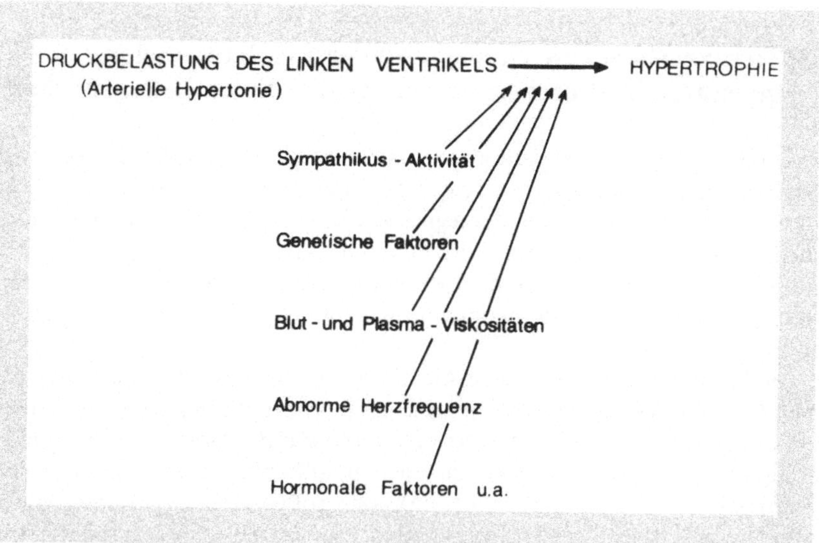


**Abb. 5.4.** Faktoren der Hypertrophiegenese. Hauptfaktor der Hypertrophieentwicklung im Hochdruckherzen ist die arterielle Hypertonie (Druckbelastung des linken Ventrikels). Dieser Prozeß wird moduliert durch trophische Kofaktoren (gesteigerte Herzfrequenzen, zirkulierende Plasmakatecholamine etc.). Umgekehrt (*Pfeilrichtung von rechts nach links*) führt eine Druckentlastung und Beseitigung der trophischen Kofaktoren zu einer Hypertrophieregression

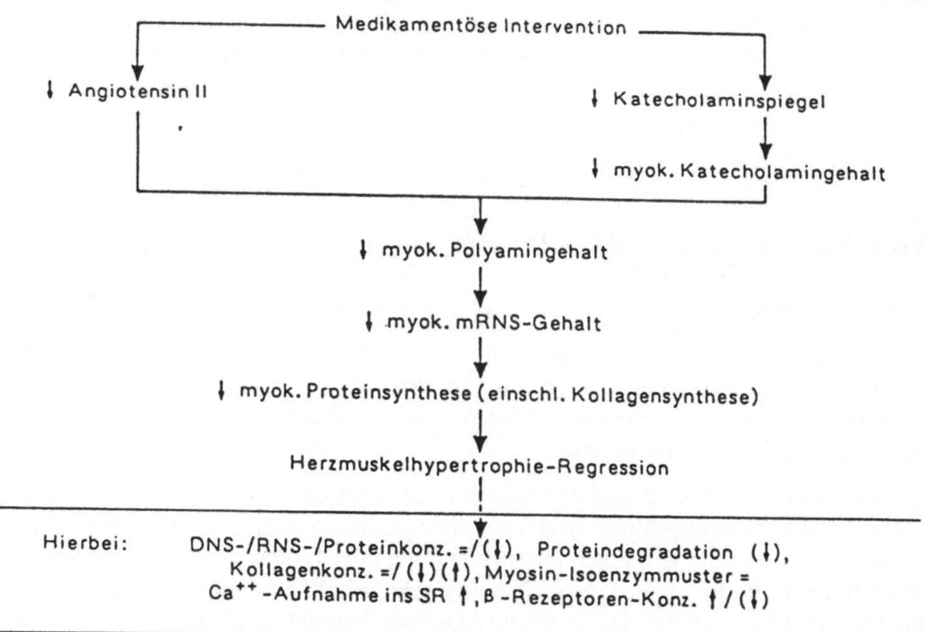


**Abb. 5.5.** Einflußnahme von Kofaktoren auf die myokardiale Proteinsynthese. Eine Drucksenkung mit Abnahme der zirkulierenden Plasmakatecholamine und Abnahme der myokardialen Katecholamine sowie mit Reduktion des Angiotensin II führt zu einer Abnahme der myokardialen Proteinsynthese und damit zur Herzmuskelhypertrophieregression. (Nach [335, 336])

## 5.3 Tierexperimentelle Studien: Hypertrophieregression, myokardiale Proteinsynthese, myokardialer Kollagengehalt

Am Modell der spontan hypertensiven Ratte sind zahlreiche pharmakotherapeutische Prinzipien getestet worden, mit dem Ziel, durch eine Reihe von pharmakologischen Interventionen eine Hypertrophieregression zu erreichen, wenn es gelingt, den Blutdruck, auch unter Verwendung physiologisch hoher Dosen, zu normalisieren. Hier sind z. B. Kalziumantagonisten, β-Rezeptorenblocker, Kombinationstherapien aus β-Rezeptorenblockern und Vasodilatatoren (Hydralazin) erfolgreich eingesetzt worden.

Die Resultate zeigen, daß es im Gefolge einer chronischen Behandlung des genetischen Hochdrucks der spontan hypertensiven Ratte (SHR) über ausreichende Zeiträume (im Mittel 20 Wochen Therapie) unter akkurater Dosistitrierung und Normalisierung des erhöhten Blutdruckes zu einer signifikanten Regression der Herzmuskelhypertrophie kommt, daß Ventrikelfunktionsgrößen verbessert werden und daß insbesondere die diastolischen Eigenschaften des Herzens eine Veränderung im Sinne einer Zunahme der Dehnbarkeit und Abnahme der Stiffness erfahren [26, 27, 169, 174, 195, 196, 285–288]. Überwiegend einheitliche Resultate wurden aus verschiedenen Arbeitsgruppen für den Einsatz von Kalziumantagonisten des Dihydropyridintyps (Nifedipin, Nitrendipin, u. a.) für Felodipin sowie für ACE-Hemmer (Captopril, Enalapril) mitgeteilt. Die Abnahmen der Herzmuskelmasse betrugen für die Kalziumantagonisten des Dihydropyridintyps und für ACE-Hemmer 8–30%. Unterschiedliche Meßergebnisse fanden sich für β-Rezeptorenblocker mit Herzmuskelmassenänderungen von 0 bis maximal 33%, während für Minoxidil, Hydralazin und Prazosin minimale oder keine Herzmuskelmassenveränderungen auftraten. Für Diuretika werden in der Mehrzahl der Studien ebenfalls keine Herzmuskelmassenänderungen mitgeteilt.

### Veränderung der myokardialen Proteinsynthese

Die therapeutischen Ziele der Hypertrophieregression sind:

Verhütung der Hypertrophieprogression,
Verzögerung der hypertensiven Herzinsuffizienz,
Verbesserung der systolischen und diastolischen Myokardfunktion,
Verbesserung der Koronarreserve.

Einige dieser Ziele lassen sich bei Drucknormalisierung durch eine Abnahme der myokardialen Proteinsynthese erreichen, deren quantitativer Ablauf in einem engen Gleichgewicht mit der jeweiligen Druckbelastung oder Druckentlastung des Herzens steht. Messungen der Messenger-RNS haben ergeben, daß unter einer Langzeittherapie mit Nifedipin bei SHR eine deutliche Abnahme parallel zur Gewichtsabnahme der Herzmuskelmasse einsetzt (Abb. 5.6). Dabei war die myokardiale Gesamtproteinkonzentration unverändert, die DNS-/Gesamt-RNS-Konzentration war bei den unbehandelten SHR 10–15% höher als in den mit Nifedipin behandelten SHR und bei WKY (normotensive Kontrollratten) [335, 336]. Die Änderung der myokardialen

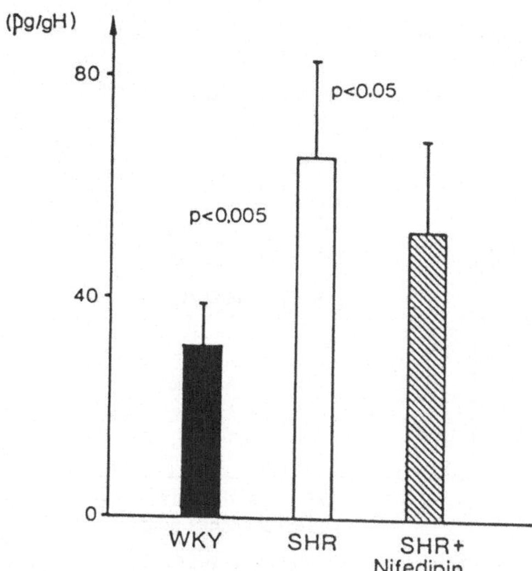


**Abb. 5.6.** Myokardialer Messenger-RNS-Gehalt bei normotensiven Kontrollratten (*WKY*), bei spontan hypertensiven Ratten (*SHR*) sowie bei spontan hypertensiven Ratten nach Therapie mit Nifedipin. Beachte die Abnahme des myokardialen Proteingehaltes unter Nifedipintherapie

Proteinsynthese gibt daher ein brauchbares Korrelat für die im Gefolge einer chronischen Drucksenkung einsetzende Herzmuskelmassenabnahme. Möglicherweise bezieht sich der Hypertrophieregressionsprozeß auch auf die glatte Muskulatur der koronaren Widerstandsgefäße (s. Kap. 7), so daß hier mit einer Zunahme der bei Hypertonie eingeschränkten Koronarreserve zu rechnen ist.

## Myokardialer Kollagengehalt

Eine Hypertrophieregression wäre im günstigsten Fall ein struktureller Umwandlungsprozeß, der eine 1:1-Reduktion des Herzmuskelgewichtes erreicht, d.h. eine Reduktion von kontraktilem Protein zu Bindegewebe in einem gleichermaßen ausgewogenen Verhältnis. Vom funktionellen Standpunkt, nach eingesetzter Hypertrophieregression, ist zu erwarten, daß für eine Reihe von pharmakotherapeutischen Eingriffen tatsächlich eine Änderung des Gesamtbindegewebes eintritt, da sich funktionell Verbesserungen der diastolischen Dehnbarkeit ergaben. Allerdings ist dies nicht für alle Hypertrophieregressionsformen schlüssig, da z.B. nach Aortenklappenersatz deutliche Abnahmen der Herzmuskelmasse einsetzten [92], allerdings einhergehend mit relativ weitaus weniger Reduktion des myokardialen Kollagens. Dies mag ein zeitabhängiger Faktor sein, da das Fibrinoblastenwachstum erheblich langsamer ist als das Gleichgewicht innerhalb von Abbau und Aufbau des myokardialen Proteins. Dennoch wäre eine Hypertrophieregression, wenn eine relative Verringerung des Myosins zu Kollagen einträte, funktionell ungünstig [39, 174]. Auch hier lassen sich Unterschiede in bezug auf die eingesetzten Pharmaka nachweisen: Die bei SHR gemessenen Veränderungen der Kollagenkonzentration zeigen eine parallel zur Herzgewichtsabnahme eintretende Reduktion für Enalapril, während für Nifedipin, Captopril und Hydralazin bei unterschiedlich starken Hypertrophieregressionen kaum Veränderungen nachweisbar sind (Abb. 5.7). Dagegen fand sich überraschenderweise für Methyldopa eine Zunahme der Kollagenkonzentration trotz erheblich erreichter

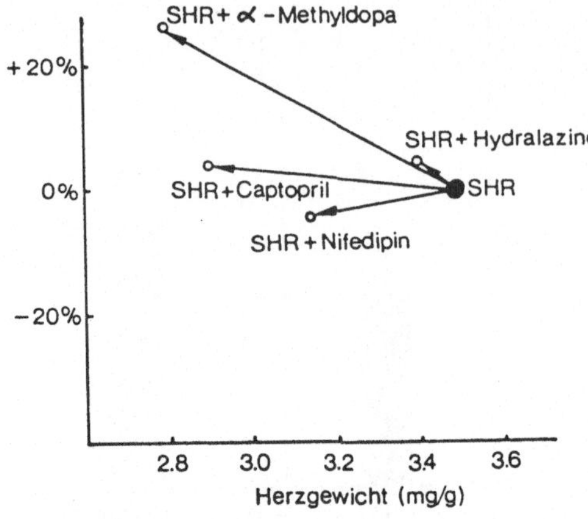


**Abb. 5.7.** Veränderungen der Kollagenkonzentration bei spontan hypertensiven Ratten (*SHR*) unter dem Einfluß von Nifedipin, Captopril, Methyldopa und Hydralazin. Beachte die Hypertrophieregression (Abnahme des Herzgewichtes) und Konstanz der Kollagenkonzentration bei Nifedipin und Captopril, während bei Methyldopa eine zwar erhebliche Herzgewichtsreduktion erfolgt, allerdings bei gleichzeitiger Zunahme der Kollagenkonzentration

myokardialer Hypertrophieregression. Aufgrund dieser experimentellen Daten kann daher mit Vorbehalt gefolgert werden, daß in bezug auf die Änderung der Proteinsynthese und Veränderungen des Kollagengehaltes eine Drucksenkung besonders sinnvoll ist, mit Kalziumantagonisten des Dihydropyridintyps sowie mit ACE-Hemmern. Weniger geeignet erscheinen Methyldopa, Minoxidil, Diuretika, Hydralazin und Prazosin.

## 5.4 Klinische Studien zur Hypertrophieregression

### Einfluß der zirkulierenden Plasmakatecholamine

Es ist unbestritten, daß eine Steigerung zirkulierender Plasmakatecholamine zu einer Stimulierung der Proteinsynthese führt und daß eine Hypertrophie dadurch ausgelöst werden kann [127, 182, 244, 293, 299]. Dieser Befund kann ursächlich damit zusammenhängen, daß unter klinischen Bedingungen Diuretika, $\beta$-Rezeptorenblocker und frequenzsteigernde Vasodilatatoren kaum eine oder keine Hypertrophieregression auszulösen vermögen. Für Diuretika ist eine Zunahme zirkulierender Plasmakatecholamine beschrieben worden; Vergleichbares gilt für den Einsatz von $\beta$-Rezeptorenblockern, und unter dem Einfluß von herzfrequenzsteigernden Vasodilatatoren kommt es reflektorisch ebenfalls zu einer Zunahme zirkulierender Plasmakatecholamine.

Unter sympathikolytisch wirksamen Substanzen, wie z. B. unter Clonidin, ist eine deutliche Reduktion zirkulierender Plasmakatecholamine mitgeteilt worden [293]. Wir haben daher die Wirkung von niedrig dosiertem Clonidin (2mal 75–3mal 150 μg/Tag) an insgesamt 12 Patienten mit hypertensiver Herzhypertrophie im Rahmen einer Langzeittherapie (Monotherapie für 8,3 Monate) untersucht. Von insgesamt 12 Patienten zeigten 6 eine Abnahme des Plasmanoradrenalins von 398 ng/l auf 256 ng/l

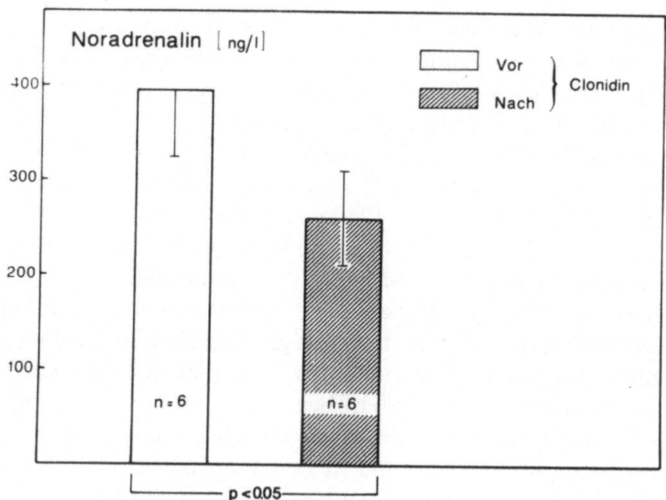


**Abb. 5.8.** Plasmanoradrenalin bei Hypertonikern vor und nach Clonidintherapie. Dargestellt sind die Responder. Beachte die erhebliche Abnahme des Plasmanoradrenalins [293]

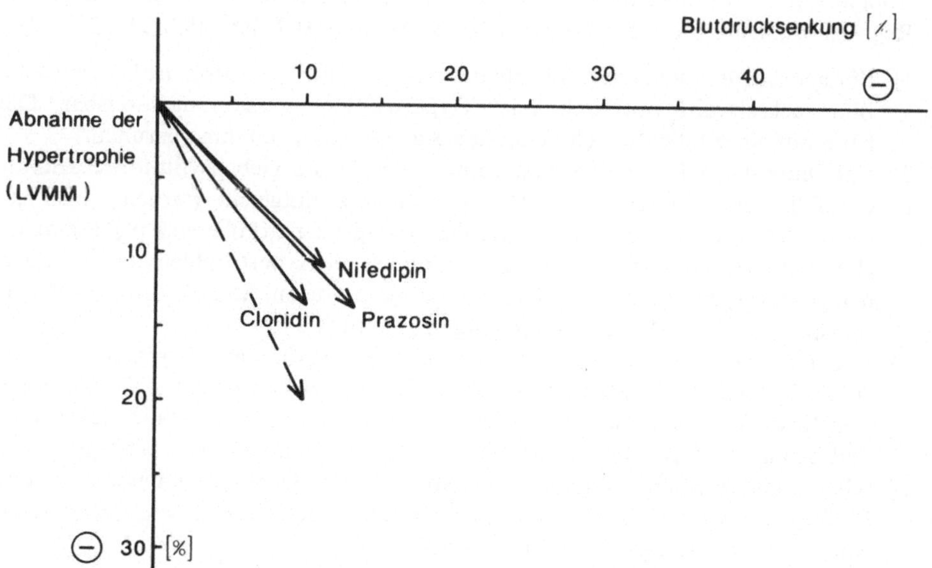


**Abb. 5.9.** Relation zwischen Blutdrucksenkung und Abnahme der Herzmuskelhypertrophie in 3 Hypertonikergruppen, therapiert mit Nifedipin, Prazosin und Clonidin. Beachte die annähernd gleich starken Abnahmen der Herzmuskelhypertrophie bei Blutdrucksenkung in allen 3 Therapiegruppen (*durchgezogene Pfeile*), während in der Gruppe der Clonidinresponder (*gestrichelter Pfeil*) mit erheblicher Abnahme der Plasmakatecholamine eine stärkere Hypertrophieregression bei vergleichbarer Drucksenkung erfolgt [293]

($p < 0{,}05$; Abb. 5.8). Diese Patienten wurden als Responder eingestuft, während die anderen 6 als Nonresponder dienten. Die Daten im Vergleich zu Nifedipin und Prazosin, zeigen, daß die Clonidinresponder (gestrichelte Linie der Abb. 5.9) eine stärkere Hypertrophieregression aufweisen als die Gesamtgruppe der mit Clonidin behandelten Patienten (durchgezogener Pfeil der Abb. 5.9). Die Gesamtgruppe der mit Clonidin behandelten Patienten unterschied sich auch nicht signifikant von den mit Nifedipin (im Mittel 125 mg/Tag über 4,9 Monate) und den mit Prazosin (2- bis 3mal 5 mg/Tag über 7,9 Monate) behandelten Patienten. Es erscheint somit, auch in Anbetracht dieser kleinen Fallzahl, als wahrscheinlich, daß eine im Verlauf der Hochdruckbehandlung therapeutisch erreichbare Senkung der Plasmakatecholaminspiegel zu einer stärkeren Hypertrophieregression führt als eine vergleichbare Drucksenkung ohne gleichzeitige Änderung der zirkulierenden Plasmakatecholamine. Es wird daher durch weitere Studien zu erarbeiten sein, ob dieses Konzept der Sympathikolyse mit additiver, trophischer Abnahme von Wachstumsstimuli parallel zur druckinduzierten Hypertrophieregression ein in bezug auf die therapeutischen Resultate günstigeres Gesamtbild der Ventrikeldynamik erreichen läßt als unter Substanzen, die eine Sympathikolyse nicht aufweisen.

## Hypertrophieregression – derzeitiger klinischer Stand

Die wesentlichsten der bisher vorliegenden klinischen Daten zur Herzmuskelhypertrophieregression (Tabelle 5.1; Abb. 5.10) zeigen, daß prinzipiell 3 unterschiedliche Regressionsmuster auftreten können [39, 48, 99, 165–169, 180, 192, 237, 285–288]:

1) Für herzfrequenzsteigernde Vasodilatatoren, wie für Trimazosin, ist bei schwacher Blutdrucksenkung praktisch keine Hypertrophieregression nachweisbar. Dies kann auf einer reflektorisch bedingten Katecholaminzunahme beruhen.
2) Für Diuretika, z. B. für Hydrochlorothiazid, ist bei ausgiebiger Blutdrucksenkung ebenfalls keine Abnahme der Herzmuskelmasse mitgeteilt worden. Auch hier dürfte das Konzept der unter Diuretika gesteigerten zirkulierenden Plasmakatecholamine zutreffen, so daß der druckinduzierten Hypertrophieregression durch den gleichzeitigen Anstieg der Plasmakatecholamine mit Stimulierung des Wachstumsprozesses im Myokard entgegengewirkt wird.
3) Für eine Reihe von anderen Therapieprinzipien, wie für Kalziumantagonisten, für ACE-Hemmer, für sympathikolytisch wirksame Substanzen sowie für Kombinationstherapien sind annähernd vergleichbare Änderungen der Blutdrucksenkung und Abnahme der Herzmuskelhypertrophie vorhanden. Am ausgeprägtesten scheint hier, wie oben dargestellt, die Abnahme der Herzmuskelmasse unter dem Einfluß von sympathikolytisch wirksamen Substanzen zu sein, vorausgesetzt, daß eine vergleichbare Drucksenkung vorliegt.

Auf der Basis dieser Primärdaten erscheint uns eine modifizierte Stufentherapie des Hochdrucks bei vorliegender Herzmuskelhypertrophie (Hochdruckherz) indiziert (Tabelle 5.2).

**Tabelle 5.1.** Vergleich der Wirkung verschiedener antihypertensiver Substanzen – Rückbildung einer Herzmuskelhypertrophie

| Substanz | Therapie-dauer | LV-Muskel-Masse | Systolischer Druck | Autor | |
|---|---|---|---|---|---|
| β-Rezeptorenblocker: | | | | | |
| Atenolol | 12 Monate | −12% | −5% | Sau | (38) |
| Acebutolol | 24 Monate | 0% | −15% | Sau | (38) |
| Metoprolol | 12 Monate | −22% | −18% | Franz | (16) |
| Metoprolol | 18 Monate | −16% | −17% | Corea | (6) |
| Metoprolol | 24 Monate | −14% | −20% | Wikstrand | (54) |
| Timolol | 4 Monate | −10% | −12% | Rowlands | (36) |
| Labetolol | 3 Monate | −34% | −23% | Kaul | (24) |
| Kalziumantagonisten: | | | | | |
| Nifedipin | 6 Monate | −11% | −11% | Strauer | (45) |
| Nifedipin | 3 Monate | −13% | −16% | Muiesan | (32) |
| Verapamil | 3 Monate | −17% | −10% | Muiesan | (32) |
| Sympatholytische Substanzen: | | | | | |
| Clonidin | 6 Monate | −19% | −10% | Strauer | (46) |
| Methyldopa | 18 Monate | −22% | −20% | Wollam | (55) |
| Methyldopa | 9 Monate | −35% | 0% | Fouad | (12) |
| Methyldopa | 2 Monate | −53% | −28% | Alcocer | (1) |
| Vasodilatatoren: | | | | | |
| Prazosin | 6 Monate | −14% | −14% | Strauer | (46) |
| Trimazosin | 18 Monate | + 1% | − 9% | Drayer | (94) |
| Diuretika: | | | | | |
| Hydrochlorothiazid | 18 Monate | − 3% | −18% | Wollam | (55) |
| Hydrochlorothiazid + Triamteren | 12 Monate | − 4% | −11% | Motz | (31) |
| Angiotensinkonservionsenzymhemmer: | | | | | |
| Enalapril | 7 Monate | −12% | −21% | Nakashima | (33) |
| Enalapril | 9 Monate | −12% | −12% | Motz | (30) |

## 1. Stufe

Bei einem kardial kompensierten, konzentrisch oder irregulär hypertrophierten Hochdruckherzen ist in der 1. Stufe der Einsatz von Kalziumantagonisten oder von ACE-Hemmern das Mittel der Wahl. Durch beide Therapieprinzipien ist eine signifikante Hypertrophieregression langfristig (6–9 Monate) therapeutisch erreichbar [174, 291, 294, 310]. Aufgrund der in unserer Arbeitsgruppe dargelegten Studien sollte der präferentielle Einsatz einer dieser beiden Substanzen das Vorliegen einer (z. B. mittels EKG oder Echokardiographie diagnostizierten) Herzmuskelhypertrophie voraussetzen.

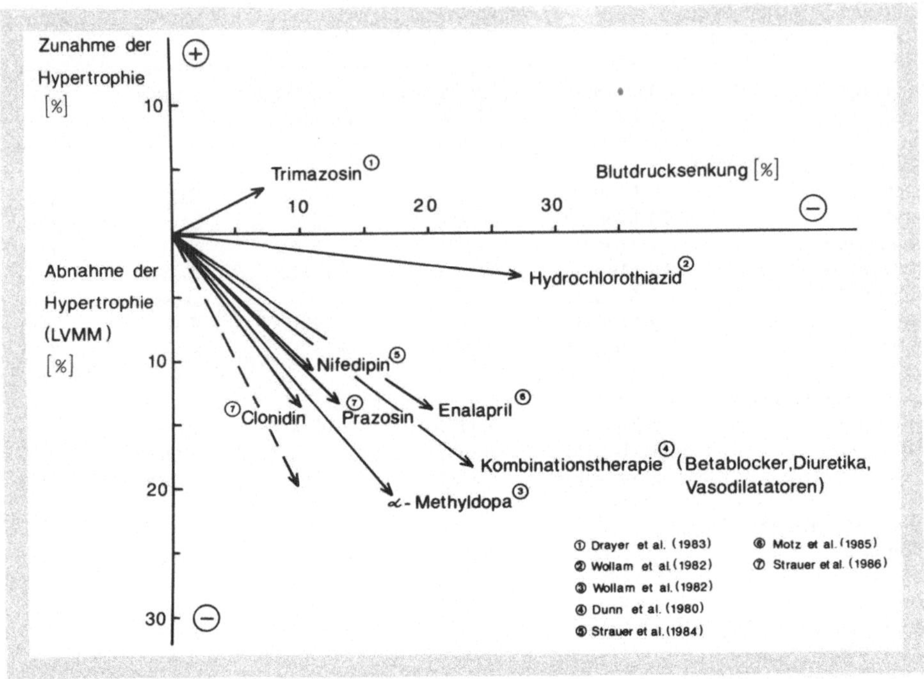


**Abb. 5.10.** Darstellung der wichtigsten derzeit verfügbaren Studien zur Herzmuskelhypertrophieregression. *Abszisse* Blutdrucksenkung, *Ordinate* Änderung der Herzmuskelhypertrophie. Beachte, daß unter Trimazosin eine mittelgradige Blutdrucksenkung erreicht wird, daß andererseits keine Hypertrophieregression erfolgt. Beachte ferner, daß unter Hydrochlorothiazid eine erhebliche Drucksenkung erreicht wird, daß allerdings ebenfalls keine nennenswerte Hypertrophieregression eintritt. Beachte schließlich, daß unter der Mehrzahl der getesteten Therapieformen eine ausgiebige Blutdrucksenkung resultiert mit entsprechender (1:1) Reduktion der Herzmuskelmasse. Die stärksten Hypertrophieregressionen sind für Methyldopa und Clonidin meßbar [279]

## 2. Stufe

In der 2. Stufe der Behandlung der hypertensiven Herzhypertrophie ist eine Kombination aus Kalziumantagonisten und ACE-Hemmern sinnvoll [172, 278–281]. Wenn auch bislang keine signifikanten, additiven Wirkungen der Kombinationstherapie auf den Herzmuskelhypertrophieprozeß mitgeteilt wurden, so ist davon auszugehen, daß eine Kombinationsbehandlung wahrscheinlich eine ergiebigere Drucksenkung und Reduktion der Herzmuskelmasse erreichen läßt als eine Monotherapie.

## 3. Stufe

In der 3. Stufe der Behandlung des Hochdruckherzens wird additiv zur Kombination aus Kalziumantagonisten und ACE-Hemmern eine sympathikolytisch wirksame Substanz hinzugefügt [293]. In der Praxis handhaben wir es so, daß zur Blutdruckeinstellung Kalziumantagonisten und ACE-Hemmer als Monotherapie oder als Kombinationstherapie titriert werden. Bei ausreichend gesenktem Blutdruck wird dann, niedrig

**Tabelle 5.2.** Stufentherapie der kompensierten hypertensiven Herzhypertrophie. Nach den derzeit gängigen und erarbeiteten Kriterien beinhaltet die 1. Therapiestufe den Einsatz von Kalziumantagonisten oder von ACE-Hemmern. Die 1. Stufe repräsentiert Patienten mit kompensierter, konzentrisch oder irregulär hypertrophierter Herzfunktion. In der 1. Stufe ist eine Monotherapie mit einer der beiden genannten Substanzen angezeigt. Dies sollte eine nachweisbare Hypertrophie voraussetzen (EKG, Echokardiogramm etc.). In der 2. Stufe, d.h. bei nicht ausreichend gesenktem Blutdruck, ist eine Kombination von Kalziumantagonisten und ACE-Hemmern angeraten. Auch dies betrifft Herzen mit konzentrisch oder irregulärer Herzmuskelhypertrophie. Ist diese Stufe ebenfalls pharmakotherapeutisch nicht wirksam, so kann in der 3. Stufe, niedrig dosiert, Clonidin oder Methyldopa zur Kombinationsbehandlung aus Kalziumantagonisten und ACE-Hemmern hinzugefügt werden. Dadurch wird eine weitere, meist leichte Blutdrucksenkung erreicht, allerdings kommt es dann zur signifikanten Abnahme zirkulierender Plasmakatecholamine und somit zur Hemmung eines der wichtigsten trophischen Herzmuskelwachstumsfaktoren. In der 4. Stufe schließlich ist das Gesamtspektrum der antihypertensiven Maßnahmen einzusetzen. In diesem Stadium wird eine Hypertrophieregression meist nicht mehr erreichbar sein, hier wird die Therapie der hypertensiven Herzinsuffizienz oftmals im Vordergrund stehen. (Nach [295])

| 1. Stufe | 2. Stufe | 3. Stufe | 4. Stufe |
|---|---|---|---|
| Kalziumantagonist | Kalziumantagonist | Kalziumantagonist | Kalziumantagonist |
| oder | und | und | und |
| ACE-Hemmer | ACE-Hemmer | ACE-Hemmer | ACE-Hemmer |
| | | und | und |
| | | Clonidin/ α-Methyldopa | Clonidin/ α-Methyldopa |
| | | | und |
| | | | Diuretika oder/und β-Rezeptorenblocker oder/und Vasodilatatoren |

dosiert, Clonidin hinzugefügt, z. B. 2mal 25–2mal 75 µg/Tag. Diese Behandlungsform hat sich aufgrund langjähriger Studien als besonders wirksam erwiesen, sowohl in bezug auf die Konstanz der Blutdrucksenkung als auch in bezug auf die erreichten myokardialen Auswirkungen.

## 4. Stufe

Die 4. Stufe betrifft Hochdruckpatienten mit bis dahin therapierefraktären Blutdruckwerten. Hier wird eine pathophysiologisch begründbare Therapieform derzeit nicht rational eingesetzt werden können, so daß die Therapie der 3. Stufe mit Diuretika und/oder β-Rezeptorenblockern und/oder Vasodilatatoren erweitert werden müßte. Dies entspricht dann letztendlich dem 3. Stufenplan der Hochdrucktherapie der Deutschen Hochdruckliga [43]. Hier ist festzuhalten, daß das entwickelte Therapieschema zur Behandlung des Hochdruckherzens prinzipiell von dem Schema der

**Tabelle 5.3.** Auswahlkriterien für Antihypertensiva in der Therapie der hypertensiven Herzkrankheit

| | Kalziumantagonisten | | β-Rezeptorenblocker | ACE-Hemmer | Clonidin α-Methyldopa | Diuretika | Hydralazin Dihydralazin | Digitalisglykoside |
|---|---|---|---|---|---|---|---|---|
| | Verapamil | Dihydropyridine Nifedipin Nitrendipin | | | | | | |
| Arterielle Hypertonie ohne kardiale Organmanifestation | + | + | ++ | + | + | ++ | ++ | ○ |
| Kompensierte Linksherzhypertrophie | (+) | ++ | (+) | ++ | ++ | ○ | ○ | ○ |
| Dekompensierte Linksherzhypertrophie (LV Dilatation) | ○ | + | ○ | ++ | ○ | ++ | + | ++ |
| Koronare Makroangiopathie | + | ++ | ++ | (+) | (+) | (+) | ○ | ○ |
| Koronare Mikroangiopathie | + | ++ | ++ | (+) | (+) | (+) | ○ | ○ |
| Supraventrikuläre Rhythmusstörungen | ++ | (+) | ++ | (+) | (+) | (+) | ○ | ++ |
| Ventrikuläre Rhythmusstörungen | (+) | (+) | ++ | (+) | (+) | (+) | + | ○ |

++ Mittel der Wahl; ○ ungünstig; + günstig; (+) keine Einwände, aber nicht Mittel der ersten Wahl

Hochdruckliga nicht wesentlich abweicht, daß andererseits allerdings einige pharmakotherapeutische Vorteile dann genutzt werden sollten, wenn hypertrophierte Herzen vorliegen.

Umstritten ist der Wert der für eine Hypertrophieregression nicht primär einzusetzenden Pharmaka: β-Rezeptorenblocker, Diuretika und Vasodilatatoren (Tabelle 5.3). Aufgrund der dargelegten Ergebnisse erscheint der Einsatz einer dieser 3 Substanzklassen bei Hochdruckpatienten ohne manifeste kardiale Beteiligung unproblematisch. Allerdings sollte auch hier auf eine rationale Differentialtherapie geachtet werden, indem z. B. Hypertoniker mit Tachykardien, Rhythmusstörungen und Palpitationen eher einen β-Rezeptorenblocker als primäre Therapie erhalten sollten, während Hochdruckpatienten mit Neigung zu Bradykardie von z. B. Hydralazin profitieren könnten. Andererseits wiederum wären Diuretika dann vorzuziehen, wenn eine ausreichende Blutdrucksenkung mit anderen Alternativmedikamenten nicht erreicht wird bzw. wenn Zeichen einer Überwässerung mit Ödemneigung vorliegen.

Das im Rahmen der Hypertrophieregressionsstudien entworfene Konzept einer gezielten Differentialtherapie sollte nach Möglichkeit für alle anderen pharmakotherapeutischen Maßnahmen ebenfalls erwogen werden, wobei stets darauf geachtet werden sollte, welche Begleitwirkungen oder Begleitnebenwirkungen eines blutdrucksenkenden Medikamentes gleichzeitig für den jeweiligen individuellen Patienten mitgenutzt werden könnte. Eine allzu pauschale Therapie des Patienten mit Hochdruck könnte dazu führen, Pharmakotherapien zu handhaben, die der jeweils individuellen Situation nicht unbedingt gerecht werden. In diesem Sinne sind die hier genannten Therapieempfehlungen des Hochdruckherzens sowie die zitierten Therapieempfehlungen der Hochdruckliga als sich ergänzende Therapieformen, unter jeweiliger Beachtung der individuellen Hochdrucksituation und Manifestationsmöglichkeiten kardial und extrakardial, zu verstehen.

## Therapeutische Limitierung durch inadäquate Hypertrophieregression?

Eine Hypertrophieregression des hypertrophierten Hochdruckherzens kann nur dann klinisch-therapeutisch sinnvoll sein, wenn eine während bzw. nach Einsetzen der Regression adäquate Herzmuskelmasse präsent ist, die bei variablen Druckbelastungen des therapierten Hypertonikers ausreichend ist, um den ventrikelmechanischen Bedürfnissen zu entsprechen. Unter diesem Gesichtspunkt sind Abnahmen der Herzmuskelmasse nur dann sinnvoll, wenn gleichzeitig die entsprechenden Belastungsfaktoren, d.h. überwiegend Blutdruck und Herzfrequenz, adäquat reduziert werden.

Für die bislang klinisch-therapeutisch eingesetzten Antihypertensiva ist eine inadäquate Hypertrophieregression, die zu einer Wandverdünnung mit konsekutiv steigender systolischer Wandspannung und Abnahme der Ventrikelfunktion führen müßte, nicht beschrieben. Dies ist auch nicht zu erwarten, da die bei jedem, auch therapierten, Hypertoniker täglich vielmals undulierenden Blutdruckwerte zu einem Gleichgewicht zwischen Abbau und Aufbau des myokardialen Proteins führen. Solange daher durch regrediente Pharmaka keine überschießenden Degradationen von myokardialen Proteinen auftreten, ist ihr Einsatz nicht limitierend. Der Extremfall einer Herzmuskelatrophie, wie z. B. durch den Einsatz von Zytostatika (Adriamycin), wird unter den klinisch gebräuchlichen Antihypertensiva nie erreicht. Somit kann davon ausgegangen werden, daß eine entsprechend der Stufentherapie der kompensierten hypertensiven Herzhypertrophie durchgeführte Hochdruckbehandlung eine adäquate Regression ohne Wandspannungszunahme mit sich bringt.

Die unter chronischer Behandlung mit Nifedipin, Prazosin und Clonidin gemessenen Wandspannungswerte sowie die Daten für die Masse-Volumen-Relation zeigen (Abb. 5.11), daß eine Verlaufsänderung der ventrikeldynamischen Funktionspunkte entsprechend den Isobaren verläuft (von Isobare Psyst = 180 mm Hg auf Isobare Psyst = 140 mm Hg). Die Masse-Volumen-Relation wird in allen 3 Therapieformen (Nifedipin für 4,9 Monate, 125 mg pro Tag im Mittel; Prazosin 7,9 Monate, 2- bis 3mal 5 mg/Tag; Clonidin für 8,3 Monate, 2mal 75–3mal 150 µg/Tag) wirksam gesenkt, allerdings tritt eine Zunahme der systolischen Wandspannung nicht auf. Daraus wie auch aus den in dieser Studie simultan gemessenen Funktionsparametern, resultiert, daß die Ventrikelfunktion leicht zunimmt; darüber hinaus war eine Verbesserung der diastolischen Eigenschaften des Myokards nachweisbar [278, 295, 310].

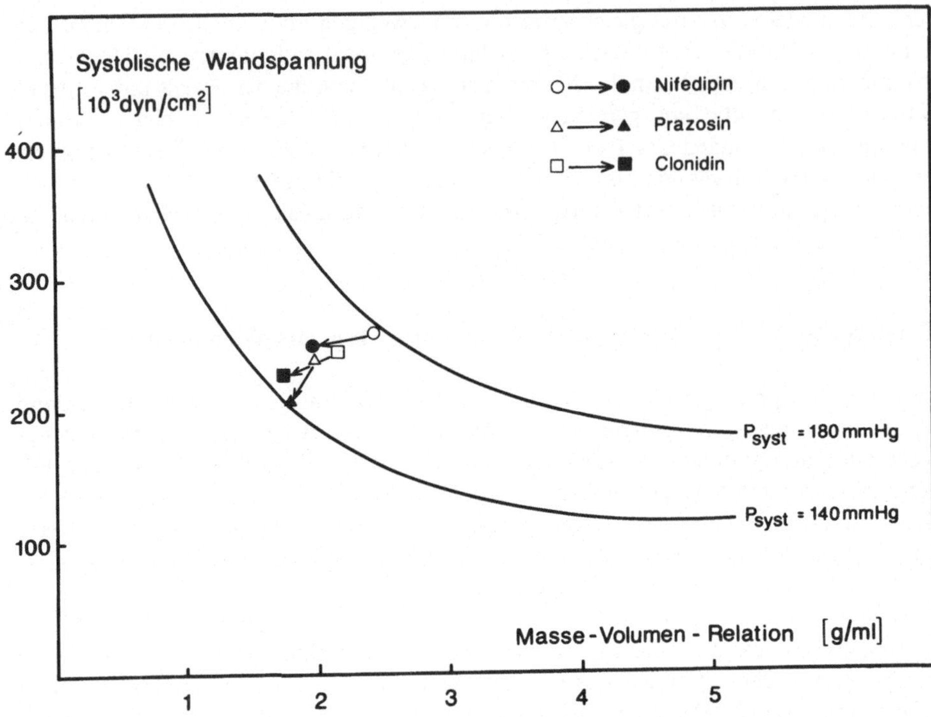


**Abb. 5.11.** Beziehung zwischen Masse-Volumen-Relation des linken Ventrikels und systolischer Wandspannung in 3 untersuchten Patientengruppen unter Zugrundelegung von 2 Isobaren (systolischer Druck 140 bzw. 180 mm Hg). Unter Nifedipin, Prazosin und Clonidin kommt es zu einer wirksamen Drucksenkung, im Mittel von 160–180 mm Hg systolisch auf ca. 140–150 mm Hg. Dadurch resultiert in keiner der untersuchten Patientengruppen eine Zunahme der systolischen Wandspannung, so daß eine inadäquate Herzmuskelhypertrophieregression ausbleibt. Die Daten belegen die ventrikeldynamische Neutralität einer Hypertrophieregression, bei der eine Wandspannungszunahme trotz verdünnter Wände ausbleibt

## 5.5 Hypertrophieregression und diastolische Dehnbarkeit

Eine Rückbildung der Herzmuskelhypertrophie impliziert nicht unbedingt eine Änderung der strukturellen, elastischen Eigenschaften des Herzmuskels, allerdings ist zu erwarten, daß durch Abnahme der Wanddicke und Ventrikelmasse eine Verbesserung der Füllungseigenschaften aus geometrischen Gründen resultiert. Somit könnte die im Gefolge einer Hypertrophieregression verbesserte diastolische Volumendehnbarkeit zu einer verbesserten Füllung und Herzleistung führen. Es wurde daher bei 11 Patienten (6 Männer, 5 Frauen) mit einem mittleren Lebensalter von 49 ± 11 Jahren vor und 12 Monate nach Therapie mit dem Dihydropyridinderivat Nitrendipin (Tagesdosis 10–40 mg) das Ausmaß der linksventrikulären Hypertrophie, die systolische und diastolische Funktion mittels M-Mode-, 2-D- und digitalisierter Echokardiographe bestimmt.

Parallel zu der Senkung des systolischen und arteriellen Blutdruckes kam es zu einer Rückbildung der linksventrikulären Hypertrophie. Der Blutdruck sank von 185,5 ± 19,8 auf 164,1 ± 15,6 mm Hg ($p \leq 0{,}05$), während die linksventrikuläre Mus-

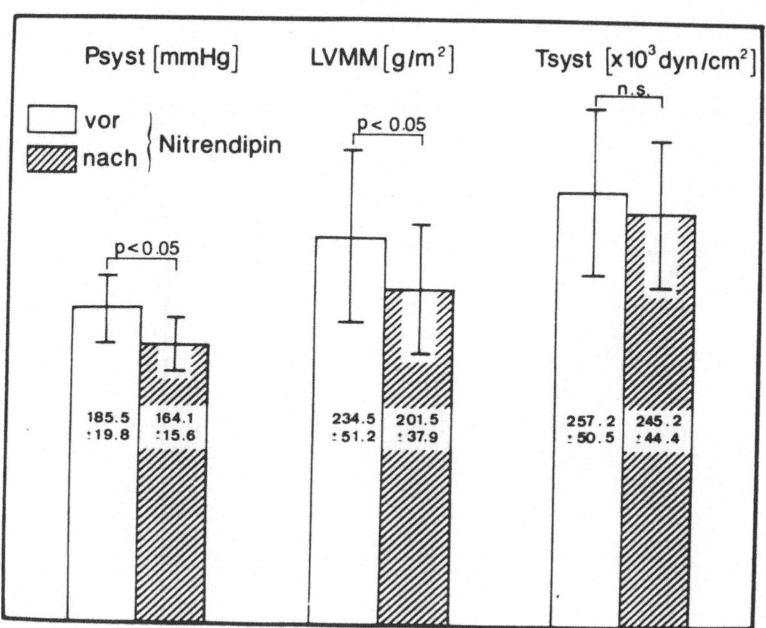


**Abb. 5.12.** Systolischer arterieller Blutdruck ($P_{syst}$), linksventrikuläre Muskelmasse (*LVMM*) und systolische linksventrikuläre Wandspannung ($T_{syst}$) vor und nach Nitrendipintherapie. Die der Drucksenkung proportionale Abnahme der LVMM führte bei weitgehender Konstanz des enddiastolischen Ventrikeldurchmessers zu weitgehend unveränderten systolischen Wandspannungen unter Nitrendipintherapie

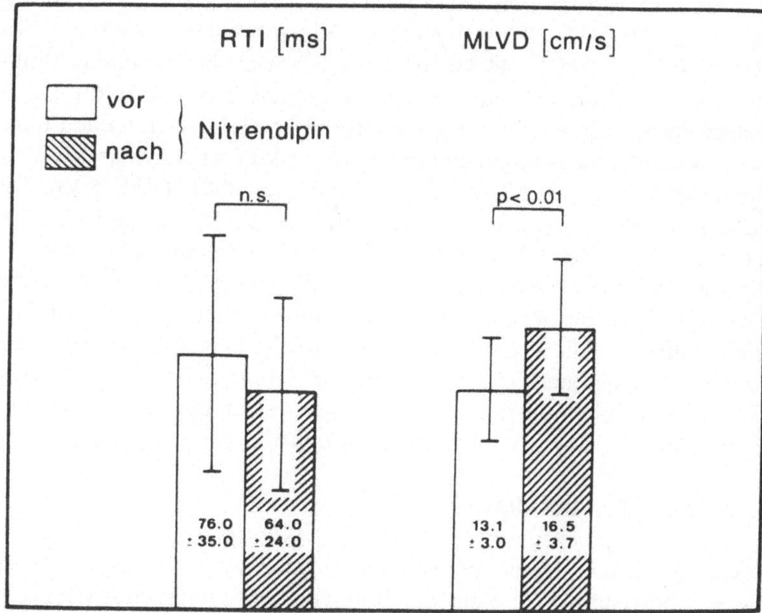


**Abb. 5.13.** Relaxationsindex (*RTI*) als echokardiographischer Parameter der isovolumetrischen Relaxation und Maximalgeschwindigkeit der linksventrikulären diastolischen Durchmesserzunahme (*MLVD*) als echokardiographischer Parameter der raschen frühdiastolischen Füllung vor und nach Regression der linksventrikulären Hypertrophie durch Nitrendipin. Beachte die signifikante Steigerung von MLVD bei lediglich geringer Abnahme von RTI

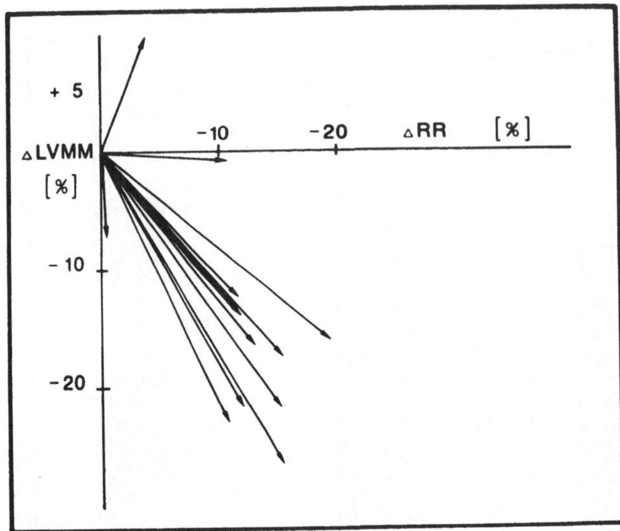


**Abb. 5.14.** Dargestellt ist die prozentuale Abnahme der linksventrikulären Muskelmasse (*LVMM*) in Abhängigkeit von der prozentualen Senkung des systolischen Blutdrucks (*RR*). Im Mittel resultierte eine der Blutdrucksenkung proportionale Abnahme der linksventrikulären Muskelmasse unter Therapie mit Nitrendipin

kelmasse nach 12 Monaten Therapie von $234{,}5 \pm 51{,}2$ auf $201{,}5 \pm 37{,}9$ g/m$^2$ abnahm ($p \leq 0{,}05$) (Abb. 5.12). Bei weitgehender Konstanz der systolischen Wandspannung ($257{,}2 \pm 50{,}5$ vs. $245{,}2 \pm 44{,}4 \times 10^3$ dyn/cm$^2$) war die systolische linksventrikuläre Durchmesserverkürzung nur geringgradig gesteigert ($34{,}9 \pm 6{,}1$ vs. $37{,}1 \pm 5{,}4$ %). Demgegenüber zeigte sich eine gesteigerte rasche frühdiastolische Füllung, gemessen an der Maximalgeschwindigkeit der linksventrikulären diastolischen Durchmesserzunahme (MLVD: $13{,}1 \pm 3{,}0$ vs. $16{,}5 \pm 3{,}7$ cm/s; $p = 0{,}01$) (Abb. 5.13). Die isovolumetrische Relaxation, gemessen am Relaxationszeitindex, zeigte keine signifikante Veränderung (RTI: $76{,}0 \pm 35{,}0$ vs. $64{,}0 \pm 24{,}0$ ms). Nitrendipin führte somit zu einer der Blutdrucksenkung überwiegend proportionalen Rückbildung der Linksherzhypertrophie (Abb. 5.14). Bei Wandspannungskonstanz änderte sich die systolische Funktion nicht signifikant. Die Verbesserung der diastolischen Füllung, gemessen an MLVD, ist geometrisch bedingt Folge der Hypertrophieregression. Bei nahezu unverändertem Relaxationszeitindex dürften Veränderungen auf myokardialer Ebene nur unwesentlich zur Verbesserung der diastolischen Funktion beigetragen haben.

## Besprechung der Resultate

Die vorliegenden Untersuchungen zeigten, daß eine chronische antihypertensive Therapie mit Nitrendipin zu einer der Blutdrucksenkung proportionalen Rückbildung der linksventrikulären Hypertrophie führt. Während die systolische Funktion als Folge einer nahezu unveränderten myokardialen Nachbelastung keine signifikante Änderung zeigte, war die frühdiastolische Füllung deutlich gesteigert. Der Relaxationszeitindex als Maß für die isovolumetrische Relaxationsphase wurde durch eine Regression der linksventrikulären Hypertrophie nicht signifikant beeinflußt.

*Linksventrikuläre Hypertrophie*

Parallel mit der Senkung des arteriellen Blutdrucks nahm die linksventrikuläre Muskelmasse nach 12 Monaten Nitrendipintherapie um 14% ab. Dies spricht dafür, daß die systolische ventrikuläre Entlastung eine wesentliche Determinante der Rückbildung der Linksherzhypertrophie unter einer Therapie mit Kalziumantagonisten ist. Lediglich 3 Patienten zeigten hiervon ein abweichendes Verhalten, wobei bei 2 Patienten trotz Drucksenkung keine Abnahme der LV-Hypertrophie auftrat und bei einem Patienten trotz fehlender Drucksenkung eine geringe Abnahme der LV-Muskelmasse zu verzeichnen war. Bezüglich der Wirkung auf die Hypertrophieregression war die Muskelmassenabnahme im Verhältnis zur Blutdrucksenkung vergleichbar den früheren Untersuchungen mit Nifedipin.

Klinische und experimentelle Studien zeigten, daß eine Blutdrucksenkung eine Rückbildung der hypertensiven Herzhypertrophie nicht zwangsläufig impliziert. Sen u. Tarazi konnten zeigen, daß eine effektive Blutdrucksenkung mit Hydralazin infolge einer reflektorischen Sympathikusaktivierung keine Rückbildung der Herzhypertrophie bewirkte. Für diese trophische Rolle des sympathikoadrenergen Systems spricht auch, daß parallel zu einer Abnahme des Plasmanoradrenalinspiegels ohne weitere Blutdrucksenkung unter zusätzlicher Gabe von $\alpha$-Methyldopa eine Abnahme der linksventrikulären Muskelmassen beschrieben wurde, sowie die Beobachtung, daß eine antihypertensive Therapie mit der sympathikolytischen Substanz Clonidin zu einer deutlichen Rückbildung der Herzhypertrophie führte.

Aufgrund der Beobachtung, daß eine chronische Infusion subhypertensiver Dosen von Noradrenalin beim Hund zu einer Linksherzhypertrophie führte, beschrieben Laks et al. Noradrenalin als ein trophogenes Hormon des Herzens. Simpson konnte an isolierten kultivierten Myokardzellen die Vermittlung der wachstumsstimulierenden Wirkung von Noradrenalin über $\alpha_1$-Adrenozeptoren zeigen. Auf die Bedeutung der $\alpha_1$-Adrenorezeptoren beim myokardialen Hypertrophieprozeß weist auch die Wirkung von Prazosin, einem Vasodilatator mit $\alpha_1$-antagonistischer Wirkung, hin, daß eine antihypertensive Therapie mit Prazosin zu einer deutlichen Rückbildung der Herzhypertrophie ohne wesentliche Beeinflussung der Plasmakatecholaminkonzentrationen führte. Die für Nitrendipin nach Akutgabe sowie nach 2monatiger Therapiedauer beschriebenen, signifikant erhöhten Plasmanoradrenalinspiegel müßten somit einer Rückbildung der Linksherzhypertrophie trotz ausreichender Blutdrucksenkung entgegenstehen. Schwietzer et al. konnten nach Nifedipingabe eine deutliche Reduktion des blutdrucksteigernden Effektes von Noradrenalin nachweisen. Ursächlich hierfür dürfte ein von van Meel beschriebener funktioneller Antagonismus von Kalziumantagonisten des Dihydropyridintyps an $\alpha_2$-Adrenozeptoren der glatten Muskulatur sein. Ein ähnlicher, wenngleich geringer ausgeprägter Effekt wurde von der gleichen Arbeitsgruppe auch an $\alpha_1$-Adrenozeptoren beschrieben. Es ist daher denkbar, daß eine Rückbildung der linksventrikulären Hypertrophie unter Nitrendipin durch einen funktionellen Antagonismus an $\alpha_1$-Adrenozeptoren am Herzen begünstigt wird.

Angiotensin II stimuliert wahrscheinlich sekundär katecholaminvermittelt die myokardiale Proteinsynthese. Damit in Einklang stehen klinische Studien, die zeigen, daß eine antihypertensive Therapie mit Diuretika, die zu einer Steigerung der Plasmareninaktivität und Plasmakatecholaminspiegel führen, trotz ausreichender Blutdrucksenkung keine Regression der Herzhypertrophie zur Folge hat, während sich ACE-Hemmer als sehr effektiv bezüglich einer Hypertrophieregression erwiesen. Als günstig für die Hypertrophieregression durch Nitrendipin dürfte sich das Fehlen einer Aktivierung des Renin-Angiotensin-Systems erweisen.

Weitere Stimuli für die Herzhypertrophie sind auch regionale oder globale Myokardischämien. Auch bei einem unauffälligen Koronarangiogramm ist das Hypertonieherz als Folge einer koronaren Mikroangiopathie auf dem Boden einer Mediahypertrophie der Widerstandsgefäße oder einer veränderten Ansprechbarkeit der Widerstandsgefäße auf vasodilatatorische Reize ischämiegefährdet. Eine mögliche Regression der Mediahypertrophie oder verbesserte Ansprechbarkeit der Widerstandsgefäße auf vasodilatatorische Reize könnte über eine Verbesserung der Mikrozirkulation eine Rückbildung der Herzhypertrophie begünstigen. Der klinische Nachweis solcher Veränderungen durch eine medikamentöse Langzeittherapie steht jedoch noch aus.

### *Systolische Funktion*

Bei der konzentrischen Linksherzhypertrophie bleibt die systolische Wandspannung infolge einer zur systolischen Druckerhöhung proportionalen Zunahme der Masserelation, dem Verhältnis aus linksventrikulärer Muskelmasse zu enddiastolischem Volumen, normal. Im Vergleich zu einem normotensiven Kontrollkollektiv war die systolische Wandspannung bei den Patienten in dieser Studie nicht erhöht. Entsprechend ist die systolische Pumpfunktion des linken Ventrikels nicht eingeschränkt.

Als Ausdruck der zur Blutdrucksenkung proportionalen Abnahme des linksventrikulären Hypertrophiegrades blieb die systolische Wandspannung nach der 12monatigen Nitrendipintherapie nahezu unverändert. Entsprechend dieser ventrikelgeometriebedingten konstanten systolischen Nachbelastung war auch die systolische Pumpfunktion des linken Ventrikels nach Hypertrophieregression nicht gesteigert.

Auch ein möglicher negativinotroper Effekt von Nitrendipin ließ sich zumindest echokardiographisch nicht nachweisen. Weder klinisch noch tierexperimentell führte eine antihypertensive Therapie mit Kalziumantagonisten vom Dihydropyridintyp zu einer hämodynamisch relevanten negativinotropen Wirkung.

### *Diastolische Funktion*

Bei der hypertensiven Herzhypertrophie liegt bereits bei noch normaler systolischer Ventrikelfunktion eine Störung der diastolischen Funktion vor. Die Veränderungen betreffen sowohl die Phase der isovolumetrischen Relaxation als auch die Phase der raschen frühdiastolischen Füllung, wobei die Zunahme des Relaxationszeitindexes auf eine verzögerte Relaxation und die Abnahme der Maximalgeschwindigkeit der linksventrikulären diastolischen Durchmesserzunahme auf eine herabgesetzte frühdiastolische Füllung hinweisen. Diese Befunde stimmen mit den Ergebnissen anderer Autoren überein. Die Relaxationszeit ist wesentlich vom linksventrikulären Spitzendruck abhängig, so daß erhöhte linksventrikuläre Spitzendrücke zu einer Zunahme der Relaxationszeit führen, ohne daß dies eine Abnahme der Relaxationsgeschwindigkeit impliziert. Das Ausmaß der Zunahme des Relaxationszeitindexes bei Hypertonikern im Vergleich zu einer normotensiven Kontrollgruppe legt jedoch den Schluß nahe, daß über die durch die Druckerhöhung bedingte Zunahme der Relaxationszeit bei der hypertensiven Herzkrankheit auch eine Abnahme der Relaxationsgeschwindigkeit vorliegt.

Eine Verbesserung der diastolischen Funktion mit gesteigerter diastolischer Füllungsrate oder gesteigertem linksatrialem Entleerungsindex unter antihypertensiver Therapie mit Kalziumantagonisten wurde beschrieben. In unserer Studie führte die Langzeittherapie mit Nitrendipin zu einer signifikant gesteigerten Maximalgeschwindigkeit der diastolischen linksventrikulären Durchmesserzunahme, d. h. zu einer günstigen Beeinflussung der frühdiastolischen Füllung. Demgegenüber zeigten die echokardiographischen Parameter der isovolumetrischen Relaxation nur tendenziell eine Veränderung, Die Abnahme des Relaxationsindexes war nicht signifikant. Da eine Abnahme des LV-Spitzendrucks auch ohne veränderte Relaxationsgeschwindigkeit zu einer Verkürzung der Relaxationszeit führt, läßt die fehlende signifikante Abnahme des Relaxationszeitindexes bei signifikanter Senkung des LV-Spitzendrucks den Schluß zu, daß unter Nitrendipintherapie keine Zunahme der Relaxationsgeschwindigkeit eingetreten ist. Von manchen Autoren wurde ein günstiger substanzspezifischer Effekt von Kalziumantagonisten auf die isovolumetrische Relaxation beschrieben. Denkbar wäre eine Zunahme der Relaxationsgeschwindigkeit nach akuter systemischer Gabe eines Kalziumantagonisten durch eine Nachlastsenkung zum einen und eine reflexbedingte Sympathikusaktivierung zum anderen.

Beide Effekte dürften jedoch bei chronischer Applikation keine wesentliche Bedeutung haben. Das Fehlen einer signifikanten Veränderung der isovolumetrischen Relaxation spricht dafür, daß eine Zunahme der linksventrikulären Dehnbarkeit die entscheidende Bedeutung bei der gesteigerten frühdiastolischen Füllung nach Nitrendipin zukommt. Im Vordergrund steht hierbei die veränderte Ventrikelgeometrie mit einer Abnahme des Schweregrades der linksventrikulären Hypertrophie. Die fehlende signifikante Veränderung des Relaxationszeitindexes legt nahe, daß funktionelle Veränderungen auf subzellulärer Ebene bei der Verbesserung der diastolischen linksventrikulären Eigenschaften unter langdauernder Nitrendipintherapie eine eher untergeordnete Rolle spielen.

Einer durch Nitrendipin gesteigerten frühdiastolischen Füllung kommt bei der hypertensiven Herzkrankheit entscheidende klinische Bedeutung zu. Isovolumetrische Relaxation und frühdiastolische Füllung sind wesentliche Determinanten einer adäquaten diastolischen linksventrikulären Füllung und somit Voraussetzung für die systolische Funktion. Bei verminderter frühdiastolischer Füllung kann eine adäquate Ventrikelfüllung nur durch Einsatz von Kompensationsmechanismen erreicht werden. Hierzu zählen ein erhöhter Druck im linken Vorhof sowie eine verstärkte Vorhofkontraktion. Diese Veränderungen auf Vorhofebene, die langfristig eine höhere Inzidenz von Vorhofflimmern oder -flattern mit konsekutiver Verschlechterung der kardiozirkulatorischen Leistungsbreite impliziert, lassen eine günstige Beeinflussung durch die Langzeittherapie mit Nitrendipin erwarten.

Zusammenfassend zeigen die Untersuchungen, daß eine Regression der konzentrischen Linksherzhypertrophie nach Therapie mit Nitrendipin funktionell in erster Linie zu einer Verbesserung der linksventrikulären Dehnbarkeit führt, während die systolische Pumpfunktion bei Wandspannungskonstanz unverändert bleibt.

# 6 Koronarkreislauf und Energetik

Es ist das Ziel dieses Kapitels, 1) die Koronardurchblutung, Koronarreserve und den myokardialen Sauerstoffverbrauch an einem größeren Patientengut mit essentieller Hypertonie zu untersuchen und 2) den Einfluß des Koronarfaktors auf die koronaren Funktionsgrößen und den Einfluß des Myokardfaktors durch quantitative Bestimmung des Hypertrophiegrades, der Ventrikeldilatation und der Masse-Volumen-Relation auf den myokardialen Sauerstoffverbrauch zu analysieren.

Die Untersuchungen wurden an 63 Patienten mit essentieller Hypertonie, an 38 Patienten mit koronarer Herzkrankheit, an 12 Patienten mit hypertrophischer obstruktiver Kardiomyopathie und an 22 Patienten mit Aortenvitien im Rahmen diagnostischer Herzkatheterisierungen, Ventrikulographien und Koronarangiographien durchgeführt. Die Indikation zur invasiven Diagnostik war durch die klinische Symptomatik und Befundkonstellation gegeben (Tabelle 6.1).

**Tabelle 6.1.** Patientengut (n = 101) (Koronardurchblutung, Koronarreserve und myokardialer Sauerstoffverbrauch). *EH* essentielle Hypertonie; *KHK* koronare Herzkrankheit

| | EH ohne KHK (n = 21) | EH mit KHK (n = 42) | KHK ohne EH (n = 38) |
|---|---|---|---|
| Alter [Jahre] | 39 | 40 | 44 |
| Fundus opticus | II | II | – |
| WHO-Stadium [165] | II | II/III | – |
| Krankheitsdauer [Jahre] | > 6 | > 8 | > 4 |
| Angina pectoris | n = 13 (62%) | n = 42 (100%) | n = 38 (100%) |
| Zustand nach Myokardinfarkt | n = 3 (14%) | n = 22 (52%) | n = 16 (42%) |
| Herzhypertrophie (EKG, Rö) | n = 14 (67%) | n = 31 (74%) | n = 2 (5%) |
| Abnorme Herzgeräusche | n = 9 (43%) | n = 16 (38%) | n = 12 (32%) |

Zur Quantifizierung des Hypertrophiegrades des linken Ventrikels wurde neben den Ventrikeldimensionen (enddiastolisches Volumen, endsystolisches Volumen, Wanddicke, Muskelmasse) die Masse-Volumen-Relation entsprechend der Wanddicke-Radius-Relation ermittelt [26, 61, 266, 271, 272]. Die Messungen der Wanddicke und Ermittlungen der Ventrikeldicke erfolgten ausschließlich aus den enddiastolischen Ventrikeldimensionen. Als Parameter des Afterload wurde die maximale systolische Wandspannung des linken Ventrikels gewählt und aus Bild-zu-Bild-Zuordnung zu den entsprechenden intraventrikulären Drücken und Wanddicken berechnet.

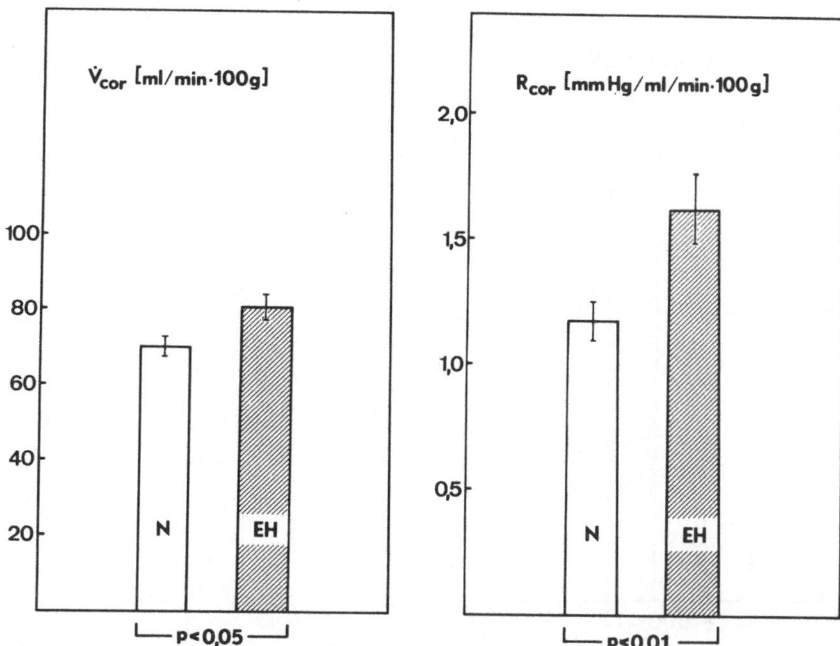


**Abb. 6.1.** Koronardurchblutung ($V_{cor}$) und Koronarwiderstand ($R_{cor}$) bei der essentiellen Hypertonie im Vergleich zur Normalgruppe (*N*)

## Ergebnisse

### *Patientengut*

42 der untersuchten 63 Hypertoniker (67 %) hatten koronarangiographisch Koronarstenosierungen eines der Hauptäste der linken Koronararterie von mehr als 75 % (Tabelle 6.1). 21 Patienten (33 %) zeigten ein normales Koronarangiogramm der linken und rechten Koronararterie; regionale Wandkontraktionsstörungen (Hypo- und Akinesie) bestanden nicht. Angina pectoris war bei allen koronarkranken Hypertonikern und in 62 % der essentiellen Hypertoniker ohne koronare Herzkrankheit klinisch nachweisbar. Ältere Myokardinfarkte bestanden in 14 bzw. 52 %. Herzhypertrophiezeichen (EKG, Thoraxröntgenaufnahme) fanden sich in 67 bzw. 74 %. Abnorme Herzgeräusche waren in 43 bzw. 38 % auskultierbar.

### *Koronardurchblutung, Koronarwiderstand, Koronarreserve*

Die Koronardurchblutung des linken Ventrikels war bei der Gesamtgruppe der Hypertoniker in Ruhe gegenüber der Norm im Mittel um 16 % erhöht (Abb. 6.1). Der Koronarwiderstand lag um 38 % über der Norm. Der koronarwirksame Perfusionsdruck, d. h. der mittlere diastolische Aortendruck abzüglich des mittleren diastolischen Druckes im linken Ventrikel, war im Mittel um 56 % erhöht (Abb. 6.2). Die arterio-koronarvenöse Sauerstoffdifferenz war geringgradig gesteigert.

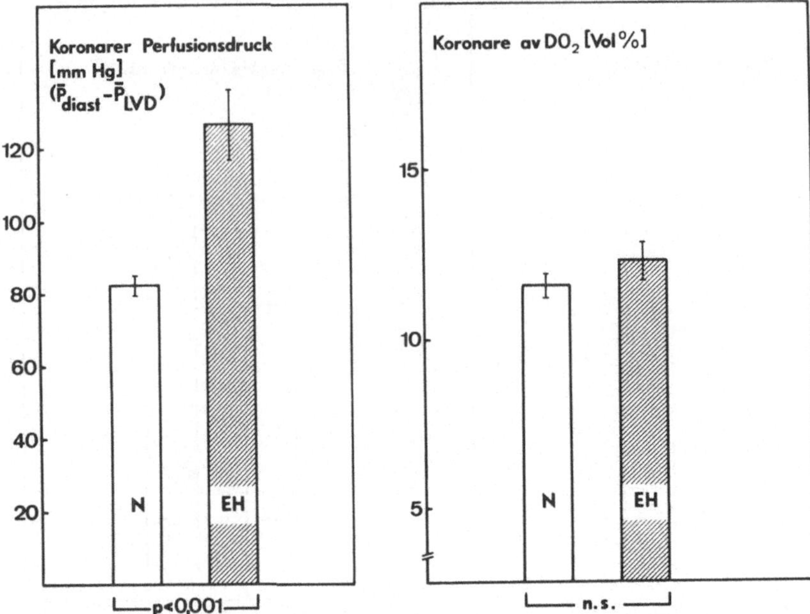


**Abb. 6.2.** Koronarer Perfusionsdruck (ermittelt aus dem mittleren diastolischen Aortendruck abzüglich des mittleren diastolischen Druckes im linken Ventrikel) und arteriokoronarvenöse Sauerstoffdifferenz bei der essentiellen Hypertonie und einem normotensiven Vergleichskollektiv (*N*); *n.s.* nicht signifikant

Die pharmakologisch bestimmbare Koronarreserve des linken Ventrikels war bei den kompensierten Hypertonikern ohne koronare Herzkrankheit auf 72 % der Norm und bei den kompensierten Hypertonikern mit koronarer Herzkrankheit auf 42 % der Norm herabgesetzt (Abb. 6.3; Tabelle 6.2). Die Koronarreserve war somit bei der essentiellen Hypertonie mit koronarer Herzkrankheit vergleichbar der Koronarreserve bei koronarer Herzkrankheit ohne essentielle Hypertonie, so daß das Auftreten des Koronarfaktors bei der essentiellen Hypertonie hinsichtlich der Koronarreserve eine qualitativ zumindest vergleichbare Ischämiegefährdung wie bei normotoner koronarer Herzkrankheit anzuzeigen scheint.

**Tabelle 6.2.** Koronarer Perfusionsdruck ($P_{cor}$), arteriokoronar venöse Sauerstoffdifferenz ($AVD\ O_2$), Koronardurchblutung des linken Ventrikels ($V_{cor}$), Koronarwiderstand ($R_{cor}$) und Koronarreserve des linken Ventrikels bei 12 normotensiven Vergleichspersonen, bei 63 Patienten mit essentieller Hypertonie und bei 38 Patienten mit normotensiver koronarer Herzkrankheit

| | $P_{cor}$ [mm Hg] | AVD $O_2$ [vol %] | $V_{cor}$ [ml/min · 100 g] | $R_{cor}$ [mm Hg · min · 100 g · $ml^{-1}$] | Koronarreserve |
|---|---|---|---|---|---|
| Normal (n = 12) | 82 ± 2 | 12,2 ± 0,1 | 71 ± 3 | 1,15 ± 0,04 | 4,9 ± 0,25 |
| EH (n = 63) | 129 ± 8 [a] | 12,9 ± 0,2 | 83 ± 2 [b] | 1,57 ± 0,06 [a] | 3,25 ± 0,3 |
| KHK (n = 38) | 87 ± 5 | 12,8 ± 0,6 | 64 ± 3 [c] | 1,36 ± 0,09 | 1,78 ± 0,08 |

[a] (p < 0,001); [b] (p < 0,005); [c] (p < 0,02)

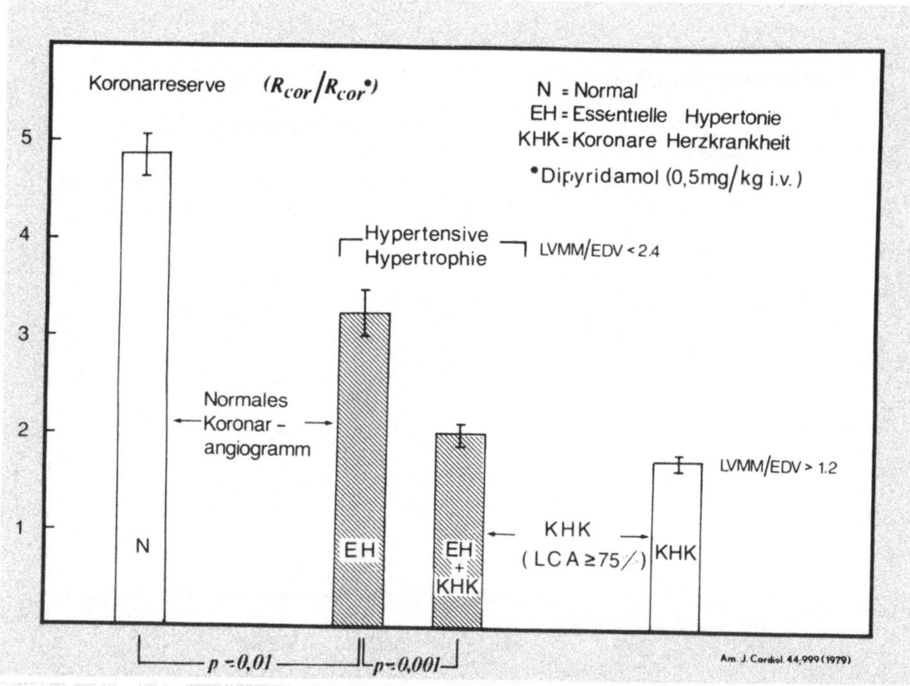


**Abb. 6.3.** Koronarreserve des linken Ventrikels bei Normalfunktion (*N*) mit normalem Koronarangiogramm, bei hypertensiver Hypertrophie (essentielle Hypertoniker mit normalem Koronarangiogramm; *EH*), bei arterieller Hypertonie in Gegenwart von signifikanten Koronarstenosen (*EH*+*KHK*) sowie bei normotensiver koronarer Herzkrankheit (*KHK*). *LVMM/EDV* Masse-Volumen-Relation des linken Ventrikels, *LCA* linke Koronararterie. Beachte, daß bereits bei Hypertonikern mit normalem Koronarangiogramm eine signifikante und erhebliche Einschränkung der Koronarreserve des linken Ventrikels vorliegt. Beachte ferner, daß die Koronarreserve bei Hypertonikern mit Koronarstenosen quantitativ der Koronarreserve bei Normotonikern mit Koronarstenosen vergleichbar ist

Hervorzuheben ist, daß die Koronarreserve auch bei der kompensierten essentiellen Hypertonie ohne koronare Herzkrankheit, d. h. mit koronarangiographisch normalen Koronararterien gegenüber der Norm deutlich eingeschränkt war (Abb. 6.3). Eine Beziehung zwischen der Einschränkung der Koronarreserve und dem enddiastolischen Druck, dem enddiastolischen Volumen und der enddiastolischen Wandspannung bestand nicht. Dagegen fand sich eine Abnahme der Koronarreserve mit zunehmender maximaler systolischer Wandspannung (Abb. 6.4), wobei normale Koronarreserven bei normaler und erniedrigter systolischer Wandspannung, vergleichbar der hypertrophischen obstruktiven Kardiomyopathie [86, 123, 124, 264] und andererseits erniedrigte Koronarreserven bei erhöhter systolischer Wandspannung nachweisbar waren. Bei hoher systolischer Wandspannung war die Masse-Volumen-Relation in der Regel niedriger als bei niedriger systolischer Wandspannung. Jedoch war eine gerichtete Beziehung zwischen der Koronarreserve des linken Ventrikels und dem Hypertrophiegrad, abschätzbar anhand der Masse-Volumen-Relation, nicht nachweisbar.

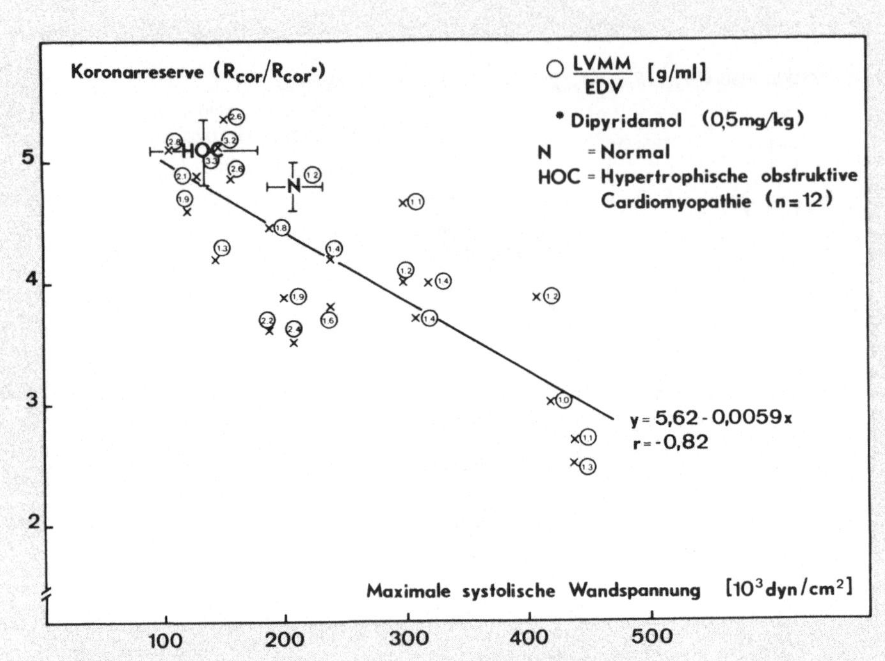


**Abb. 6.4.** Beziehung zwischen der maximalen systolischen Wandspannung und der Koronarreserve des linken Ventrikels. Beachte die Abnahme der Koronarreserve mit steigender systolischer Wandspannung

## *Sauerstoffverbrauch des linken Ventrikels*

Der Sauerstoffverbrauch des gesamten linken Ventrikels (ml/min) war bei der Gesamtgruppe der Hypertoniker gegenüber der Norm um 62% erhöht (Abb. 6.5–6.8). Es bestand eine lineare Beziehung zur linksventrikulären Muskelmasse (r = 0,79; Abb. 6.6), so daß die Zunahme des Sauerstoffverbrauches bei der essentiellen Hypertonie in Abhängigkeit von der Ventrikelhypertrophie und der zugrundeliegenden Druckbelastung einsetzt. Andererseits war der Sauerstoffverbrauch pro 100 g linken Ventrikelgewichtes (ml/min · 100 g) um 21% gegenüber der Norm gesteigert (Abb. 6.5–6.8). Dies bedeutet, daß eine signifikante und von der absoluten Ventrikelmasse unabhängige Zunahme des myokardialen Sauerstoffverbrauches bei der essentiellen Hypertonie vorliegt. Eine Korrelation zwischen dem erhöhten Sauerstoffverbrauch und aortalen bzw. linksventrikulären Druckgrößen, isovolumetrischen Geschwindigkeitsindizes und auxotonen Pumpgrößen bestand nicht.

Hypertoniker mit hoher Masse-Volumen-Relation zeigten in der Regel einen niedrigeren Sauerstoffverbrauch als Hypertoniker mit niedriger Masse-Volumen-Relation im Gefolge einer Ventrikeldilatation (Abb. 6.7). Bei vergleichbarem Blutdruck war somit eine Beziehung zur maximalen systolischen Wandspannung, dem maximalen ventrikulären Afterload, zu erwarten (Tabelle 6.3). Die Beziehung zeigt eine lineare und signifikante Korrelation zwischen beiden Variablen (Abb. 6.8, 6.9). Vergleichs-

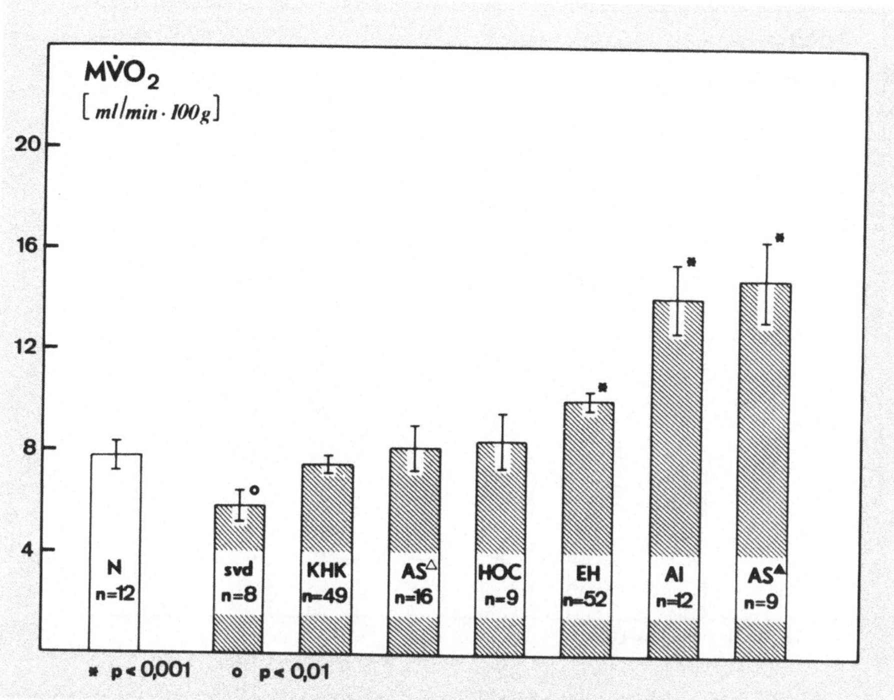


**Abb. 6.5.** Myokardialer Sauerstoffverbrauch bei Normalfunktion (*N*), koronarer Mikroangiopathie (*SVD*, „small vessel disease") und koronarer Makroangiopathie (koronare Herzkrankheit, *KHK*) sowie bei hypertrophierten Herzerkrankungen. Beachte den normalen myokardialen Sauerstoffverbrauch (pro Gewichtseinheit) bei koronarer Mikro- und Makroangiopathie, bei kardial kompensierter Aortenstenose und bei kardial kompensierter hypertrophischer obstruktiver Kardiomyopathie. Beachte ferner die signifikanten Erhöhungen des myokardialen Sauerstoffverbrauches bei der Gesamtgruppe der untersuchten essentiellen Hypertoniker sowie bei dilatierten Aorteninsuffizienzen und Aortenstenosen. *N* Normal; *svd* „small vessel disease"; *KHK* koronare Herzkrankheit; *AS*△ Aortenstenose (NYHA I/II); *AS*▲ (NYHA III/IV); *HOC* hypertrophische obstruktive Kardiomyopathie; *EH* essentielle Hypertonie; *AI* Aorteninsuffizienz (NYHA II/IV)

weise sind kürzlich untersuchte Patientengruppen mit Aortenvitien und mit koronarer Herzkrankheit ohne Hypertonie eingetragen. Wie die Korrelation ferner zeigt, kann der Sauerstoffverbrauch im Vergleich zum normotonen linken Ventrikel bei der essentiellen Hypertonie allerdings auch erniedrigt oder normal sein. In diesen Fällen liegt eine inadäquate Hypertrophie mit vermehrter Masse-Volumen-Relation und erniedrigter maximaler systolischer Wandspannung bzw. eine adäquate Hypertrophie vor, die bei hohem systolischem Druck infolge proportionaler Zunahme der Masse-Volumen-Relation die maximale systolische Wandspannung des linken Ventrikels normal aufrechtzuerhalten vermag. Der myokardiale Sauerstoffverbrauch ist somit bei der essentiellen Hypertonie im Mittel erhöht und wird wesentlich von einem individuellen Hypertrophiegrad, d.h. von der Beziehung zwischen Muskelmasse, Volumen und Wandspannung determiniert.

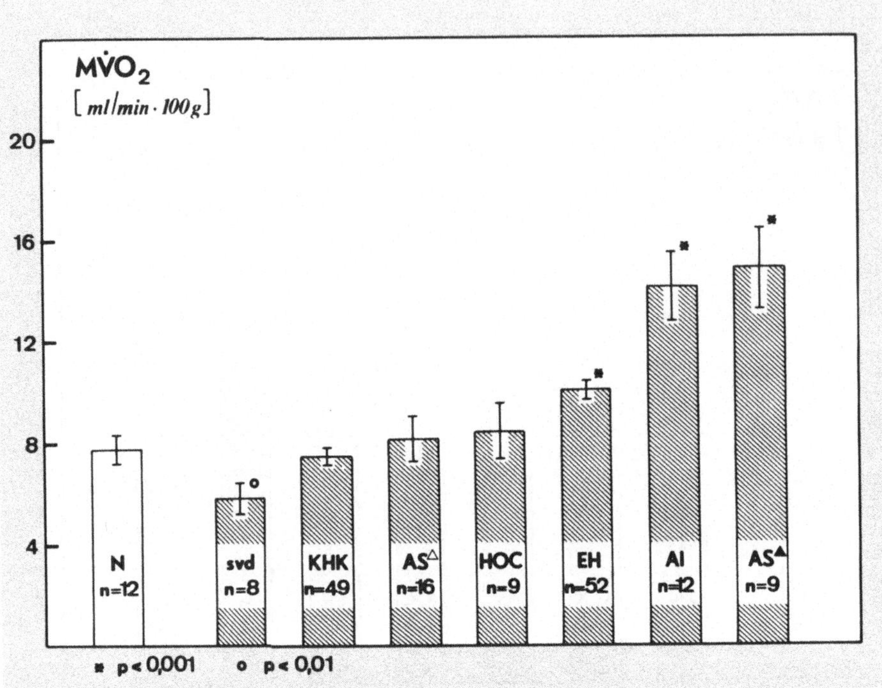


**Abb. 6.6.** Beziehung zwischen der linksventrikulären Masse und dem linksventrikulären Sauerstoffverbrauch (ml/min). Beachte die annähernd lineare Beziehung zwischen beiden Variablen. Beachte ferner, daß Patienten mit koronarer Mikroangiopathie (*koronare Vaskulitis*) im unteren Normbereich liegen, daß Patienten mit koronarer Herzkrankheit und Aneurysmen zu höherer linksventrikulärer Masse verlagert sind, während Patienten mit dilatierten Aortenvitien (*Aorteninsuffizienz, Aortenstenose*) zu höheren linksventrikulären Sauerstoffverbrauchswerten tendieren. Die Zunahme des Sauerstoffverbrauches bei dilatierten Aortenvitien erklärt sich aus den erhöhten systolischen Wandspannungen, der relativ zu niedrige linksventrikuläre Sauerstoffverbrauch pro linksventrikulärer Masse bei koronarer Herzkrankheit mit Ventrikelaneurysmen erklärt sich aus der Avitalität der Ventrikelmasse dieser Herzen

## Besprechung der Ergebnisse

Die für die Gesamtgruppe der untersuchten essentiellen Hypertoniker nachweisbare Zunahme der Koronardurchblutung pro Gewichtseinheit (pro 100 g linken Ventrikelgewichtes) zeigt, daß bei weitgehend normaler koronarer Sauerstoffextraktion, meßbar durch die weitgehend normale arteriokoronarvenöse Sauerstoffdifferenz, eine erhöhte Myokarddurchblutung zur Aufrechterhaltung der myokardialen Sauerstoffbilanz des linken Ventrikels pro Gewichtseinheit erforderlich ist. Die essentielle Hypertonie repräsentiert somit eine kardiale Erkrankung und Hypertrophieform, die im Unterschied zu bisher bekannten Herzhypertrophien [8, 11, 157, 158, 263, 265–269], z. B. im Gefolge von Druck- und Volumenbelastungen des linken Ventrikels (Aortenvitien, Mitralvitien, angeborene Herzfehler, AV-Shunt u.a.), eine erhöhte Myokard- bzw. Koronardurchblutung und einen erhöhten myokardialen Sauerstoffverbrauch trotz signifikanter Erhöhung des Koronarwiderstandes erreicht. Eine Änderung des myokardialen Energiebedarfes des menschlichen Herzens erfolgt in der Regel über eine Änderung der Koronardurchblutung, da die arteriokoronarvenöse Sauerstoffex-

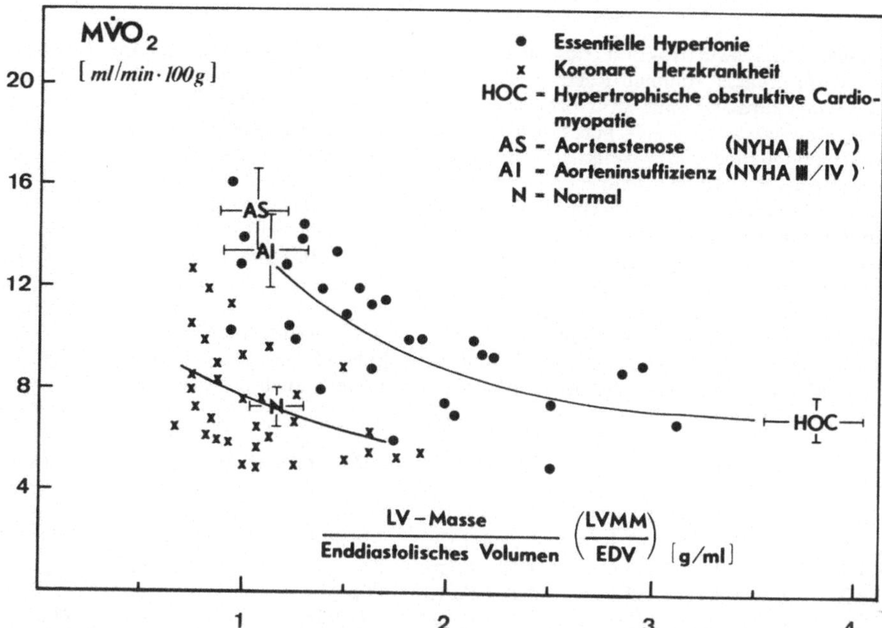


**Abb. 6.7.** Beziehung zwischen der Masse-Volumen-Relation des linken Ventrikels und dem myokardialen Sauerstoffverbrauch pro Gewichtseinheit. Beachte, daß der myokardiale Sauerstoffverbrauch mit steigender Masse-Volumen-Relation zur Abnahme tendiert. Beachte ferner, daß mit steigendem systolischem Druck eine Zunahme des myokardialen Sauerstoffverbrauches bei vergleichbarer Masse-Volumen-Relation vorhanden ist

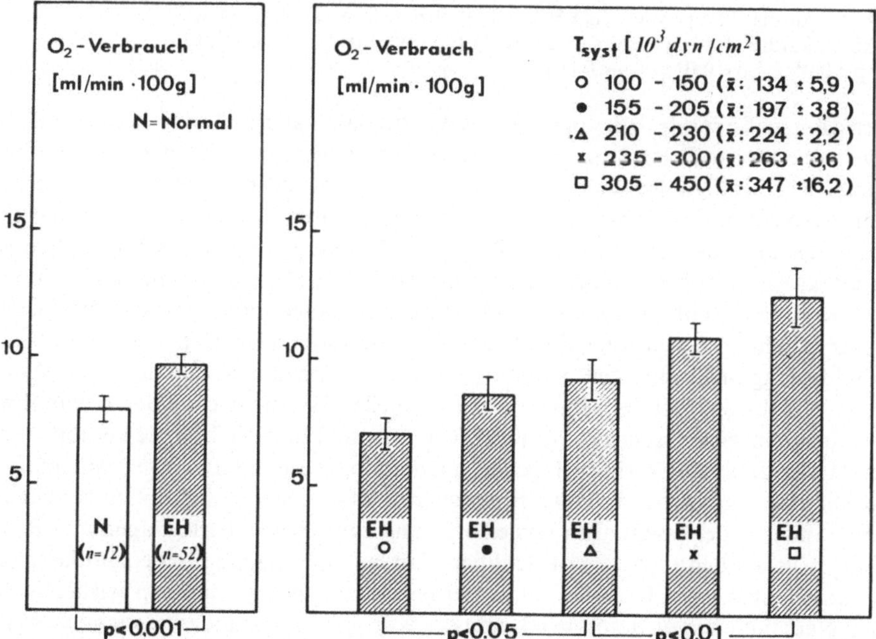


**Abb. 6.8.** Sauerstoffverbrauch des linken Ventrikels pro Gewichtseinheit bei der essentiellen Hypertonie. Beachte den im Mittel signifikant erhöhten Sauerstoffverbrauch des linken Ventrikels bei der Gesamtgruppe der Hypertoniker (*links*). Beachte ferner, daß unter Berücksichtigung der maximalen systolischen Wandspannung stufenweise Änderungen des Sauerstoffverbrauches des linken Ventrikels resultieren, so daß der myokardiale Sauerstoffverbrauch mit steigender Anspannung ansteigt

**Tabelle 6.3.** Auswurffraktion des linken Ventrikels (*AF*), linksventrikuläre Muskelmasse (*LVMM*), Masse-Volumen-Relation (*LVMM/EDV*), maximale systolische Wandspannung ($T_{syst}$), myokardialer Sauerstoffverbrauch pro Gewichtseinheit ($M\dot{V}O_2$) und linksventrikulärer Sauerstoffverbrauch ($L\dot{V}O_2$) bei Normalfunktion, koronarer Herzkrankheit (*KHK*), koronarer Mikroangiopathie und Vaskulitis (*SVD*), kardial kompensierter Aortenstenose (*AS*), kardial dekompensierter Aortenstenose (*AS*), bei kardial dekompensierter Aorteninsuffizienz (*AI*), bei kardial kompensierter hypertrophischer obstruktiver Kardiomyopathie (*HOC*). Bei der Gesamtgruppe der untersuchten essentiellen Hypertoniker (*EH*), bei kardial kompensierten Mitralinsuffizienzen (*MI*) und kombinierten Mitralvitien (*MV*). Beachte, daß die höchsten Werte für die Ventrikelfunktion, meßbar durch die Auswurffraktion, bei den Patientengruppen mit der niedrigsten Wandspannung vorliegen bzw. daß mit steigender Wandspannung die Auswurffraktion abnimmt. Beachte ferner, daß mit steigender Wandspannung die Auswurffraktion abnimmt und daß mit steigender Muskelmasse der linksventrikuläre Sauerstoffverbrauch ansteigt und mit steigender Wandspannung der myokardiale Sauerstoffverbrauch pro Gewichtseinheit zunimmt

| | n= | AF [%] | LVMM [g/m²] | LVMM/EDV [g/ml] | $T_{syst}$ [$10^3$ dyn/cm²] | $M\dot{V}O_2$ [ml/min · 100 g] | $L\dot{V}O_2$ [ml/min] |
|---|---|---|---|---|---|---|---|
| Normal | 12 | 72± 2 | 92± 6 | 1,21±0,12 | 220± 9 | 7,98±0,52 | 13,3±2,1 |
| KHK | 36 | 52±11 | 145±22[a] | 1,12±0,16 | 236±18 | 7,9 ±0,39 | 20,6±3,2 |
| SVD | 8 | 69± 8 | 84±14 | 1,18±0,21 | 206±22 | 6,4 ±0,6[a] | 9,7±0,91[a] |
| AS* | 6 | 74± 4 | 145±10[b] | 2,1 ±0,31 | 192±23 | 8,1 ±0,8 | 21,1±2,3[b] |
| AS** | 9 | 46±11 | 190±17[c] | 1,01±0,11 | 396±95[b] | 14,9 ±1,6[c] | 51,0±6,9[c] |
| AI | 12 | 58± 7 | 174±22 | 1,12±0,13 | 329±36[a] | 14,2 ±1,4[c] | 45,4±4,7[c] |
| HOC | 12 | 78± 6 | ~228 | ~3,78 | 142±52 | 8,6 ±1,21 | 35,3±3,6 |
| EH | 92 | 62± 6 | 152±12[c] | 1,52±0,33 | 266±18[b] | 10,7 ±0,38[c] | 29,3±4,1[c] |
| MI | 20 | 63± 9 | 132±11[a] | 1,19±0,09 | 267±11[a] | 9,82±0,21[b] | 21,6±0,92 |
| MV | 44 | 62±12 | 149± 9[b] | 1,20±0,10 | 248±32[a] | 9,22±0,99[a] | 24,9±2,9[a] |

AS* : kardial kompensiert (NYHA I/II) (konzentrische Hypertrophie)
AS**: kardial dekompensiert (NYHA III/IV) (exzentrische Dilatation)
[a] $p<0,05$; [b] $p<0,01$; [c] $p<0,001$

traktion vollständig, d.h. maximal bzw. submaximal ist [21, 22, 146], und durch weitere Sauerstoffextraktion nur unwesentlich steigerbar ist. Demzufolge kommt es unter den Bedingungen einer Erhöhung des myokardialen Sauerstoffverbrauches zu einer Abnahme des Koronarwiderstandes und zu einer Zunahme der Koronardurchblutung, über die der vermehrte myokardiale Energiebedarf des linken Ventrikels gedeckt wird [254]. Erkrankungen des menschlichen Herzens, die mit einer Zunahme der Koronardurchblutung und des myokardialen Sauerstoffverbrauches bei gleichzeitiger Erhöhung des Koronarwiderstandes wie bei essentieller Hypertonie einhergehen, sind bislang nicht mitgeteilt worden. Somit ist anzunehmen, daß der linke Ventrikel bzw. das Koronargefäßsystem bei der essentiellen Hypertonie die den metabolischen Anforderungen entsprechend erhöhte Koronardurchblutung bzw. den erhöhten myokardialen Sauerstoffverbrauch gegen einen abnorm erhöhten Koronarwiderstand erreicht bzw. reguliert [254]. Über die möglichen Ursachen von Zunahmen der Gefäßwiderstände bei der essentiellen Hypertonie sind zahlreiche Überlegungen und Befunde mitgeteilt worden [186]. Es ist denkbar, daß bei einer metabolischen Entlastung des linken Ventrikels, z.B. durch antihypertensive und negativ inotrop wirkende Maßnahmen, mit einer weiteren Erhöhung des Koronarwiderstandes zu rechnen ist [186], da unter diesen Bedingungen der metabolisch induzierten Abnahme des Koronarwiderstandes entgegengewirkt wird.

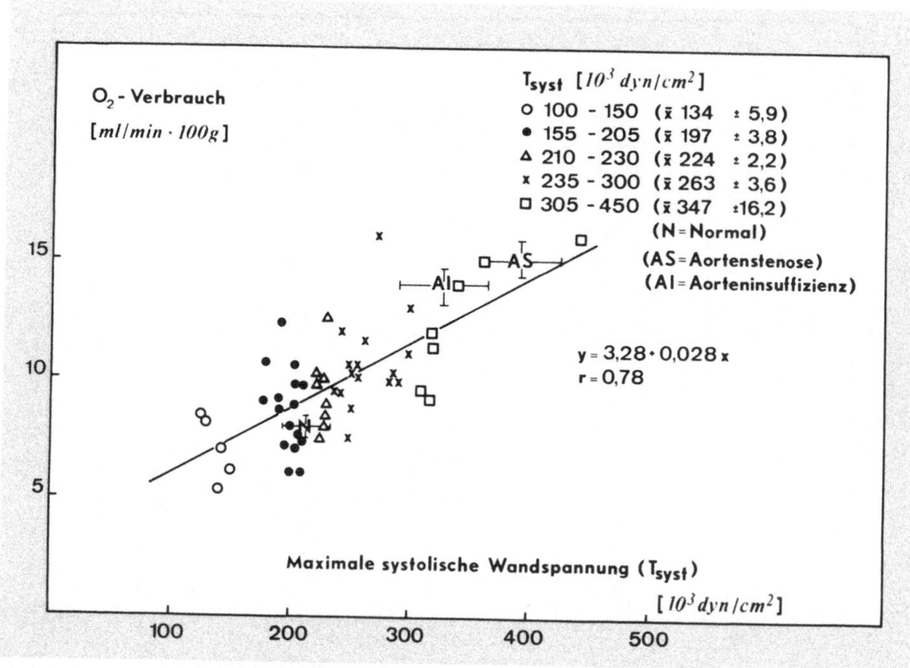


**Abb. 6.9.** Beziehung zwischen der maximalen systolischen Wandspannung und dem Sauerstoffverbrauch des linken Ventrikels. Beachte die deutliche Beziehung zwischen beiden Variablen. Beachte ferner, daß Patienten mit Normalfunktion und mit Aortenvitien im Bereich der dargestellten Regression liegen

Die Einschränkung der Koronarreserve des linken Ventrikels bei der essentiellen Hypertonie mit koronarangiographisch signifikanten Koronararterienstenosen ($>75\%$) der linken Koronararterie ist quantitativ der eingeschränkten Koronarreserve bei entsprechend stenosierter normotoner koronarer Herzkrankheit vergleichbar [223, 263]. Insofern bietet die essentielle Hypertonie mit koronarer Herzkrankheit eine koronare Befundkonstellation, die der Einschränkung der Koronarreserve und der Koronargefährdung bei normotoner koronarer Herzkrankheit ähnlich ist [117]. Daraus resultiert für die essentielle Hypertonie mit Koronarstenosierungen eine wahrscheinlich noch höhere Ischämiegefährdung des linken Ventrikels als bei normotoner koronarer Herzkrankheit, da die entscheidende Auslösungsbedingung für die Entstehung einer Angina pectoris und Koronarinsuffizienz, das Mißverhältnis zwischen

**Tabelle 6.4.** Mögliche Ursachen der Koronarreserveneinschränkung bei essentieller Hypertonie

| |
|---|
| Mediahypertrophie der Arteriolen (erhöhte d/r-Relation) |
| Elongierte Arteriolenstrombahn |
| Verminderte Arteriolen- und Kapillarendichte pro Myokard |
| Vermehrter Wassergehalt der Arteriolenwand |
| Veränderte Gefäßansprechbarkeit auf vasoaktive Transmitter |
| Erhöhte Blutviskosität |

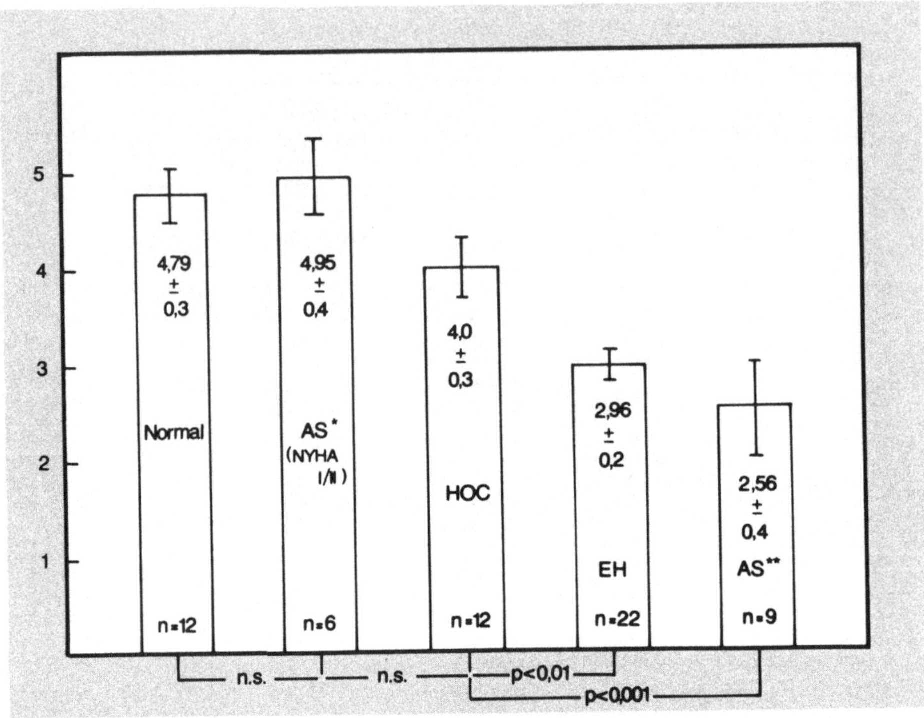


**Abb. 6.10.** Koronarreserve bei linksventrikulärer Hypertrophie. Patientengruppen mit normalem Koronarangiogramm. Beachte die normale Koronarreserve bei kardial kompensierter Aortenstenose (*NYHA I/II*) und bei kardial kompensierter hypertrophischer obstruktiver Kardiomyopathie. Beachte ferner die deutliche Koronarreserveneinschränkung bei den 22 Patienten mit kardial kompensierter essentieller Hypertonie und normalem Koronarangiogramm. Beachte schließlich die erhebliche Koronarreserveneinschränkung bei dekompensierten Aortenstenosen (*rechter Bildrand*). *EH* essentielle Hypertonie; *AS** kompensierte Aortenstenose; *AS*** dekompensierte Aortenstenose; *HOC* hypertrophische obstruktive Kardiomyopathie

Sauerstoffangebot und Sauerstoffbedarf, durch die zugrundeliegende systolische Druckbelastung des linken Ventrikels wesentlich gefördert wird [254]. Die essentielle Hypertonie mit koronarer Herzkrankheit ist somit in hohem Maße ischämiegefährdet.

Bereits die kompensierte essentielle Hypertonie ohne koronarangiographisch nachweisbare Koronarstenosierungen zeigt eine deutliche Einschränkung der Koronarreserve des linken Ventrikels. Da der bei normalem Koronarangiogramm makroskopisch, d.h. koronarangiographisch objektivierbare, *Koronarfaktor* dies nicht zu erklären vermag und da der *Myokardfaktor* abschätzbar an dem Hypertrophiegrad des linken Ventrikels, der Masse-Volumen-Relation des linken Ventrikels, der Masse-Volumen-Relation und der enddiastolischen und maximalen systolischen Wandspannung keine Korrelation zur Einschränkung der Koronarreserve bei der koronarangiographisch unauffälligen essentiellen Hypertonie zeigt, ist der Schluß naheliegend, daß dieser funktionellen Störung der Koronarregion eine Erhöhung des Koronarwiderstandes aufgrund einer Erkrankung der kleinen, intramural gelegenen Koronararterien zugrundeliegen kann (Tabelle 6.4; [81, 87, 254]). Die Annahme einer funktionellen Koronarkonstriktion ist entbehrlich, da histologische Untersuchungen des Koronargefäßsystems bei der arteriellen Hypertonie strukturelle Gefäßwandverdickungen, Fibrosierungen, Sklerosierungen und Lumeneinschränkungen der kleinen intramuralen Arterien bzw. Arteriolen beim arteriellen Hochdruck gezeigt haben [254]. Der linke Ventrikel beim essentiellen Hochdruck mit normalem Koronarangiogramm ist somit bereits vom Standpunkt der koronaren Regulationsbreite als ischämieanfällig einzustufen [254].

Die Einschränkung der Koronarreserve scheint für die arterielle Hypertonie spezifisch zu sein, da Patientengruppen mit vergleichbarer Herzmuskelhypertrophie, Ventrikelgeometrie und Wandspannung eine normale Koronarreserve aufweisen können (Abb. 6.10). Dies betrifft auch exzessive Herzmuskelhypertrophien im Gefolge einer hypertrophischen obstruktiven Kardiomyopathie, deren Koronarreserve, bei normalem Koronarangiogramm, meist normal ist. Eine Herzmuskelhypertrophie selbst muß nicht unbedingt auch zu einem abnormen koronaren bzw. myokardialen Widerlager führen, es ist daher naheliegend anzunehmen, daß in diesen Fällen die myokardiale, d. h. extravasale Komponente des Koronarwiderstandes trotz erheblicher Herzmuskelhypertrophie normal sein kann, während dilatierte linke Ventrikel (dekompensierte Aortenstenosen, Abb. 6.10) infolge abnormer myokardialer Komponente eine beträchtliche Einschränkung ihrer Koronarreserve zeigen.

Die Einschränkung der Koronarreserve bei Hypertonikern mit normalem Koronarangiogramm korreliert mit der klinischen Erfahrung, daß essentielle Hypertoniker bzw. Angina-pectoris-Patienten mit essentieller Hypertonie auch bei normalem Koronarangiogramm klinische Beschwerden und objektivierbare Symptome wie bei koronarer Herzkrankheit aufweisen können [269–272]. Das bedeutet, daß der Angina pectoris beim essentiellen Hochdruck mit normalem Koronarangiogramm eine koronare Mikroangiopathie zugrundeliegen kann [96, 101, 110, 202, 268, 271, 272]. Ferner ist anzunehmen, daß durch kontinuierliche oder intermittierende Blutdruckerhöhungen und Blutdruckspitzen Anstiege des myokardialen Sauerstoffverbrauches auftreten, die zu einer kritischen myokardialen Sauerstoffversorgung führen können [269–271]. Beide Faktoren, Einschränkung der koronaren Regulationsbreite und Erhöhung des myokardialen Energiebedarfes, tragen somit zur Pathogenese einer Angina-pectoris-Symptomatik beim essentiellen Hochdruck mit normalem Koronarangiogramm bei [267, 270a, 274].

Die Erhöhung des Sauerstoffverbrauchs des gesamten linken Ventrikels bei der essentiellen Hypertonie erklärt sich aus der Zunahme der absoluten linksventrikulären Muskelmasse. Allerdings war die Steigerung der Beziehung zwischen beiden Variablen (linksventrikuläre Muskelmasse, Gesamtsauerstoffverbrauch) bei den untersuchten Hypertonikergruppen sehr unterschiedlich, so daß ein unterschiedlicher Sauerstoffverbrauch pro 100 g linken Ventrikelgewichtes vorlag (Abb. 6.5, 6.8). Dies bedeutet, daß neben der massenabhängigen Zunahme des myokardialen Sauerstoffverbrauchs eine massenunabhängige Erhöhung des myokardialen Energiebedarfs nachweisbar ist. Ursächlich kommt eine Änderung von energiebestimmenden Größen der Herzmechanik bzw. Ventrikelfunktion in Betracht [1], von denen der maximalen systolischen Wandspannung eine vorrangige Bedeutung beizumessen ist [271, 272]. Eine Korrelation des erhöhten Sauerstoffverbrauches pro 100 g zu linksventrikulären Druck-, Pump- oder Inotropiegrößen bestand nicht. Da die Wandspannung vom intraventrikulären Druck, der Wanddicke des Ventrikels und vom Radius abhängig ist, repräsentiert der Hypertrophie- bzw. Dilatationsgrad des linken Ventrikels neben

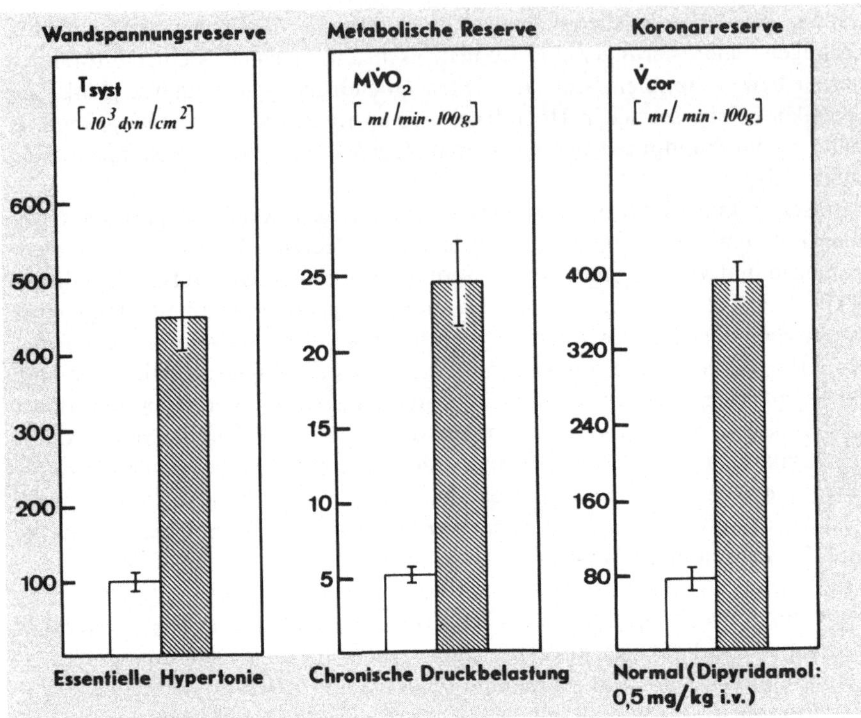


**Abb. 6.11.** Wandspannungsreserve, metabolische Reserve und Koronarreserve des linken Ventrikels. Beachte, daß für die dargestellten drei Reservekapazitäten des linken Ventrikels jeweils quantitativ Bereichsänderungen um das 4- bis 5fache erreicht werden

der absoluten Massenänderung im Gefolge der essentiellen Hypertonie eine wesentliche Determinante des myokardialen Energiebedarfs [27–27c]. Bei vergleichbarer arterieller Druckerhöhung geht eine zunehmende Ventrikeldilatation mit einer pathologischen Abnahme der Masse-Volumen-Relation und einer Zunahme der maximalen systolischen Wandspannung einher [269]. Konsekutiv erfolgt eine Zunahme des myokardialen Sauerstoffverbrauches [269]. Auch bei normalem Koronarangiogramm sind somit die Auslösungsbedingungen für eine Myokardischämie bzw. eine Angina-pectoris-Symptomatik gegeben, da über eine kritische Änderung des Hypertrophiegrades (Myokardfaktor) ein Mißverhältnis zwischen Sauerstoffangebot und Sauerstoffbedarf bei der essentiellen Hypertonie einsetzt [271, 272]. Pathogenetisch korrelieren somit bei vergleichbarer arterieller Druckbelastung das enddiastolische Volumen bzw. die Größe des linken Ventrikels mit der Änderung des myokardialen Energiebedarfes im Gefolge der Druckhypertrophie bzw. -dilatation bei essentieller Hypertonie [265, 266]. Klinisch ist dementsprechend eine zunehmende Ischämiegefährdung des linken Ventrikels mit zunehmender Ventrikeldilatation zu erwarten [265, 266].

Die essentielle Hypertonie mit zunehmender Herzvergrößerung ist somit stets auch als eine hypertensive Herzerkrankung mit Ischämiegefährdung anzusehen. Dies schließt nicht aus, daß ein normal großer oder nur mittelgradig vergrößerter linker Ventrikel bei der essentiellen Hypertonie infolge gleichzeitiger Koronararterienstenosierungen eine erhöhte Ischämie- bzw. Myokardinfarktanfälligkeit aufweisen kann.

**Tabelle 6.5.** Minimalwerte und Maximalwerte sowie die jeweiligen Patienten für die systolische Wandspannung ($T_{syst}$), den myokardialen Sauerstoffverbrauch ($MV\,O_2$) und die Koronardurchblutung des linken Ventrikels ($\dot{V}_{cor}$)

| | Minimum | Maximum | Maximum/Minimum [a] |
|---|---|---|---|
| $T_{syst}$ ($10^3$ dynes/cm$^2$) [b] | 100 ±12 | 450±46 | 4,5 = Streß-Reserve |
| $MV\,O_2$ (ml/min × 100 g) [c] | 5,2± 0,3 | 24± 2,9 | 4,6 = Metabolische Reserve |
| $\dot{V}_{cor}$ (ml/min × 100 g) [d] | 79 ±12 | 392±26 | 4,9 = Koronarreserve |

[a] Alle Werte (maximal vs. minimal) $p < 0{,}001$; [b] essentielle Hypertonie; [c] chronische Druck- und Volumenbelastung; [d] normale Herzfunktion und normales Koronarangiogramm (vor und nach Dipyridamol, 0,5 mg/kg i.v.).

Die metabolische Reserve des im Rahmen einer essentiellen Hypertonie hypertrophierten linken Ventrikels ist bereits unter Ruhebedingungen bei erhöhtem myokardialem Sauerstoffverbrauch pro Gewichtseinheit eingeschränkt [271, 272]. Normalerweise beträgt die metabolische Reserve 4,6, d. h. ein normaler oder hypertrophierter linker Ventrikel vermag seinen Sauerstoffverbrauch und Energiebedarf um das 4,6fache zu steigern (Abb. 6.11; Tabelle 6.5). Die metabolische Reserve wird allerdings zunehmend kleiner, wenn der Sauerstoffverbrauch unter unbelasteten Ruhebedingungen ansteigt. Je höher der Ruhesauerstoffverbrauch ist (dekompensierte Herzklappenfehler mit Druck- und Volumenbelastung), um so kleiner ist die metabolische Reserve dieser Herzen [271, 272]. Es ist anzunehmen, daß mit zunehmendem enddiastolischem Volumen bzw. mit abnehmender Masse-Volumen-Relation, d. h. mit progredienter Linksherzvergrößerung, eine zunehmende Einschränkung der metabolischen Reserve über eine Zunahme des myokardialen Sauerstoffverbrauches einsetzt [271, 272]. Durch therapeutische Maßnahmen, die mit einer wirksamen Drucksenkung, Herzverkleinerung und Zunahme der Masse-Volumen-Relation einhergehen, ist eine Verbesserung der Ventrikelfunktion, Senkung des myokardialen Energiebedarfes und Steigerung der mechanischen und metabolischen Reserve des linken Ventrikels zu erwarten. Die Herzgröße beim essentiellen Hypertoniker repräsentiert somit nicht nur ein Maß für die Ventrikelfunktion, sondern darüber hinaus auch ein brauchbares Korrelat für die Höhe des myokardialen Energiebedarfes und die Ischämieanfälligkeit des linken Ventrikels [273, 273 a].

# 7 Hypertrophieregression (Koronarkreislauf)

## 7.1 Koronarreserve und Mikroangiopathie

Die Einschränkung der Koronarreserve des linken Ventrikels beim Hochdruckherzen, auch bei normalem Koronarangiogramm, zeigt, daß eine Störung der koronaren Regulationsbreite stets dann vorliegt, wenn im Rahmen des arteriellen Bluthochdrucks eine Linksherzhypertrophie eingetreten ist (Abb. 7.1). Dieser Befund der Koronarreserveneinschränkung, der erstmals in unserer Arbeitsgruppe 1977 erhoben wurde (266), konnte zwischenzeitlich von zahlreichen Arbeitsgruppen bestätigt werden. Er besagt, daß bereits das jugendliche, kardial kompensierte, konzentrisch oder irregulär hypertrophierte Hochdruckherz eine vermehrte Ischämiegefährdung aufweist. Das Ausmaß der Einschränkung der Koronarreserve kann somit als Maßstab und Indikator für die Schwere der Ischämiegefährdung gelten. Ursächlich kommt vorrangig eine Hypertrophie der Mediamuskelschichten der koronaren Widerstandsgefäße in Betracht. Inwieweit eine vermehrte Vasokonstriktion, wahrscheinlich *endothel*vermittelt, eine Rolle spielt, ist derzeit Gegenstand zahlreicher und intensiver experimenteller sowie klinischer Studien [2, 9, 54, 55, 60, 116–118, 177–179, 184, 228–230, 320].

Die koronare Mikroangiopathie des Hochdruckherzens besitzt eine fundamentale Schlüsselrolle in der Ätiologie der Myokardischämie beim Hochdruckkranken sowie für das Schicksal des hypertrophierenden und dilatierenden Hochdruckherzens. Wenn druckabhängig die Entwicklung einer koronaren Mikroangiopathie beim Hochdruckherzen auftritt, dann würde dies bedeuten, daß nicht nur der Hypertrophieprozeß selbst die Herzfunktion im Gefolge der chronischen Druckbelastung reduziert, sondern daß darüber hinaus parallel zur Herzmuskelhypertrophie die Zunahme der Wanddicke-Radius-Relation der koronaren Widerstandsgefäße entsprechend einer mehr oder weniger ausgeprägten Mediahypertrophie zu einer Reduktion der Koronarreserve, zu einem verminderten Sauerstoffangebot an das Herz und damit zur strukturellen Umformung des hypertrophierten zum dilatierenden Hochdruckherzen, vergesellschaftet mit Narben, Bindegewebsvermehrung und Kontraktionsverlust führt. Angesichts der Bedeutung dieses klinisch-therapeutisch wichtigen Problems wurde in den vorliegenden Studien im Rahmen einer mehr als 10jährigen Untersuchungsserie der Versuch unternommen, a) die koronare Mikroangiopathie im Experiment und klinisch nachzuweisen, b) die funktionellen und strukturellen Auswirkungen der Gefäßveränderungen zu analysieren und c) die therapeutischen Möglichkeiten zur Rückbildung dieses Hypertrophieprozesses entsprechend einer Hypertrophieregression der glatten Muskulatur der koronaren Widerstandsgefäße nachzuweisen. In einer konsekutiven Untersuchungsserie von 7 Studien wurde das Problem der koronaren Mikroangiopathie im Experiment und am Patienten angegangen und die therapeutischen Möglichkeiten zur Regression untersucht.

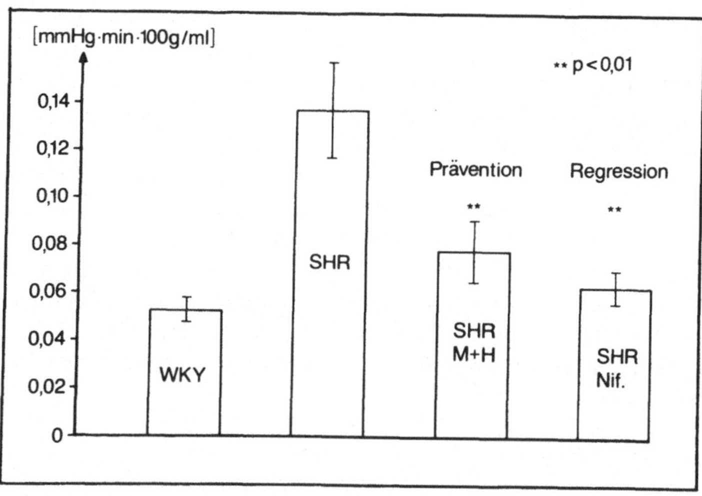


**Abb. 7.1.** Minimal erreichbare Koronarwiderstände bei unbehandelten und mit Metoprolol plus Hydralazin (*M+H*) und Nifedepin (*NIF*) behandelten Ratten. *WKY* normotensive Ratten, *SHR* spontan hypertensive Ratten. Die Untersuchungen wurden am isolierten perfundierten Herzen durchgeführt, in Kardioplegie, unter Kalziumentzug und Hinzufügung von Adenosin bis zum Erreichen des minimalen Koronarwiderstandes. Beachte, daß die Koronarwiderstände bei SHR gegenüber WKY erheblich erhöht sind. Dieser Befund korreliert mit der klinisch nachgewiesenen Einschränkung der Koronarreserve bei Hypertonikern mit normalem Koronarangiogramm. Prävention beinhaltet Applikation von Metoprolol und Hydralazin bei SHR ab der 5. Lebenswoche. Therapiezeitraum 20 Wochen. In der 5. Lebenswoche ist ein Hochdruck und eine Hypertrophie noch nicht vorhanden. Regression bedeutet Therapie mit Nifedipin ab der 20. Lebenswoche. Therapiedauer ebenfalls 20 Wochen. In der 20. Lebenswoche der SHR besteht eine voll etablierte Hypertonie und Hypertrophie. Beachte, daß in beiden Gruppen (Prävention, Regression) eine nahezu Normalisierung des pathologisch erhöhten minimalen Koronarwiderstandes entsprechend einer weitgehenden Normalisierung der eingeschränkten Koronarreserve bei SHR erreicht wird

## 7.2 Koronarreserve des linken Ventrikels im Experiment (SHR, Studie I)

Ausgehend von dem klinischen Befund einer am Hochdruckherzen, auch in Abwesenheit von Koronarstenosen, erheblich reduzierten Koronarreserve (vgl. Abb. 6.3) wurde das Modell der spontan hypertensiven Ratte (SHR) der Koronarwiderstand vergleichend zu normotensiven Kontrollraten (WKY) untersucht [54, 55, 116–118, 230]. In Kardioplegie, unter Kalziumentzug und Adenosinzufuhr wurden die minimal erreichbaren Koronarwiderstände gemessen (Abb. 7.1). Es zeigt sich, daß am isoliert perfundierten Rattenherzen der minimal erreichbare Koronarwiderstand bei SHR mehr als doppelt so hoch ist wie bei WKY. Dieser Befund korreliert sehr gut mit den klinischen Daten der reduzierten Koronarreserve. Da die Untersuchungen in Kardioplegie stattfanden, ist eine Einflußnahme seitens des hypertrophierten Myokards auszuschließen. Desgleichen kommen Tonusveränderungen der glatten Muskulatur sowie endothelvermittelte Mechanismen bei diesem Modell nicht in Betracht, so daß die pathologische Erhöhung des minimal erreichbaren Koronarwiderstandes (entsprechend einer annähernd gleichermaßen reduzierten Koronarreserve des linken Ventrikels) als Folge struktureller Gefäßveränderungen (Hypertrophie der Arteriolenmedia? Elongation des Arteriolen- und Kapillarbettes? Rarefizierung der Arteriolen und Kapillaren im Verhältnis zur Myokardmasse? Gesteigerter Wassergehalt der arteriellen Blutgefäße? Veränderte Dehnbarkeiten der Arteriolen und Kapillaren?) zurückzuführen ist. Es ist somit sowohl experimentell als auch klinisch der Beweis erbracht, daß das im Gefolge einer chronischen Druckbelastung hypertrophierte Herz unter den Bedingungn der maximalen Koronardilatation eine von myokardialen Rückwirkungen unabhängige Reduktion der Koronarreserve bzw. abnorme Erhöhung des minimal erreichbaren Koronarwiderstandes aufweist. Dies trifft somit gleichermaßen für das Experiment (SHR) als auch für das Hochdruckherz des Menschen zu, so daß in beiden Präparationen eine vermehrte Ischämiegefährdung des Myokards zu postulieren ist.

## 7.3 Koronarwiderstand und Koronarreserve unter antihypertensiver Therapie (SHR, Studie II)

In einer 2. Untersuchungsserie wurde die Auswirkung einer Langzeittherapie auf den minimalen Koronarwiderstand der spontan hypertensiven Ratte (SHR) unter den gleichen Bedingungen (Kardioplegie, Adenosinzufuhr, Kalziumentzug) untersucht (Abb. 7.1). Ein Rattenkollektiv erhielt ab der 5. Lebenswoche eine blutdrucknormalisierende Therapie aus Metoprolol plus Hydralazin; diese Therapie wurde für 20 Wochen eingehalten. Da die Ratten in diesem Lebensalter (5. Lebenswoche) noch keine Hypertonie und Herzmuskelhypertrophie aufweisen, entspricht dieses Studiendesign einer Präventivstudie zur Vermeidung hypertensiv bedingter kardialer Organschäden. In einer weiteren Untersuchungsserie wurden Ratten ab der 20. Lebenswoche mit Kalziumantagonisten (Nifedipin), ebenfalls für einen Zeitraum von 20 Wochen, behandelt. In diesem Stadium des Rattenlebens ist der Hochdruck bereits voll etabliert, gleichermaßen besteht eine deutliche Linksherzhypertrophie. Dieses Studiendesign entspricht somit einer Regressions- bzw. Interventionsstudie, indem versucht wurde, die bereits aufgetretenen Veränderungen durch die eingeschlagene Therapie zurückzubilden.

Wie die Untersuchungen zeigen (Abb. 7.1), ist es durch beide Therapiemaßnahmen, die dosismäßig entsprechend einer Blutdrucknormalisierung titriert wurden, möglich, die Auswirkungen auf den minimal erreichbaren Koronarwiderstand und somit auf die Koronarreserve des linken Ventrikels nahezu zu normalisieren. Sowohl in der mit Metoprolol plus Hydralazin behandelten Gruppe (Prävention) als auch in der mit Nifedipin behandelten Gruppe (Regression) waren die Koronarwiderstände jeweils nach Beendigung des Therapiezeitraumes (jeweils 20 Wochen) nahezu im Normbereich. Somit konnte erstmals gezeigt werden, daß eine Langzeittherapie mit Blutdrucknormalisierung im Experiment zu einer Normalisierung der pathologisch erhöhten Koronarwiderstände führt (Nifedipin) bzw. daß die Entwicklung einer pathologischen koronaren Hämodynamik mit erhöhtem minimalen Koronarwiderstand durch eine Präventionsmaßnahme (Metoprolol plus Hydralazin ab der 5. Lebenswoche) vermieden werden kann.

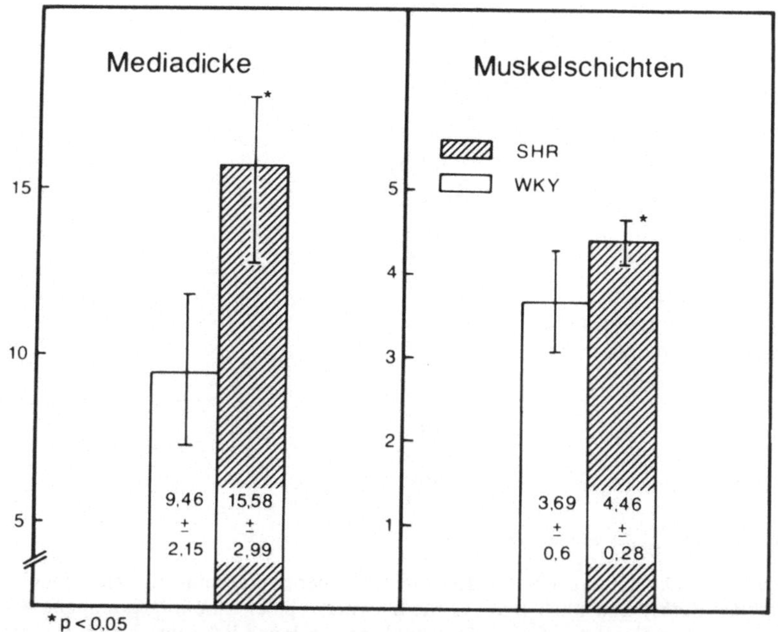


**Abb. 7.2.** Mediadicke und Muskelschichten bei normotensiven Ratten (*WKY*) und bei spontan hypertensiven Ratten (*SHR*). Beachte die erhebliche Zunahme der Mediadicke von 9,46 auf 15,58 μ. Dies entspricht einer Mediahypertrophie, die zur konsekutiven Zunahme der Wanddicke-Radius-Relation der koronaren Widerstandsgefäße (Arteriolen) führt. Der Radius wird eingeengt. Beachte ferner die leichte Zunahme der Muskelschichten entsprechend einer Hyperplasie. Somit kommt es im Verlauf des Hochdrucks bei SHR zu einer überwiegenden Herzmuskelhypertrophie und zu einer signifikanten Hyperplasie der glatten Muskulatur

## 7.4 Morphologie der koronaren Widerstandsgefäße (SHR, Studie III)

In einer 3. Serie wurde gemeinsam mit dem Freiburger Anatomischen Institut eine morphometrische Analyse der Mediadicke der koronaren Widerstandsgefäße vorgenommen. Es handelte sich um gleichaltrige (20 Wochen) SHR, so daß die funktionellen Daten des minimal erreichbaren Koronarwiderstandes (vgl. Abb. 7.1) mit morphometrischen Daten der Mediadicke korrelierbar sind (Abb. 7.2). Wie aus den Daten hervorgeht, ist die Mediadicke in diesem Lebensalter bereits um 60–80% vermehrt (Mediahypertrophie). Gleichzeitig zeigt sich, daß auch die Anzahl der Muskelschichten bei SHR im Vergleich zu WKY signifikant zunimmt, so daß neben einer *Mediahypertrophie* auch eine *Mediahyperplasie* im Gefolge des chronischen Druckbelastungsstadiums einsetzt. Beide Prozesse (Hypertrophie, Hyperplasie) zeigen, daß die koronare Widerstandsarteriole bei SHR eine Zunahme der Wanddicke erfährt. Unter der Annahme vergleichbarer Radien ist somit die Wanddicke-Radius-Relation erheblich gesteigert [228–230].

Entsprechend dem Hagen-Poiseuille-Gesetz geht eine minimale Änderung des Gefäßradius, z.B. um 3 μ, d.h. von 50 auf 47 μ, mit einer erheblichen Zunahme des minimal erreichbaren Koronarwiderstandes (Rmin) um 27–44% einher, wenn maxi-

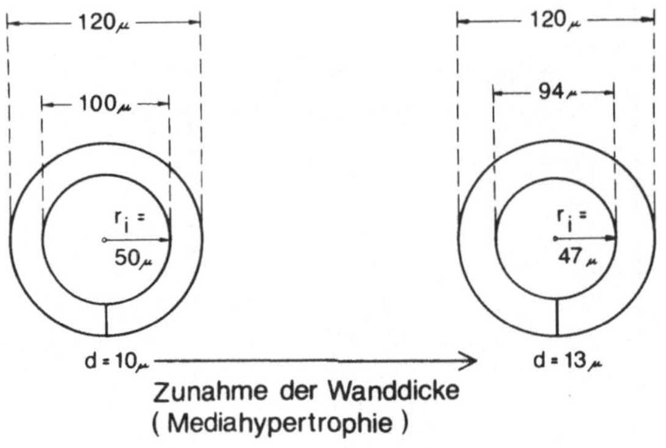


d/r = 0,20 d/r = 0,28

$R_{min}$ = 0,18 - 0,20 (mmHg·min·100g·ml$^{-1}$) $R_{min}$ = 0,23 - 0,26 (↑27 - 44 %)

( $\dot{V}_{COR}$ : 480 ml/min·100g; $\bar{P}_{COR}$ : 86 mmHg )

**Abb. 7.3.** Schematische Darstellung der Gefäßgeometrie einer repräsentativen menschlichen Koronararteriole vor (*links*) und nach (*rechts*) Mediahypertrophie. Eine angenommene Abnahme des inneren Radius von 50 auf 47 µ bei Zunahme der Wanddicke um 3 µ führt unter maximalen Flußbedingungen (Ausschöpfung der Koronarreserve) zur Zunahme des minimal erreichbaren Koronarwiderstandes ($R_{min}$) um 27–44%. Für diese Modellberechnung wurde eine maximal erreichbare Koronardurchblutung von 480 ml/min · 100 g sowie ein diastolischer koronarer Perfusionsdruck von 86 mm Hg angenommen. Bereits eine leichte Zunahme der Wanddicke der koronaren Widerstandsgefäße mit konsekutiver Abnahme des Innenradius der Gefäße führt zu einer klinisch bedeutsamen Reduktion der Koronarreserve des linken Ventrikels

male Flußbedingungen (Koronarreserve von 400–500%) angenommen werden (Abb. 7.3). Dies bedeutet, daß minimale Änderungen des Gefäßlumens erhebliche Auswirkungen auf den maximal erreichbaren Koronarfluß und somit auf den minimal erreichbaren Koronarwiderstand ausüben. Es ist daher aus den experimentellen Daten zwanglos ableitbar, daß die nachgewiesenen Zunahmen von Mediadicke und Muskelschichten (vgl. Abb. 7.2) nicht nur zu einer Zunahme der Wanddicke, sondern auch zu einer Zunahme der Wanddicke-Radius-Relation mit Abnahme des Radius und Reduktion des minimal erreichbaren Koronarwiderstandes führen.

## 7.5 Regression der Mediahypertrophie durch Kalziumantagonismus (Felodipin, SHR, Studie IV)

In der Langzeitstudie wurde die Wirkung des Kalziumantagonisten Felodipin auf Blutdruck und Mediamorphologie untersucht. SHR erhielten ab der 20. Lebenswoche für 20 Wochen Felodipin, 30 mg/kg/Tag, eine Dosierung, die zur Normalisierung des Blutdruckes ausreichend war. Verglichen wurden die Daten mit gleichaltrigen (20 bzw. 40 Wochen alt) normotensiven Kontrollratten (WKY). Nach 40 Wochen wurden, ebenfalls gemeinsam mit dem Freiburger Anatomischen Institut, die morphometrischen Analysen durchgeführt.

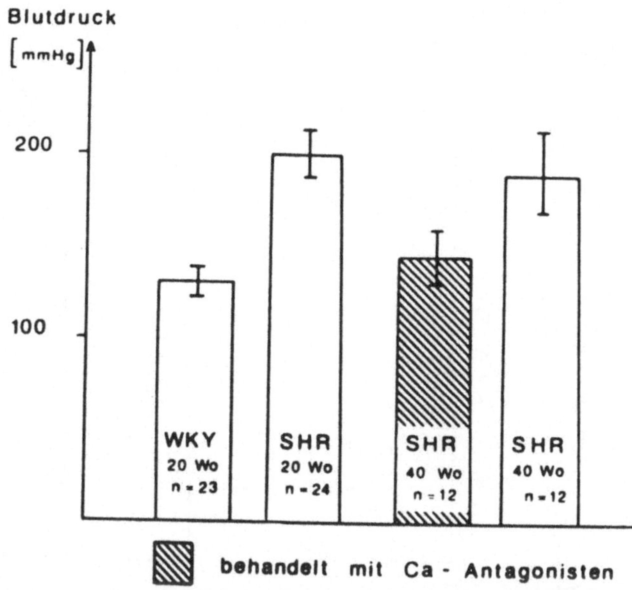


**Abb. 7.4.** Blutdruckwerte der mit Felodipin behandelten Rattenkollektive. *WKY* normotensive Ratten, *SHR* spontan hypertensive Ratten. Beachte, daß die Ausgangsblutdruckwerte bei WKY und SHR deutlich unterschiedlich waren. Beachte ferner, daß bei Felodipinbehandlung eine nahezu Normalisierung des Blutdruckes bei den 40 Wochen alten SHR einsetzt, während bei den 40 Wochen alten nichtbehandelten SHR erheblich erhöhte Blutdruckwerte vorliegen [287]

Die Befunde zeigen, daß der Blutdruck unter Felodipin in der titrierten Dosierung bei den SHR normalisiert wurde, während die unbehandelten SHR signifikant höhere Werte aufwiesen (Abb. 7.4). Die Dosierung des Kalziumantagonisten war somit geeignet, als Monotherapie eine Blutdrucknormalisierung zu erreichen.

Die Mediadicke der koronaren Widerstandsgefäße war in der 20 Lebenswoche bei SHR im Vergleich zu WKY erheblich gesteigert (von 14,665 auf 23,536 μ (Abb. 7.5)). Bei den unbehandelten SHR nahm die Mediadicke im Verlauf des Hochdruckstadiums bis zur 40. Lebenswoche weiterhin zu, und zwar auf 32,135 μ. Dagegen kam es in der behandelten SHR-Gruppe nach 20 Wochen Felodipintherapie zu einer Rückbildung der Mediahypertrophie auf Normalwerte (15,061 μ). Dies zeigt, daß die Therapie mit Felodipin eine Normalisierung des Blutdrucks und darüber hinaus eine Normalisierung der pathologischen Mediawanddicke induziert.

Die Mediazellschichtdicke vor und nach Langzeittherapie mit Felodipin war bei den SHR mit 5,23 μ im Vergleich zu WKY (3,98 μ) erheblich gesteigert. Ohne Therapie kam es bei den 40 Wochen alten SHR zu einer weiteren Zunahme der Mediazellschichtdicke auf 8,015 μ, während bei den therapierten SHR die Werte nur leicht über den Normwerten der WKY-Ratten lagen (4,59 μ). Somit ist auch für die Mediazellschichtdicke unter 20wöchiger Felidipintherapie eine nahezu Normalisierung der Mediazellschichtdicke erreichbar (Abb. 7.6).

Morphologisch ist erkennbar, daß im Verlauf der Hypertrophie bei den SHR eine erhebliche Zunahme der Mediadicke vorliegt (Abb. 7.7). Umgekehrt waren nahezu normale morphologische Bilder nachweisbar, wenn nach erfolgter Hypertrophiere-

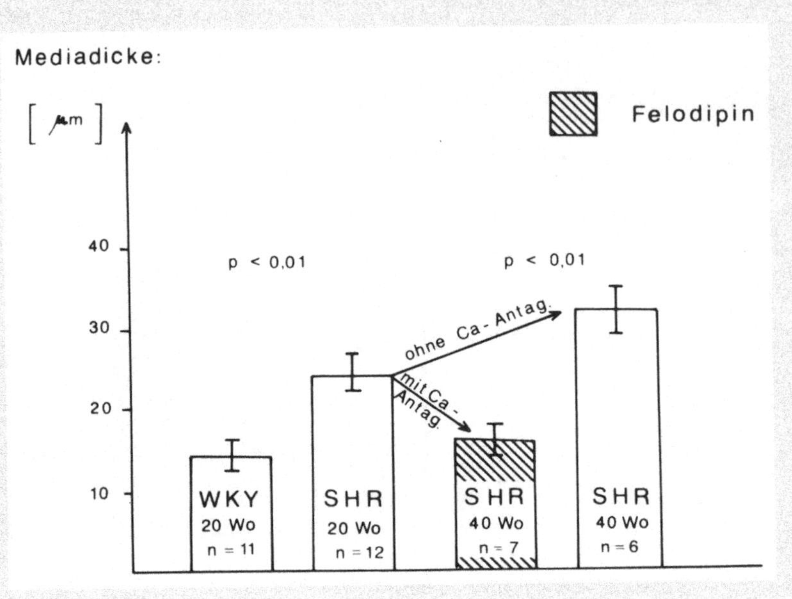


**Abb. 7.5.** Mediadicke der untersuchten koronaren Widerstandsgefäße der Felodipinstudie. Bereits bei unbehandelten SHR (20 Wochen alt) ist eine deutliche Zunahme der Mediadicke nachweisbar. Unter Therapie mit Felodipin kommt es zu einer Abnahme der Mediahypertrophie mit nahezu Normalisierung der Mediawanddicke, während bei den unbehandelten SHR eine weitere Zunahme der Mediahypertrophie einsetzt [287]

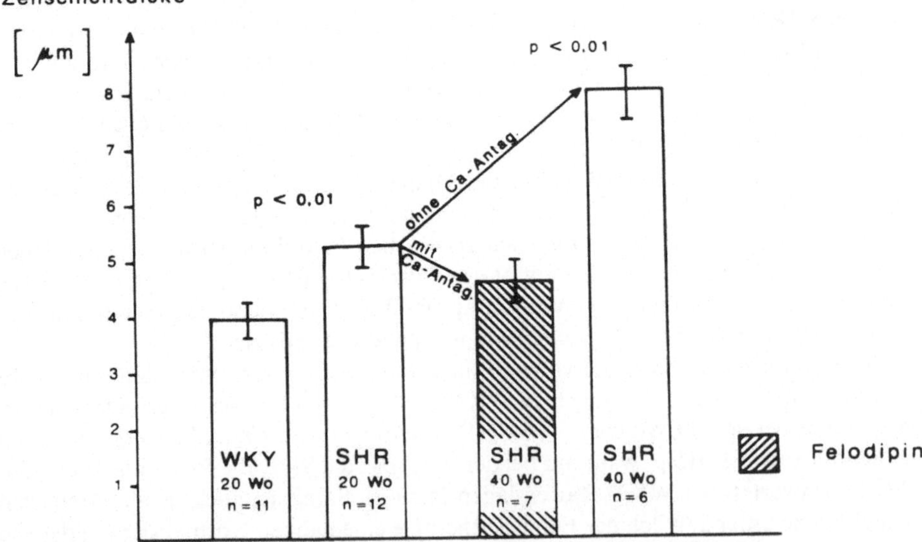


**Abb. 7.6.** Mediazellschichtdicke vor und nach Langzeittherapie mit Felodipin. Beachte, daß unter Felodipin eine Normalisierung der Zellschichtdicke einsetzt, während der Hypertrophieprozeß bei den unbehandelten SHR (40 Wochen) weiter voranschreitet und zu einer erheblichen Medialzellschichthypertrophie führt [287]

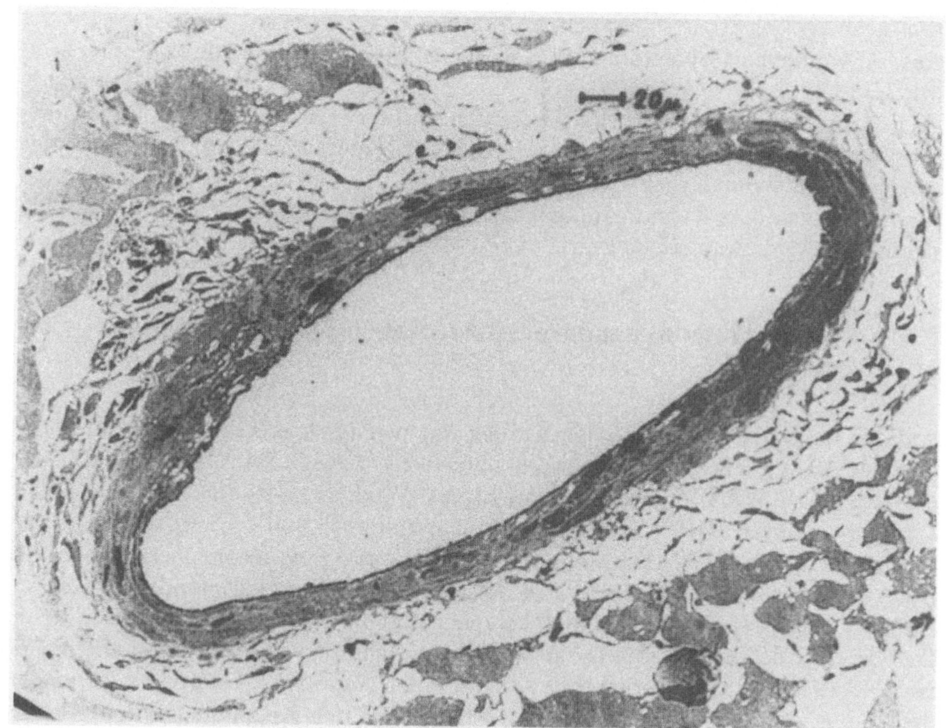


**Abb. 7.7.** Querschnitt durch eine Rattenarteriole (SHR). Beachte die erhebliche Mediahypertrophie sowie die teilweise degenerativen Veränderungen [287]

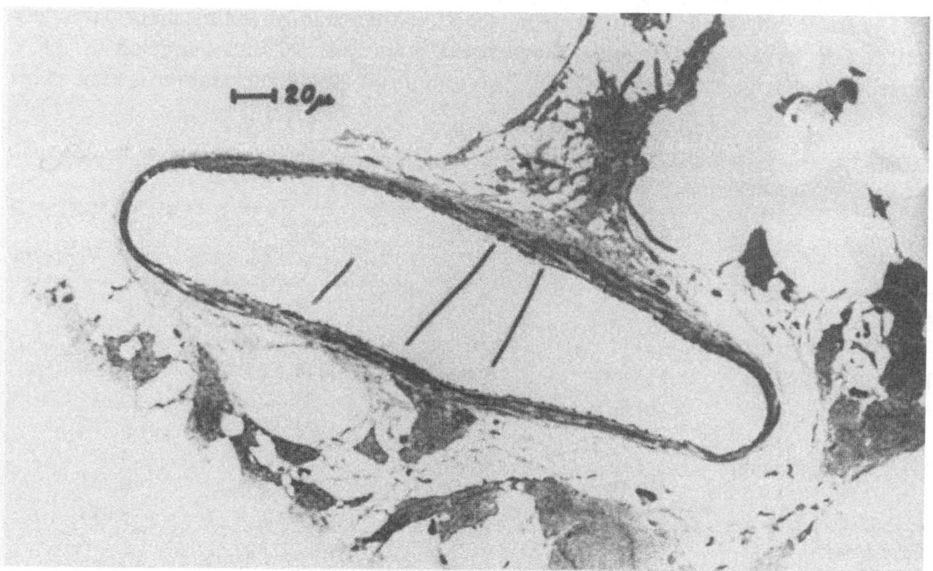


**Abb. 7.8.** Querschnitt durch eine koronare Widerstandsarteriole bei behandelter SHR (Felodipin) (40 Wochen). Beachte die nahezu Normalisierung der Mediamorphologie. Beachte ferner, daß die degenerativen Veränderungen des hypertrophierten Stadiums jetzt nicht mehr vorhanden sind [287]

gression vom hypertrophierten zum regredienten Stadium die Arteriolen untersucht wurden (Abb. 7.8).

Es kann somit davon ausgegangen werden, daß bei SHR eine erhebliche Mediahypertrophie als Folge der Bluthochdruckphase einsetzt, daß diese Mediahypertrophie in Abhängigkeit vom Druck-Zeit-Integral ansteigt, und daß eine differenzierte Therapie, wie hier mit dem Kalziumantagonisten Felodipin, zu einer praktischen Normalisierung der Mediawanddicke führt.

## 7.6 Koronare Hämodynamik nach Mediahypertrophieregression (Studie V)

Auf der Basis der Felodipindaten wurden die Wanddicken-Radius-Relationen der untersuchten Gefäße morphometrisch untersucht (Tabelle 7.1; Abb. 7.9). Für die normotensiven WKY ergaben sich im Mittel Wanddicken-Radius-Relationen von 1:5,3, während für SHR Wanddicken-Radius-Relationen von 1:3,5 entsprechend der Mediahypertrophie und Abnahme des Radius vorlagen. Eine entsprechende quantitative, den morphometrischen Daten vergleichbare Wanddickenänderung ist in Abb. 7.9 dargestellt. Bei SHR ohne Therapie nahm die Wanddickenradiusrelation im Gefolge des Hochdruckstadiums nur noch geringfügig zu, während bei den therapierten SHR (Felodipin) eine erhebliche Abnahme der Wanddicke, bei leichter Zunahme des Radius, erfolgte. Somit ist durch den Eingriff mittels Kalziumantagonismus die strukturelle Wandveränderung der hypertensiven Koronararteriole nahezu voll reversibel, und es sind damit die Bedingungen gegeben, eine Normalisierung des Koronarkreislaufs zu erwarten.

Die im Rahmen dieser Studie gemessenen koronarhämodynamischen Daten zeigen, daß der minimal erreichbare Koronarwiderstand bei SHR im Vergleich zu WKY signifikant gesteigert war (Abb. 7.10). Im Verlauf des Hochdruckstadiums kam es bis

**Tabelle 7.1.** Ergebnisse der Untersuchung für Blutdruck, Mediadicke, Mediazellschichtzahl, Mediazellschichtdicke und Mediadicke-Radius-Relation [287]

| Ratten | WKY | SHR | SHR mit Therapie | SHR ohne Therapie |
|---|---|---|---|---|
| n | 11 | 12 | 7 | 6 |
| Alter (Wochen) | 20 | 20 | 40 | 40 |
| Blutdruck (mm Hg)[a] | 132+8 | 201+13 | 149+15 | 190+34 |
| Mediadicke (μm) | 14,665 +1,146 | 23,536 +1,145 | 15,061 +1,496 | 32,135 +3,312 |
| Mediazellschichtzahl[a] | 3,68 +0,19 | 4,47 +0,08 | 3,279 +0,115 | 4,083 +0,247 |
| Mediazellschicht-dicke (μm)[a] | 3,98 | 5,23 | 4,59 | 8,015 |
| Mediadicken-Radius-Relation | 1:5,3 +0,367 | 1:3,5 +0,333 | 1:6,18 +0,392 | 1:3,44 +0,250 |

[a] Die Daten unterscheiden sich signifikant ($p < 0,01$) sowohl für WKY im Vergleich zu SHR als auch für SHR mit Therapie im Vergleich zu SHR ohne Therapie.

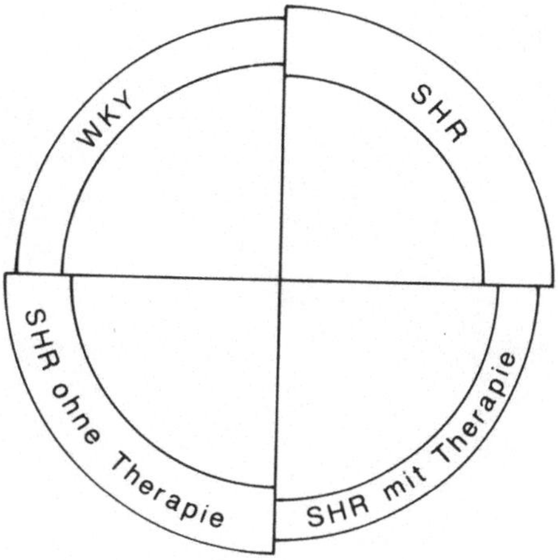

WKY
SHR
SHR ohne Therapie
SHR mit Therapie

**Abb. 7.9.** Mediadicke-Lumen-Relation bei WKY, SHR, SHR mit Therapie und SHR ohne Therapie. Den dargestellten Segmenten liegen Mittelwerte entsprechend den morphometrischen Analysen zugrunde. Beachte die Lumeneinengungen bei SHR ohne Therapie sowie die Lumennormalisierung bei den therapierten spontanhypertensiven Ratten

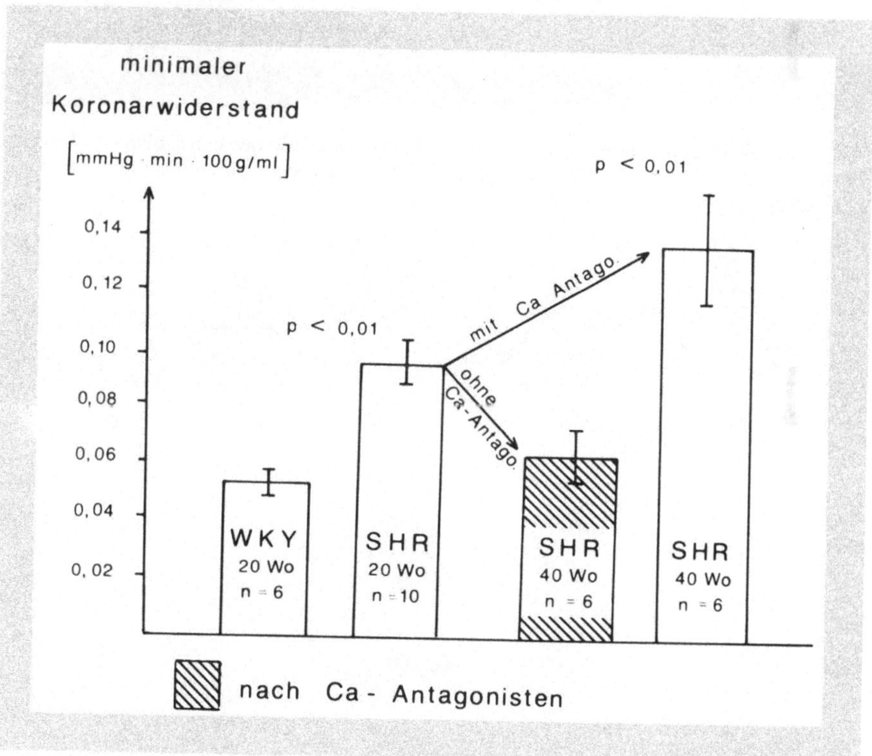


**Abb. 7.10.** Minimal erreichbarer koronarer Widerstand in den untersuchten Rattenkollektiven der Felodipinstudie. Beachte die erhebliche Zunahme des minimal erreichbaren Koronarwiderstandes (entsprechend einer Abnahme der Koronarreserve) bei unbehandelten SHR (20 Wochen) sowie die Progredienz der minimalen Koronarwiderstandszunahme im Gefolge der Druckbelastung (SHR unbehandelt). Beachte ferner die Normalisierung des Koronarwiderstandes (entsprechend einer vergleichbaren Normalisierung der Koronarreserve des linken Ventrikels) bei mit Felodipin behandelten SHR (40 Wochen) [287]

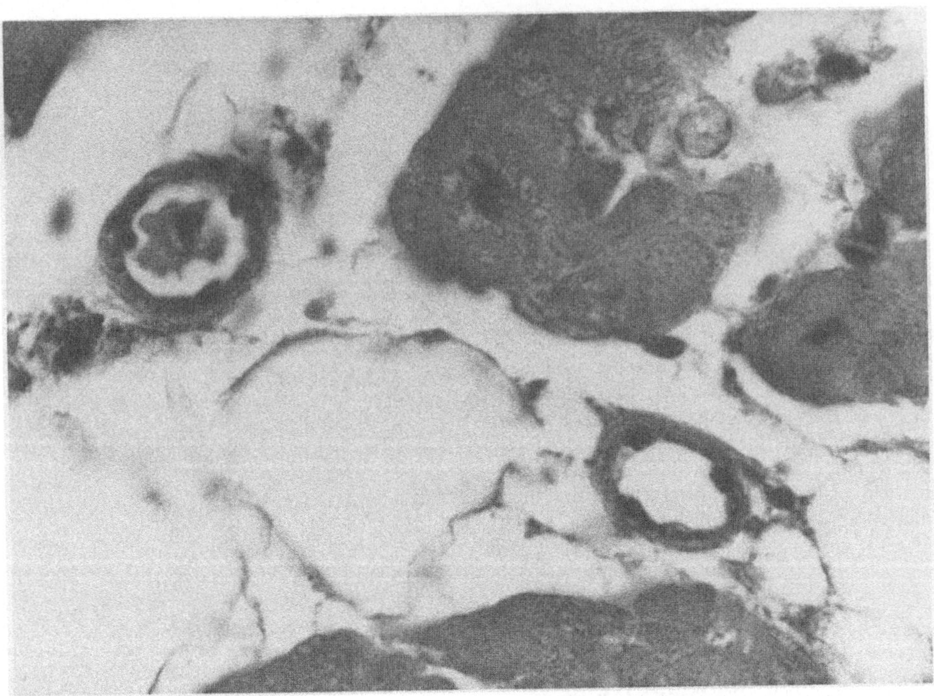

**Abb. 7.11.** Querschnitt durch 2 koronare Widerstandsgefäße des menschlichen Herzens. Myokardbiopsie bei Hypertonikern mit hypertensiver Herzhypertrophie. Beachte die zarten Gefäße [233, 292]

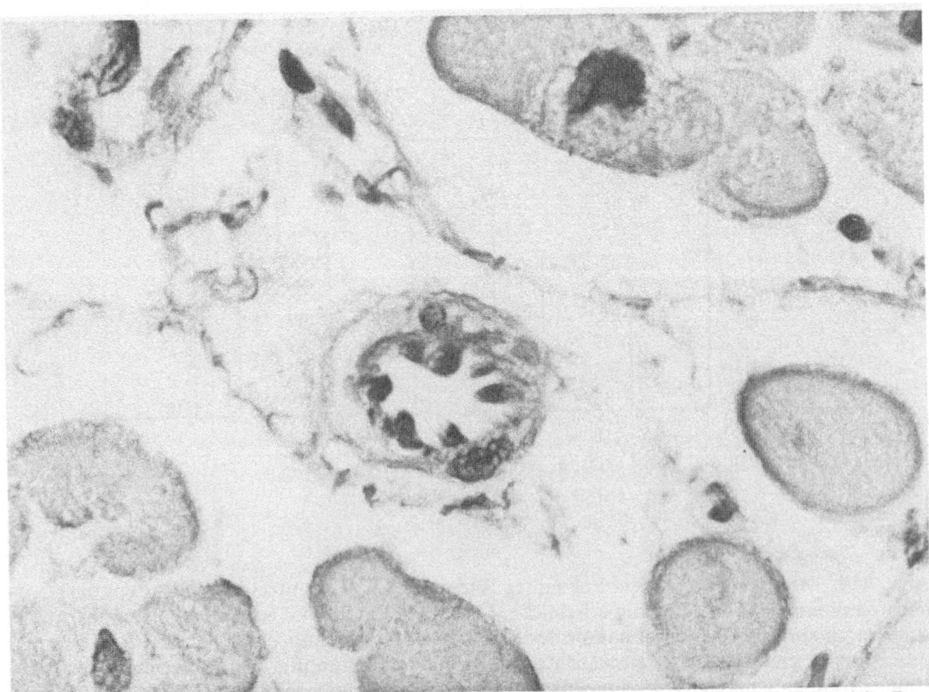

**Abb. 7.12.** Koronare Widerstandsarteriole des menschlichen Herzens (Myokardbiopsie). Beachte die in diesem Fall beginnende Wandhypertrophie [233, 292]

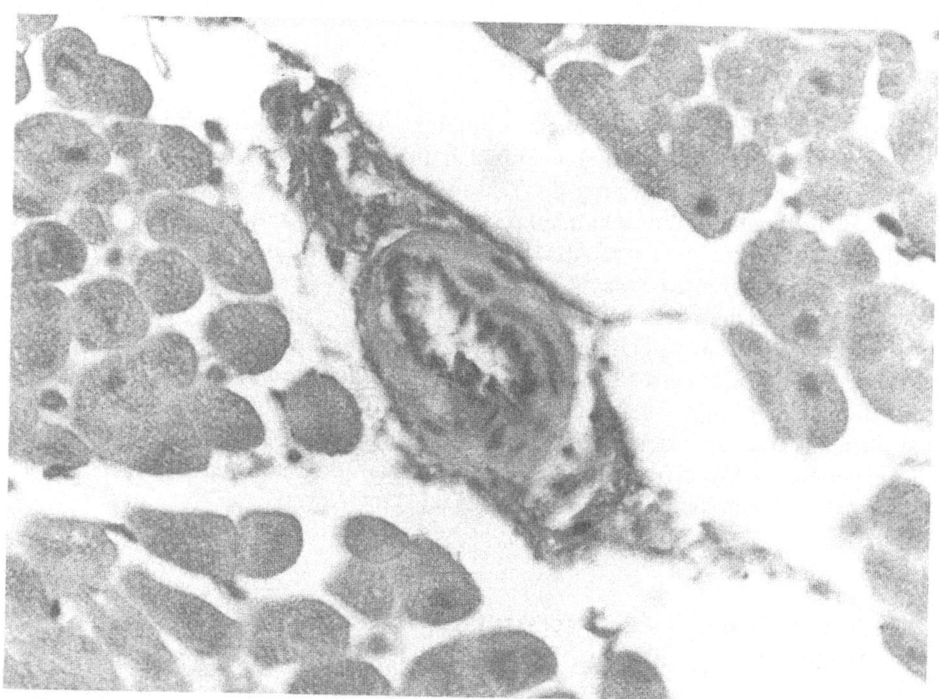

**Abb. 7.13.** Erheblich hypertrophierte koronare Widerstandsarteriole des menschlichen Herzens (Myokardbiopsie) mit Vervielfachung der Wanddicke und erheblicher Zunahme der Wanddicke-Radius-Relation [233, 292]

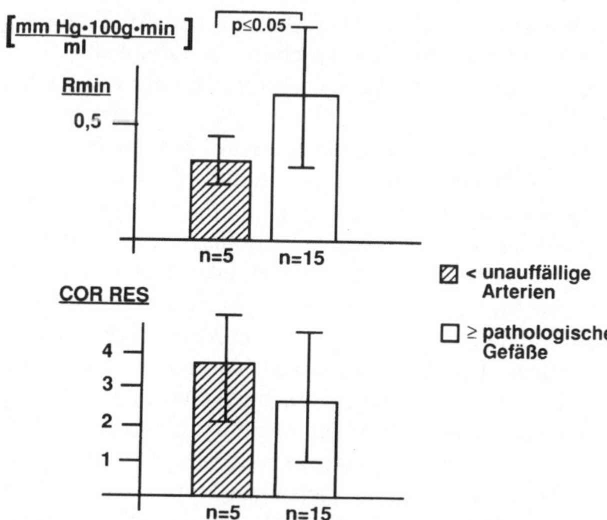


**Abb. 7.14.** Korrelation des minimal erreichbaren Koronarwiderstandes (*oben*) und der Koronarreserve (*unten*) bei 5 Hypertonikern mit morphologisch unauffälligen Koronararterien und 15 Hypertonikern mit pathologisch verdickten Gefäßen. Beachte die Zunahme des minimal erreichbaren Koronarwiderstandes (Dipyridamol) und die Abnahme der Koronarreserve bei Vorhandensein pathologisch hypertrophierter und verdickter Gefäßwände (Untersuchungsbefunde aus Myokardbiopsien) [233, 292]

zur 40. Lebenswoche zu einer weiteren Zunahme des minimal erreichbaren Koronarwiderstandes. Daraus läßt sich eine in Abhängigkeit vom Druck-Zeit-Integral einsetzende, weitere Verschlechterung der Koronarreserve ableiten. Es ist somit naheliegend, anzunehmen, daß druckabhängig bzw. in Abhängigkeit vom Druck-Zeit-Integral der Koronarkreislauf eine Abnahme seiner Leistungsfähigkeit und Zunahme des minimal erreichbaren Koronarwiderstandes erfährt (Abb. 7.10).

Durch die ab der 20. Lebenswoche erfolgte Felodipintherapie konnte der minimal erreichbare Koronarwiderstand bei den SHR praktisch normalisiert werden (Abb. 7.10). Es ist somit pharmakotherapeutisch möglich, die koronare Hämodynamik durch eine Langzeittherapie (Nifedipin, Felodipin, Metoprolol plus Hydralazin) zu normalisieren und gleichzeitig durch Kalziumantagonismus (Felodipin) die abnorm gesteigerte Hypertrophie der glatten Muskulatur der koronaren Widerstandsgefäße in den Normalbereich zurückzudrängen.

## 7.7 Nachweis der Mediahypertrophie der koronaren Widerstandsgefäße am Menschen (Studie VI)

Im Rahmen diagnostischer Herzkatheteruntersuchungen sowie zur Abklärung unklarer Angina-pectoris-Beschwerden und ergometrisch faßbarer ST-Streckensenkungen bei normalem Koronarangiogramm wurde bei 20 Hypertonikern durch serielle Myokardbiopsien eine morphometrische Analyse ermöglicht, deren Daten mit den entsprechenden Meßwerten der koronaren Hämodynamik (Koronarreserve und minimal erreichbarer Koronarwiderstand) korrelativ verglichen wurden.

Es zeigt sich, daß bei Hypertonikern, in Abhängigkeit von der Herzmuskelhypertrophie und der Dauer des Hochdrucks, erheblich verdickte Arteriolenwände auftreten können, so daß Wanddicke-Radius-Relationen um den Faktor 8–10 keine Seltenheit sind (Abb. 7.11–7.13). Dies veranschaulicht besonders deutlich die morphologische Relevanz für funktionelle, koronarhämodynamische Auswirkungen. Von den 20 untersuchten Hypertonikern hatten 5 Patienten myokardbioptisch unauffällige Koronarien, während 15 Patienten pathologische Gefäßveränderungen, überwiegend entsprechend einer Mediahypertrophie, aufwiesen (Abb. 7.14). Dies bedeutet einerseits, daß die Mehrheit der Hypertoniker mit entsprechender Linksherzhypertrophie auch eine Mediahypertrophie zeigt, daß andererseits aber auch Hypertoniker normale Mediawanddicken, wenn auch in der Minderzahl der untersuchten Patienten, aufweisen können. Die Korrelation von Koronarreserve und minimal erreichbarem Koronarwiderstand zu den entsprechenden Gefäßveränderungen zeigt, daß diejenigen Hypertoniker, deren Arteriolen pathologische Strukturveränderungen aufwiesen, eine deutlich niedrigere Koronarreserve sowie einen erheblich erhöhten minimalen Koronarwiderstand hatten als diejenigen Hypertoniker, deren koronare Widerstandsgefäße unauffällig waren (Abb. 7.14). Daraus ist abzuleiten, daß unter klinischen Bedingungen die Mediahypertrophie der Koronararteriolen tatsächlich kausal für die eingeschränkte Koronarreserve des Hochdruckkranken verantwortlich zu machen ist. *Damit ist erstmals der Beweis erbracht, daß die koronare Mikroangiopathie im Sinne einer Mediahypertrophie am Menschen existent ist und daß andererseits diese strukturelle Anomalie mit den verschlechterten koronaren Flußbedingungen zusammenhängt.*

## 7.8 Hypertrophieregression des koronaren Gefäßbettes am Menschen (Studie VII)

In einer derzeit laufenden konsekutiven Serie über die differentialtherapeutischen Auswirkungen verschiedener antihypertensiver Mechanismen auf den Koronarkreislauf wurden bislang 10 Patienten 1 Jahr (9–12 Monate) nach Beginn der antihypertensiven Therapie in bezug auf Ventrikelfunktion und Koronarreserve (Argonmethode) untersucht. Therapeutisch kamen Kalziumantagonisten, ACE-Hemmer sowie Kombinationsbehandlung aus Kalziumantagonisten und Diuretika, in 2 Fällen $\beta$-Rezeptorenblocker zum Einsatz. Die Therapiemaßnahmen waren stets so gewählt, daß normale Blutdruckwerte resultierten. Die Komplexität dieser Untersuchungsserie mit Langzeittherapie, zweimaliger Bestimmung der Koronarreserve, möglichen inkonstanten Medikamenteinnahmen, Änderung der Medikation während der Studie etc. erlauben daher zum jetzigen Zeitpunkt noch keine klare Zuordnung der koronaren Hämodynamik am Patienten vor und nach einem spezifischen therapeutischen Eingriff. Allerdings lassen die bisher von diesen 10 Patienten gemittelten Werte der Koronarreserve (Abb. 7.15) erkennen, daß nach Therapie eine Zunahme der Koronarreserve um im Mittel 52% eintritt. Damit wird, ohne spezielle pharmakodynamische Eigenwirkungen ableiten zu können, erkennbar, daß eine Blutdrucksenkung mit unterschiedlichen Therapiemaßnahmen zu einer signifikanten Steigerung der Koronarreserve des linken Ventrikels führt. Es wird weiteren Studien vorbehalten bleiben, inwieweit auch in der glatten Muskulatur des Koronargefäßsystems eine spezifische Hypertrophieregression, ähnlich den Bedingungen am Ventrikelmyokard, klinisch und pharmakotherapeutisch realisierbar ist.

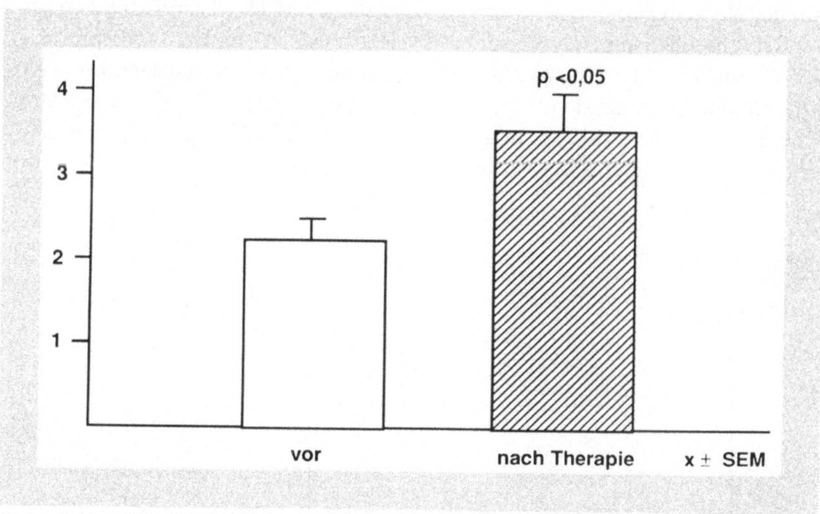


**Abb. 7.15.** Koronarreserve ($R_{cor}/R_{min}$) vor (*links*) und nach (*rechts*) Behandlung von 10 Hypertonikern mit Kalziumantagonisten, ACE-Hemmern und Kombinationstherapien aus ACE-Hemmern, $\beta$-Rezeptorenblockern und Diuretika. Therapiezeitraum 9–14 Monate. Beachte die Zunahme der Koronarreserve nach Langzeittherapie. Da morphologische Messungen nach Therapie bisher unbekannt sind, kann lediglich vermutet werden, daß der Steigerung der Koronarreserve unter den bislang inhomogenen Therapieformen eine Abnahme der Wanddicke der koronaren Widerstandsgefäße (Mediahypertrophieregression) zugrunde liegt [292]

# 8 Mikroangiopathie und Herzinsuffizienz

Der arterielle Bluthochdruck manifestiert sich am Herzen an prinziell 2 Organstrukturen: einmal am Herzmuskel selbst, zum anderen am Koronargefäßsystem. Am Herzmuskel kommt es als Folge der chronischen Druckbelastung zum Auftreten einer Herzmuskelhypertrophie, zur Abnahme der Myokardkontraktilität und in den Spätstadien des Hochdruckherzens zum Auftreten einer myogen bedingten, globalen Herzinsuffizienz (Myokardfaktor). Am Koronargefäßsystem bewirkt die chronische Druckbelastung, wie in den vorliegenden Studien erstmals gezeigt werden konnte, die Entwicklung und Progression einer koronaren Mikroangiopathie, die mit oder ohne begleitende koronare Herzerkrankung eine entscheidende Rolle in der Ätiologie der hypertensiven Herzinsuffizienz besitzt (Koronarfaktor).

Die Herzinsuffizienz des Hypertonikers ist einerseits myokardial bedingt. Durch die chronische Druckbelastung kommt es zur Herzmuskelmassenzunahme (Herzhypertrophie), zur Verlängerung von Diffusionsstrecken, zu Aktivitätsänderungen kontraktiler Enzyme, zur Vermehrung des Kollagengehaltes, zum Auftreten von kleinen Narben und letztendlich auf dem Boden myogenbedingter biochemischer und struktureller Veränderungen zur Ventrikeldilatation mit Herzinsuffizienz (Abb. 8.1–8.3).

Unabhängig vom Myokardfaktor dürfte der koronaren Mikroangiopathie eine Schlüsselrolle in der Entwicklung der hypertensiv bedingten Herzmuskelinsuffizienz zukommen: Ausgehend von der normalen Ventrikelfunktion des Normotonikers wird bei chronischer Druckbelastung die Entwicklung des Hypertrophieprozesses eingeleitet (Abb. 8.4). Gleichzeitig verändert sich die normale Koronarreserve funktionell zu

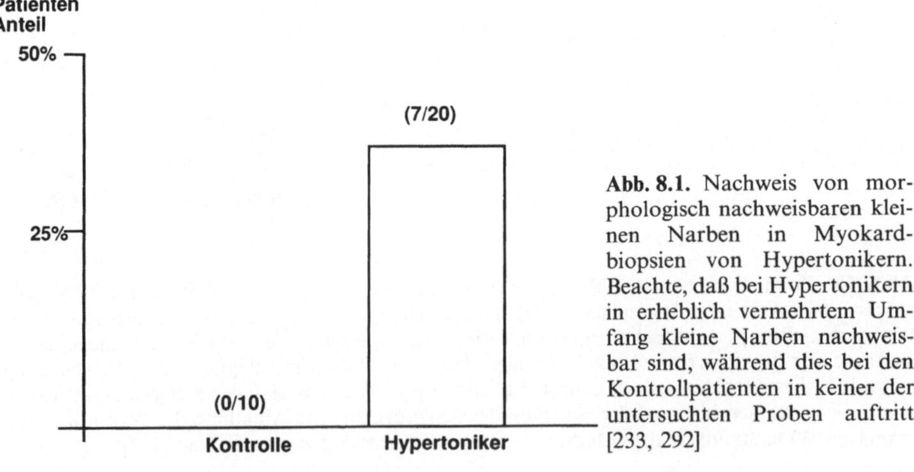


**Abb. 8.1.** Nachweis von morphologisch nachweisbaren kleinen Narben in Myokardbiopsien von Hypertonikern. Beachte, daß bei Hypertonikern in erheblich vermehrtem Umfang kleine Narben nachweisbar sind, während dies bei den Kontrollpatienten in keiner der untersuchten Proben auftritt [233, 292]

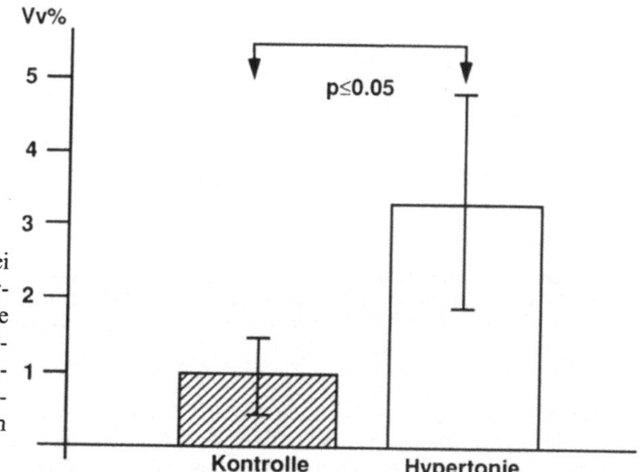


**Abb. 8.2.** Gesamtkollagen bei Kontrollpatienten und Hypertonikern (morphometrische Messungen aus Myokardbiopsien). Beachte die signifikante Steigerung des Gesamtkollagens bei Hypertonikern [233, 292]

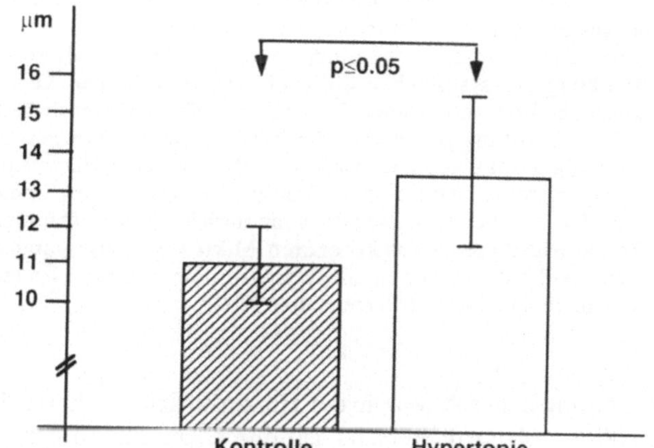


**Abb. 8.3.** Muskelfaserbreite bei normotensiven Kontrollpatienten (Myokardbiopsien) und Hypertonikern. Beachte die signifikante Zunahme der Muskelfaserbreite entsprechend einer signifikanten Herzmuskelhypertrophie [233, 292]

einer signifikanten Reduktion der koronaren Regulationsbreite. Dies bedeutet, daß das beim Normotoniker normale Sauerstoffangebot an das Myokard, speziell unter Belastungsbedingungen, am hypertrophierten Herzen deutlich vermindert ist. Gleichzeitig benötigt das hypertrophierte Herz aufgrund der vermehrten Druckbelastung bei Blutdruckspitzen mehr Sauerstoff, so daß eine erhebliche Ischämiereaktion durch die koronare Mikroangiopathie ausgelöst wird. Dies bedeutet, daß *zwei* Prozesse im Verlaufe der Herzmuskelhypertrophie ablaufen: Einerseits nimmt die quergestreifte Arbeitsmuskulatur an Dicke, Volumen und Zellschichtzahl zu. Andererseits kommt es zur Vermehrung der Wanddicke und Zellschichten der glatten Muskulatur, speziell der koronaren Widerstandsgefäße. Beide Hypertrophieprozesse beeinflussen sich gegenseitig ungünstig, zumal gleichzeitig Kollagenvermehrungen, Narben und disseminierte Kontraktionsverluste auftreten können. Bei Persistenz dieses Wechselspiels wird somit die Inzidenz von Narben und Kontraktionsverlust durch die koronare Mikroangiopathie intensiviert, so daß diesen strukturellen und funktionellen Störungen auf der Basis der verschlechterten koronaren Hämodynamik eine ganz erhebliche

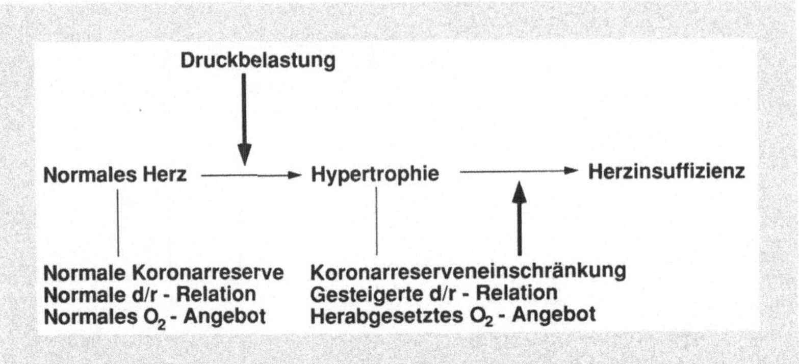


**Abb. 8.4.** Die Störung der koronaren Mikrozirkulation als zentraler Mechanismus für die Entstehung der hypertensiven Herzinsuffizienz. Das normale, nicht druckbelastete, normotensive Herz zeigt eine normale Koronarreserve, eine normale Wanddicke-Radius-Relation sowie ein normales Sauerstoffangebot an das Herz. Bei Druckbelastung (arterielle Hypertonie) kommt es zur Herzmuskelhypertrophie mit Einschränkung der Koronarreserve, gesteigerter Wanddicke-Radius-Relation und herabgesetztem Sauerstoffangebot an das Herz. Dies führt zum Auftreten einer gesteigerten Muskelfaserbreite, zu potentiellen Diffusionsstörungen, zum Auftreten kleiner Narben unter Zunahme des Bindegewebsgehaltes des Myokards. Es kommt sowohl zur Einschränkung der systolischen als auch der diastolischen Ventrikelfunktion. Beide Störungen begünstigen bzw. verursachen das Auftreten der hypertensiv bedingten Herzinsuffizienz, so daß die Druckbelastung per se über die Entwicklung der koronaren Mikrozirkulationsstörung zur morphologisch faßbaren Kausalkette führt, die eine Herzinsuffizienz bei Hochdruck auslöst. Eine Hypertrophieregression im Stadium der Herzhypertrophie wäre geeignet, die pathologischen Mechanismen teilweise oder ganz zurückzubilden. Der hierfür ursächlich wichtigste Punkt wäre die Rückbildung der koronaren Mikroangiopathie und die Hypertrophieregression des Arbeitsmyokards. Inwieweit eine Hypertrophieregression bei etablierter, hypertensiver Herzinsuffizienz möglich ist, ist derzeit offen [292]

Bedeutung in der Ätiologie der Herzinsuffizienz des Hochdruckkranken beizumessen ist (Abb. 8.4). Andererseits ist durch pharmakotherapeutische Maßnahmen, wie durch eine Hypertrophieregression der glatten Koronarmuskulatur, eine kausale Möglichkeit gegeben, die Progredienz der Herzmuskelerkrankung bei Hochdruck zu eliminieren und rückzubilden. Der Hypertrophieregression kommt somit nicht nur im Arbeitsmyokard, sondern in ganz entscheidendem Maße auch im koronaren Widerstandsgefäßsystem eine therapeutisch besonders wichtige Rolle in der Behandlung des Hochdruckkranken zu.

In Anbetracht der erheblichen Krankheitswertigkeit des arteriellen Bluthochdrucks, der in der Bundesrepublik Deutschland bei 60 Mio. Einwohnern in 15% der Fälle (entsprechend 9 Mio. Kranken) krankheitswertig vorhanden ist, dürfte diesem Phamakotherapiekonzept eine besonders praxisnahe Bedeutung zukommen. Es darf als Desiderat künftiger Therapieforschungen hingestellt werden, die Mechanismen der Hypertrophieregression des Herzens, am Myokard wie auch in der glatten Muskulatur, eine systematischen Analyse zu unterziehen.

# 9 Das Rhythmusproblem des Hochdruckkranken

## 9.1 Inzidenz und klinische Häufigkeit

Aufgrund neuerer Daten, der Framingham-Studie und anderer Untersuchungen ist der Hochdruckkranke bei bestehender Linksherzhypertrophie und -dilatation in vermehrtem Maße rhythmusgefährdet. Die Inzidenz des plötzlichen Herztodes ist um ein Mehrfaches gesteigert. Dies dürfte einerseits auf die als Risikofaktoren korrelierten koronaren Zweiterkrankungen zurückzuführen sein, wobei durch Koronarinsuffizienz und Myokardinfarkte die Inzidenz von Rhythmusstörungen und plötzlichem Herztod in Relation zum nicht koronarkranken Hypertoniker unverhältnismäßig hoch ist. Zur Klärung des Rhythmusproblems des Hochdruckkranken, d.h. zur Evaluierung der Rhythmusgefährdung durch Hypertonie und/oder hypertensiv bedingte Herzhypertrophie selbst, sind daher zum anderen Studien erforderlich, die eine Analyse der Rhythmusstörungen bei Hochdruckkranken mit normalem Koronarangiogramm ermöglichen. Es wurde daher in der vorliegenden Untersuchungsserie der Einfluß funktioneller, ventrikeldynamischer und koronarer Meßgrößen des Hochdruckherzens auf das Auftreten und die Häufigkeit von ventrikulären Arrhythmien untersucht.

## 9.2 Methodik und Patientengut

Die methodologischen Vorgehensweisen bezüglich der Herzkatheterisierungen, Wandspannungsbestimmungen, Messungen der Koronarreserve entsprechen den oben dargelegten Kriterien. Alle Untersuchungen wurden im Rahmen diagnostischer Herzkatheterisierungen und Koronarangiographien zur Abklärung einer koronaren Herzerkrankung bzw. zur Abklärung abnormer Herzgeräusche durchgeführt. Herzklappenfehler lagen nicht vor. Es kamen insgesamt 48 Hypertoniker und 14 Kontrollpersonen zur Untersuchung. Herzwirksame Medikamente wurden bei allen Patienten 3–4 Tage vor der Herzkatheterisierung abgesetzt. 24-h-Elektrokardiogramme wurden analysiert und entsprechend ausgewertet.

Arrhythmieklassifikation (modifiziert nach Lown):

Klasse 0: keine Extrasystolen,
Klasse 1: gelegentlich monomorphe Extrasystolen (weniger als 30/h),
Klasse 2: mehr als 30 monomorphe Extrasystolen/h,
Klasse 3: multiforme Extrasystolen,
Klasse 4a: Couplets,
Klasse 4b: ventrikuläre Tachykardie.

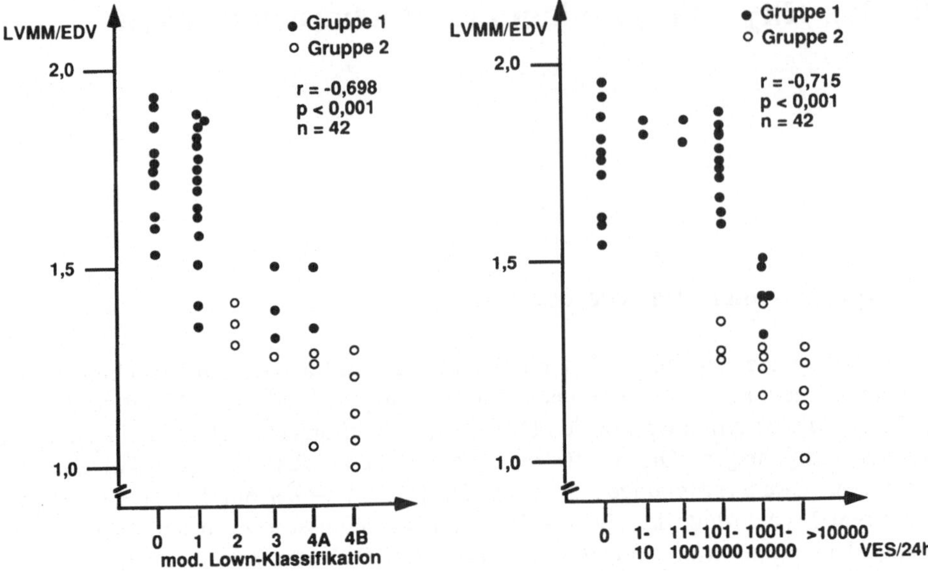


**Abb. 9.1.** Beziehung zwischen Masse-Volumen-Relation (*LVMM/EDV*) und bigeminiformen ventrikulären Extrasystolen (*VES*). Beachte, daß eine Abnahme der Masse-Volumen-Relation entsprechend eine Zunahme der Wandspannung bzw. einer Steigerung des Ventrikelradius zu einer vermehrten Inzidenz höhergradigerer Lown-Klassenarrhythmien führt [9]

Die Hypertoniker wurden in 2 Gruppen eingeteilt: Gruppe 1 mit einer arteriellen Hochdruckdauer von $4{,}6 \pm 8$ Jahren, Gruppe 2 mit einer Hochdruckdauer von $8{,}7 \pm 12$ Jahren. Letztere Gruppe (n = 12) war herzinsuffizient.

## 9.3 Ventrikelfunktion, Ventrikeldynamik und Herzrhythmusstörungen

Die bei allen Hypertonikern entsprechend der modifizierten Lown-Klassifikation registrierten Arrhythmien zeigen, daß bereits das normal große Hochdruckherz mit normaler Wandspannung und hoher Masse-Volumen-Relation (Hypertrophie) eine vermehrte Inzidenz ventrikulärer Arrhythmien (Klasse 1–2) aufweist (Abb. 9.1). Mit abnehmender Masse-Volumen-Relation, entsprechend dem Übergang von Gruppe 1 zu Gruppe 2, kommt es zur deutlichen Zunahme ventrikulärer Arrhythmien (Abb. 9.1). Vergleichbare Resultate ergeben sich, wenn die systolische Wandspannung als Korrelat der Nachlast und des myokardialen Sauerstoffverbrauches berücksichtigt wird: mit steigender systolischer Wandspannung nimmt die Inzidenz ventrikulärer Herzrhythmusstörungen signifikant zu (Abb. 9.2). Ein hypertrophiertes Hochdruckherz mit erhöhtem Ventrikelgewicht zeigt daher 2 unterschiedliche Verhaltensweisen: einerseits kann die Arrhythmieninzidenz nur unwesentlich vermehrt sein, wie bei Hochdruckpatienten mit zwar hoher Masse-Volumen-Relation, allerdings normaler systolischer Wandspannung, andererseits kommt es im Gefolge der Ventrikeldilatation und Zunahme der Wandspannung zu einer erheblichen Zunahme bedrohlicher ventrikulärer Arrhythmien.

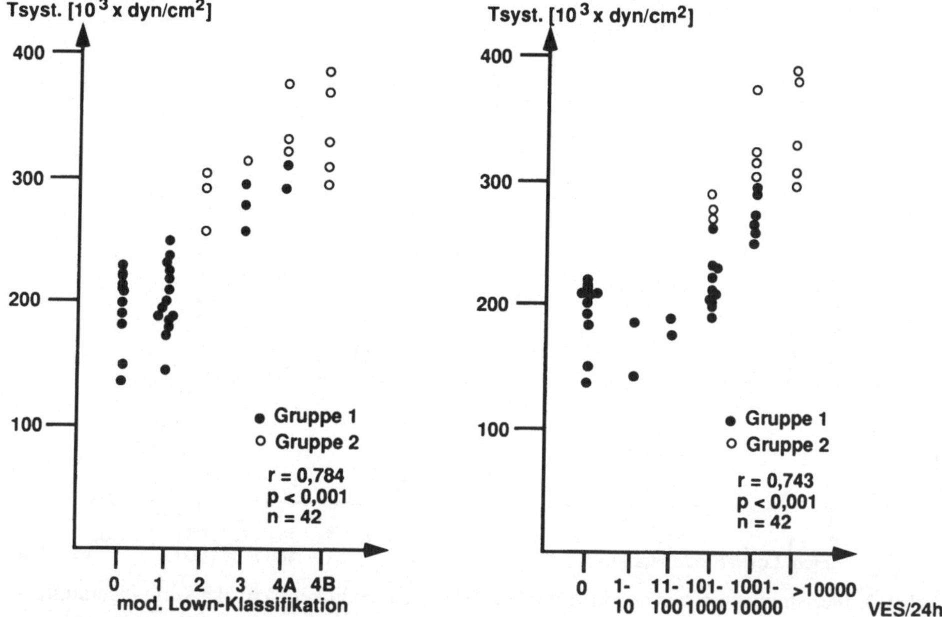


**Abb. 9.2.** Beziehung zwischen systolischer Wandspannung und bigeminiformen ventrikulären Extrasystolen (*VES*) bei Hypertonikern. Beachte, daß mit steigender systolischer Wandspannung höhergradige ventrikuläre Arrhythmien auftreten. Dies hat prinzipiell mindestens 2 Ursachenmöglichkeiten: einerseits ist mit steigender Wandspannung die Auswurffraktion reduziert, so daß eine funktionsabhängige Zunahme ventrikulärer Arrhythmien erfolgt. Gleichzeitig ist der linke Ventrikel regelhaft dilatiert; zum anderen steigt mit zunehmener Wandspannung der myokardiale Energiebedarf, so daß die ohnehin hypertrophierten und fibrosierten Herzen zunehmend ischämisch werden. Dies fördert die Arrhythmiegenese [9]

Die in den gleichen Gruppen durchgeführten Korrelationen zum enddiastolischen Volumen (Abb. 9.3) und zur Auswurffraktion (Abb. 9.4) zeigen, daß mit steigendem enddiastolischem Volumen die Häufigkeit ventrikulärer Arrhythmien zunimmt. Dies ist zu erwarten, da bei vergleichbaren Blutdruckwerten eine Zunahme des enddiastolischen Volumens eine Zunahme der systolischen Wandspannung bedeutet. Bei einem großen Herzen, das unter hoher Wandspannung sowie mit erhöhtem myokardialem Energiebedarf pro Gewichtseinheit arbeitet, ist die Arrhythmieinzidenz signifikant erhöht. Reziprok gilt dies auch für die Auswurffraktion, die mit steigendem enddiastolischen Volumen bzw. mit steigender systolischer Wandspannung abnimmt. Mit abnehmender Auswurffraktion ist daher die Arrhythmieinzidenz signifikant gesteigert.

Die Daten der Beziehungen zwischen Ventrikelfunktionsgrößen (Auswurffraktion) und ventrikeldynamischen Meßparametern (enddiastolisches Volumen, Masse-Volumen-Relation, systolische Wandspannung) zur Inzidenz von Herzrhythmusstörungen zeigen somit eine erhebliche Steigerung ventrikulärer Arrhythmien bei Vergrößerung des enddiastolischen Volumens, bei Zunahme der systolischen Wandspannung und und bei Abnahme der Herzfunktion.

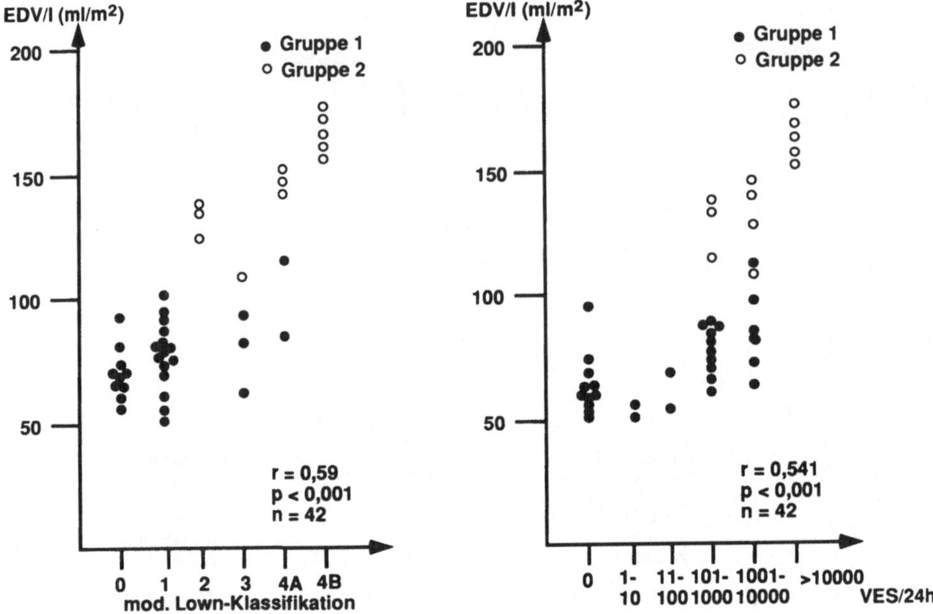


**Abb. 9.3.** Beziehung zwischen enddiastolischem Volumen des linken Ventrikels und bigeminiformen ventrikulären Extrasystolen (*VES;* modifizierte Lown-Klassifikation, vgl. Text). Beachte, daß mit steigender Herzgröße (enddiastolisches Volumen, *EDV/I*) eine Zunahme ventrikulärer Arrhythmien zu höhergradigeren Lown-Klassen erfolgt [9]

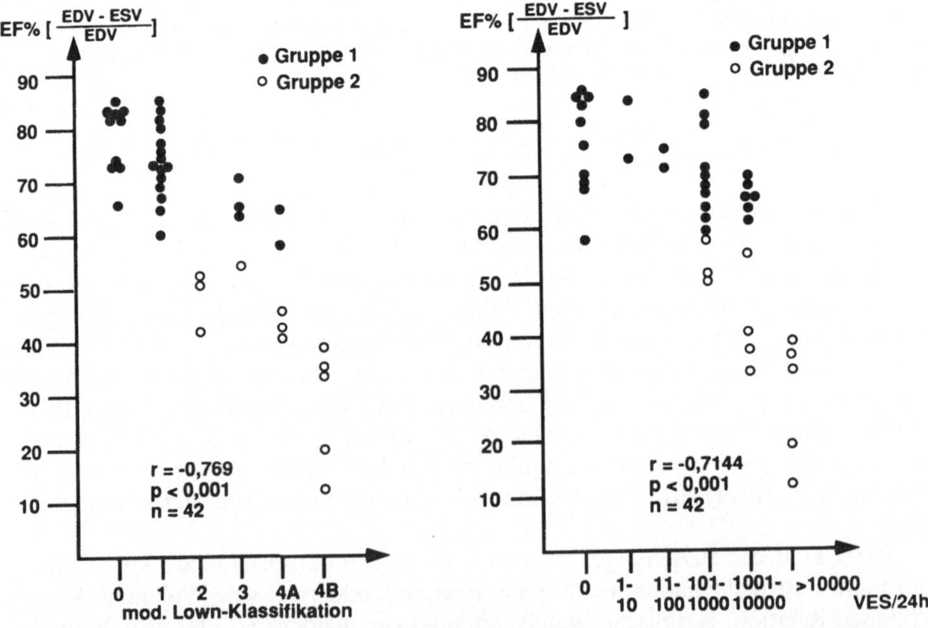


**Abb. 9.4.** Beziehung zwischen Auswurffraktion des linken Ventrikels (*Ordinate*) und bigeminiformen ventrikulären Extrasystolen (*VES*). Beachte, daß mit Abnahme der Auswurffraktion den linken Ventrikels eine Zunahme höhergradigerer Lown-Klassenarrhythmien erfolgt. *EF* ventrikuläre Auswurffraktion; *EDV* enddiastolisches Volumen; *ESV* endsystolisches Volumen [9]

## 9.4 Koronare Mikroangiopathie und ventrikuläre Arrhythmien beim Hochdruckkranken

Beobachtungen aus unserer Arbeitsgruppe zeigten, daß bei Hochdruckkranken mit normalem Koronarangiogramm, allerdings unterschiedlich stark eingeschränkter Koronarreserve, mit unterschiedlich großer Häufigkeit ventrikuläre Arrhythmien auftreten. Es wurde daher sowohl der Einfluß der Koronarreserve als auch der Einfluß des minimal erreichbaren koronaren Widerstandes auf einen modifizierten Arrhythmiescore untesucht.

Lown-Klasse 0: keine Extrasystolen: Scoreklasse 1;
Lown-Klasse 1: gelegentlich monomorphe Extrasystolen (weniger als 30/h): Scoreklasse 2;
Lown-Klasse 2: monomorphe Extrasystolen (mehr als 30/h): Scoreklasse 3;
Lown-Klasse 3a: polymorphe Extrasystolen: Scoreklasse 4;
Lown-Klasse 3b: Bigeminus: Scoreklasse 5;
Lown-Klasse 4a: Couplets: Scoreklasse 6;
Lown-Klasse 4b: ventrikuläre Tachykardien: Scoreklasse 7.

Die Untersuchungen wurden an ingesamt 54 konsekutiven Hypertonikern durchgeführt, die im Rahmen diagnostischer Herzkatheterisierungen und Koronarangiographien einer Koronarreservenmessung und rhythmologischen Untersuchung unterzogen wurden. Die antihypertensive Medikation wurde 48 h vor der invasiven Diagnostik abgesetzt. Alle untersuchten Patienten hatten entsprechend der Prämisse dieser Studie ein normales Koronarangiogramm, so daß eine koronare Herzkrankheit per definitionem als koronare Makroangiopathie ausgeschlossen war. Die Daten wurden mit entsprechenden Meßwerten von 12 normotensiven Patienten verglichen. Alle Hypertoniker zeigten eine Linksherzhypertrophie, die Wanddicken und Muskelmassen der Normalpatienten waren im Normbereich.

## 9.5 Koronarreserve und Herzrhythmusstörungen

Die Beziehung zwischen dem Ausmaß der Einschränkung der Koronarreserve und der Prävalenz von einfachen und komplexen ventrikulären Arrhythmien entsprechend dem gewählten Score zeigt, daß bei normaler bzw. nur mittelgradig eingeschränkter Koronarreserve (mehr als 3,0) 78 % der untersuchten Hypertoniker einen niedrigstufigen Score (1–4) aufwiesen (Abb. 9.5). Dagegen nahm mit Zunahme der Koronarreserveneinschränkung das Auftreten höhergradiger ventrikulärer Arrhythmien deutlich zu. Bei einer Koronarreserve von kleiner als 2,0 wiesen nur noch 36 % der Hypertoniker einen Score von 1–4 auf, während 57 % einen Score von 5–6 und 7 % einen Score von 7 zeigten. Somit besteht – bei normalem Koronarangiogramm – eine signifikante Beziehung zwischen dem Ausmaß des Auftretens ventrikulärer Arrhythmien und dem Ausmaß der Einschränkung der Koronarreserve des linken Ventrikels.

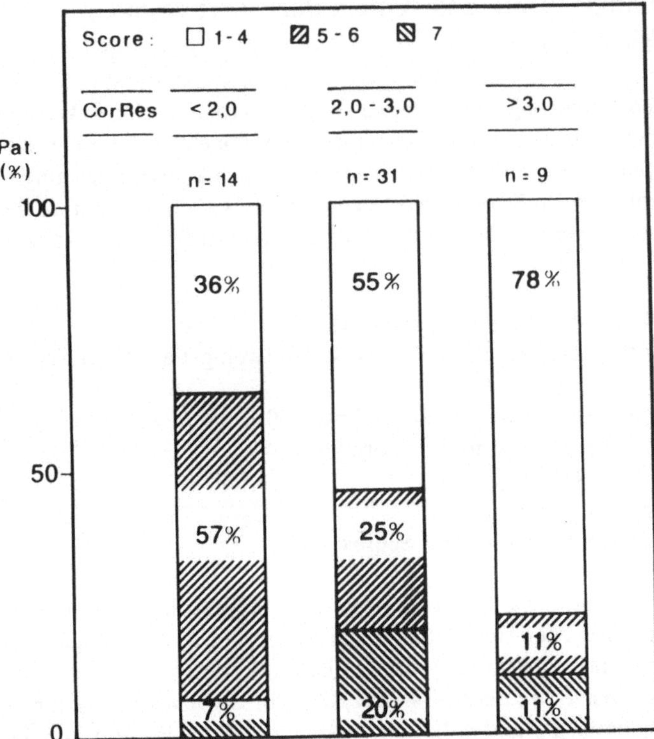


**Abb. 9.5.** Prävalenz von einfachen und komplexen ventrikulären Arrhythmien bei arterieller Hypertonie. Einfluß der Koronarreserve. Beachte, daß die höhergradigeren ventrikulären Arrhythmien (Score 5–7) besonders bei erheblich eingeschränkter Koronarreserve resultieren, während bei nur leichtgradiger Koronarreserveneinschränkung lediglich leichtgradige ventrikuläre Arrhythmien vorhanden sind

## 9.6 Minimaler Koronarwiderstand und Herzrhythmusstörungen

Vergleichbare Daten ergaben sich auch bei Berücksichtigung des minimal erreichbaren Koronarwiderstandes: Ein weitgehend im Normbereich liegender minimaler Koronarwiderstand (kleiner als 0,4 Einheiten) ging mit niedriggradigen Scorearrhythmieklassen (1–4) einher (80 % der untersuchten Patienten), während die Verteilung der Koronarwiderstände bei höhergradigen Arrhythmien zugunsten pathologisch erhöhter Koronarwiderstände ausfiel (Abb. 9.6).

Die Daten der hier vorgelegten Untersuchungen stimmen teilweise mit publizierten Daten überein, in denen Hypertoniker mit Linksherzhypertrophie eine vermehrte Inzidenz ventrikulärer Arrhythmien aufweisen (Messerli et al. [159]). Hier konnte darüber hinaus dargelegt werden, daß mit steigender Herzgröße, mit abnehmender Auswurffraktion und mit Zunahme der systolischen Wandspannung bei Patienten mit Hochdruck und gleichzeitiger koronarer Herzerkrankung vermehrt ventrikuläre Arrhythmien vorhanden sind. Drittens schließlich konnte erstmals gezeigt werden, daß

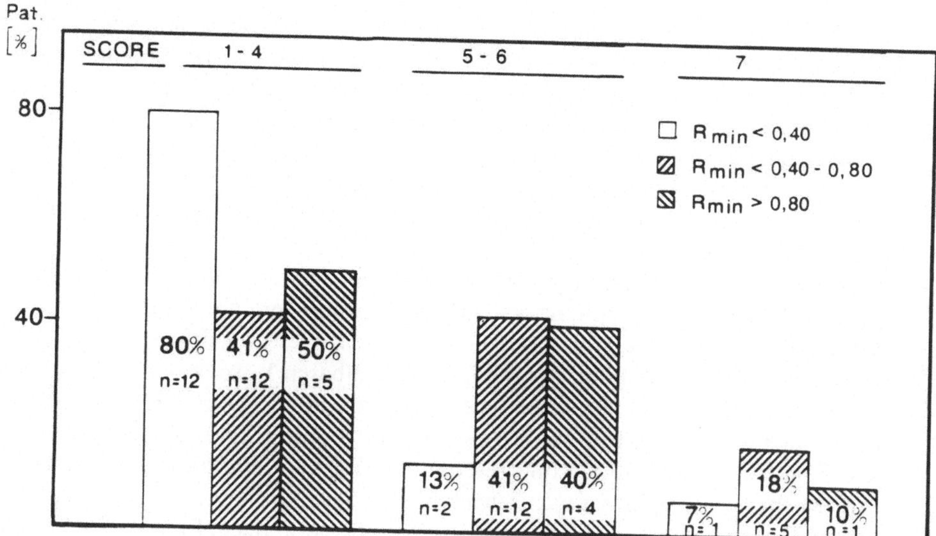


**Abb. 9.6.** Prävalenz von einfachen und komplexen ventrikulären Arrhythmien bei arterieller Hypertonie. Einfluß des minimalen Koronarwiderstandes. Bezüglich Erläuterung des Scores vgl. Text. Beachte die Zunahme ventrikulärer Arrhythmien bei Abnahme des minimal erreichbaren Koronarwiderstandes (Einschränkung der Koronarreserve)

bei Hypertonikern mit Linksherzhypertrophie und normalem Koronarangiogramm eine Abhängigkeit des Schweregrades der ventrikulären Arrhythmien vom Ausmaß der Einschränkung der Koronarreserve besteht.

- Eine vermehrte Ektopieneigung ist im Rahmen experimenteller Hypertrophiestudien mehrfach beschrieben worden; ebenfalls sind unter den klinischen Bedingungen der hypertensiv bedingten Herzmuskelhypertrophie vermehrte Ektopien bei Hochdruckpatienten bekannt. Diese Daten konnten in dieser Studie bestätigt werden. Ursächlich kommen direkte, gesteigerte Ektopieneigungen des hypertrophierten Myokards, veränderte Kalziumpotentiale sowie eine koronare Mikroangiopathie des hypertrophierten Hochdruckherzens in Betracht. Bei gleichzeitig bestehender koronarer Herzkrankheit ist eine Differenzierung dieser Prozesse nur schwer möglich, so daß sich bei diesen Patienten sehr wahrscheinlich mehrere Faktoren addieren.
- Die signifikante Abhängigkeit des Auftretens ventrikulärer Arrhythmien von funktionellen und ventrikeldynamischen Meßgrößen entspricht der klinischen Erfahrung, indem Patienten mit schlechter Ventrikelfunktion und vergrößerten Durchmessern zum vermehrten Auftreten ventrikulärer Arrhythmie neigen. Besonders ausgeprägt sind derartige Korrelationen bei dilatativen Kardiomyopathien sowie bei dilatierenden Herzen mit koronarer Herzerkrankung. Wichtig erscheint in diesem Zusammenhang der Befund dieser Studie, daß eine Zunahme der systolischen Wandspannung zum vermehrten Auftreten ventrikulärer Arrhythmien führt. Bei Zunahme der Wandspannung wird der myokardiale Sauerstoffverbrauch gesteigert. Wenn gleichzeitig Ventrikeldilatationen vorliegen und somit auch eine abnorm gesteigerte myokardiale Komponente des Koronarwider-

standes dieser Herzen vorliegen dürfte, ist damit das Sauerstoffangebot an das Herz limitiert. Darüber hinaus spielten bei der Mehrzahl dieser Patienten Koronarstenosen eine zusätzliche Rolle. Bei vermehrtem Bedarf und vermindertem Angebot ist somit eine Ischämiesituation gegeben, die das Auftreten ventrikulärer Herzrhythmusstörungen begünstigt. Es ist daher naheliegend, anzunehmen, daß Herzen mit hoher Wandspannung und gleichzeitiger Ventrikeldilation und/oder koronarer Herzerkrankung gesteigerte ventrikuläre Ektopien und plötzliche Herztodesfälle aufweisen.

- Gravierend ist der Befund, daß das Ausmaß ventrikulärer Herzrhythmusstörungen bei Hypertonikern mit normalem Koronarangiogramm und gleichzeitiger Linksherzhypertrophie vom Ausmaß der Koronarreserveneinschränkung bzw. vom Ausmaß der Erhöhung des minimal erreichbaren Koronarwiderstandes abhängt. Auch hier wiederum dürfte die koronare Mikroangiopathie als Koronarfaktor eine wesentliche Rolle neben dem Hypertrophiefaktor des Myokards spielen: Eine eingeschränkte Koronarreserve impliziert ein erhöhtes Ischämierisiko. Eine Mediahypertrophie ist nachgewiesen. Das Sauerstoffangebot ist demzufolge vermindert, so daß bei gesteigertem Bedarf (Blutdruckspitzen, Frequenzsteigerungen, Katecholaminexzesse etc.) akute Ischämiesyndrome als klinisch relevant einzustufen sind. Ischämien wiederum gehen oft mit einer vermehrten Arrhythmieneigung einher, so daß die Koronarreserveneinschränkung als Indikator der koronaren Mikroangiopathie zum Auftreten vermehrter ventrikulärer Arrhythmien neigt, so daß aber auch andererseits das Ausmaß ventrikulärer Herzrhythmusstörungen beim Hochdruckkranken mit Herzhypertrophie, auch bei normalem Koronarangiogramm, das Ausmaß der Ischämiegefährdung ankündigt. Es wird sich durch die weiteren Studien zeigen lassen, ob durch programmierte Ventrikelstimulationen unterschiedliche Ansprechbarkeiten resultieren und ob z. B. durch eine Hypertrophieregression der quergestreiften und/oder glatten Muskulatur der koronaren Widerstandsgefäße eine Änderung im Arrhythmiemuster kausaltherapeutisch erreichbar ist.

# 10 Stumme Myokardischämie des Hypertonikers

Das Hochdruckherz repräsentiert die häufigste Erkrankung des Syndroms „Koronarinsuffizienz bei normalem Koronarangiogramm". Ursächlich kommt die koronare Mikroangiopathie des Hypertonikers in Betracht, durch Zunahme der Wanddicke-Radius-Relation infolge Mediahypertrophie, durch Erhöhung des minimal erreichbaren Koronarwiderstands und letztendlich durch Abnahme der maximal erreichbaren Koronarreserve. Zudem weisen Hypertoniker regelhaft vermehrt Blutdruckspitzen auf; andererseits ist bekannt, daß Hypertoniker unter erhöhten sympatikotonen Einflüssen vermehrt Vasokonstriktionen zeigen. Beide Mechanismen wären klinisch geeignet, stumme Myokardischämien des hypertrophierten Hochdruckherzens auszulösen. Ob und inwieweit die Hypertrophie selbst mit einer gesteigerten Inzidenz stummer Myokardischeämieepisoden einhergeht, ist ebenfalls offen.

## Patientengut

Die Untersuchungen wurden an insgesamt 48 Patienten durchgeführt (Tabelle 10.1). Durch Koronarangiographie war bei allen Patienten eine koronare Herzkrankheit ausgeschlossen (koronare Makroangiopathie). Der Hypertrophiegrad wurde echokardiographisch ermittelt. Bei allen Patienten wurden darüber hinaus quantifizierende Belastungs-EKG durchgeführt. Alle Patienten waren essentielle Hypertoniker und zeigten bei 3maligen Blutdruckmessungen innerhalb von 3 Wochen jeweils systo-

**Tabelle 10.1.** Klinische Daten der untersuchten 48 Patienten mit arterieller Hypertonie. Die Verteilungen von Geschlecht, Alter, systolischem Blutdruck, diastolischem Blutdruck waren vergleichbar. Ein pathologisches Belastungs-EKG fand sich bei 14 Hypertonikern mit ST-Streckensenkungen, während ein normales Belastungs-EKG lediglich in 10 Patienten vorhanden war. Dagegen war in keinem der Hypertoniker ohne ST-Streckensenkung ein pathologisches Belastungs-EKG nachweisbar, während bei diesen Patienten in allen Fällen ein normales Belastungs-EKG resultierte [219]

| Essentielle Hypertoniker | Normotensive Kontrollgruppe |
|---|---|
| 22 Männer<br>26 Frauen | 25 Männer<br>21 Frauen |
| Alter: 55,8 ± 11,2 Jahre | Alter: 25,3 ± 4,7 Jahre |
| RR systolisch 189,4 ± 27,5 mm Hg<br>RR diastolisch 101,3 ± 15,3 mm Hg | RR systolisch 115,3 ± 5,3 mm Hg<br>RR diastolisch 85 ± 7,2 mm Hg |
| Angina pectoris | Normales Belastungs-EKG |
| Normales Koronarangiogramm | Normales Echokardiogramm |

**Tabelle 10.2.** Methodik der ST-Streckenanalyse

- 24-h-ST-Streckenmonitoring (Marquette–Holter)
- Kriterien für pathologische ST-Streckensenkung:
  ≥ −1 mm Senkung
  horizontal oder deszendierend
  ≥1 min. Dauer
  >1 min. Abstand zwischen den Episoden

**Tabelle 10.3.** Pathologische ST-Streckensenkungen bei Hypertonikern. (Nach *Am J Cardiol* 65: 53G, 1990)

| Anzahl der Episoden | Maximale Dauer (min) | Mittlere Dauer (min) | ST ↓ max (mm) | Herzfrequenz bei Beginn der ST ↓ (Schläge/min) |
|---|---|---|---|---|
| 2 | 6,7 | 5,1 ± 2,3 | −1,5 | 60 |
| 5 | 21,5 | 3,2 ± 0,8 | −1 | 93–108 |
| 2 | 3 | 1,85 ± 0,6 | −1,1 | 90–100 |
| 8 | 13,4 | 7,23 ± 6,13 | −1 | 60–110 |
| 4 | 14,5 | 3,5 ± 1,8 | −2 | 105–121 |
| 3 | 5,5 | 1,5 ± 0,6 | −1 | 121–143 |
| 2 | 4,5 | 1,8 ± 0,3 | −1 | 113–120 |
| 1 | 4,2 | – | −1,2 | 100 |
| 5 | 2,7 | 1,78 ± 0,5 | −1,2 | 90–130 |
| 2 | 5,2 | 3,95 ± 1,8 | −1,2 | 100–130 |
| 24 | 240,5 | 19,4 ± 52,5 | −2,0 | 60–70 |
| 10 | 49,2 | 11,7 ± 14,1 | −1,7 | 90–11 |
| 7 | 27 | 12,3 ± 10,3 | −3 | 90–130 |
| 20 | 27,5 | 13,98 ± 26,9 | −2,5 | 70–100 |
| 10 | 40 | 12,5 ± 12,7 | −2,3 | 100–130 |
| 1 | 2,7 | – | −1,3 | 82 |
| 40 | 150 | 14,9 ± 21,3 | −3,7 | 106 |
| 26 | 24,2 | 6,8 ± 6,65 | −3,3 | 93–101 |
| 27 | 56 | 5,33 ± 7,0 | −2,5 | 97–129 |
| 40 | 121 | 7,5 ± 11,6 | −2,5 | 94–105 |
| 9 | 240 | 48,56 ± 78,6 | −3,0 | 87–155 |
| 40 | 68,5 | 7,25 ± 12,4 | −1,8 | 65–80 |
| 15 | 7 | 3,6 ± 1,8 | −1,5 | 75–122 |
| 3 | 18,5 | 12,0 ± 5,9 | −2,5 | 80–110 |
| Mittelwert 12,8 ± 13,2 | 48,1 ± 69,93 | 9,18 ± 10,2 | −1,91 ± 0,82 | |

lische Blutdruckwerte über 160 mm Hg und diastolische Werte von 95 mm Hg oder mehr. Das 24-h-Holter-EKG (Tabelle 10.2) wurde nach 3 Kriterien analysiert: Dauer der Ischämieperiode, Herzfrequenz zu Beginn der ST-Streckensenkung und maximale Tiefe der ST-Streckendepression. Die Daten wurden mit einer normotensiven Kontrollgruppe mit normalem Belastungs-EKG, normalem Echokardiogramm und normalem Koronarangiogramm verglichen.

## Resultate

Die Daten der untersuchten Hypertoniker zeigen, daß in 50% der Patienten ein pathologisches ST-Strecken-Holter-EKG nachweisbar war (Tabelle 10.3, 10.4). Demgegenüber waren lediglich in 2,5 % der Normotoniker bei vergleichbarer Analysetechnik pathologische ST-Strecken-EKG vorhanden. Dies verdeutlicht eine besonders hohe Neigung der Hypertoniker zu stummen Ischämieepisoden, wobei bei 14 Hypertonikern mit pathologischen ST-Streckensenkungen pathologische Belastungs-EKG nachweisbar waren; bei 10 dieser Patienten war das Belastungs-EKG normal. Dagegen zeigten Hypertoniker ohne ST-Streckensenkungen stets ein normales Belastungs-EKG (Tabelle 10.4).

Hervorzuheben ist, daß die echokardiographischen Meßgrößen lediglich eine beginnende Linksherzhypertrophie zeigten: Das Septum war mit 11±2 mm und die Hinterwand mit 10±1 mm im oberen Normbereich bzw. leicht erhöht. Die ventrikulären Dimensionsgrößen waren normal. Durch die Auswahl dieser Hypertoniker konnte somit ein pathologisches Belastungs-EKG vermieden werden.

## Bewertung der Resultate

Die klinischen Messungen zeigen, daß Hypertoniker mit normalem Koronarangiogramm, normalen Ventrikeldimensionen und nur minimaler Herzhypertrophie eine 20fache Steigerung stummer Myokardepisoden im Vergleich zu Normotonikern aufweisen (Tabelle 10.5). Da die meßtechnischen Voraussetzungen in beiden Untersuchungsgruppen (Normotoniker, Hypertoniker) vergleichbar waren, ist die falsch-positive Rate von pathologischen ST-Holter-EKG bei Normotonikern mit 2,5% im unteren Normbereich. Wenn vergleichbare falsch-positive Daten auch für die Hypertoniker eingesetzt werden, so ergibt sich immerhin noch ein um ein Vielfaches erhöhtes Ischämierisiko.

Prinzipiell wäre ein Zusammenhang der erheblich erhöhten Ischämieinzidenz mit einer hypertensiven Herzmuskelhypertrophie dieses Kollektivs naheliegend. Allerdings wurden ausschließlich Hypertoniker selektioniert, die allenfalls beginnende Herzmuskelhypertrophien zeigten. Somit konnten pathologische Belastungs-EKG-Muster ausgeschlossen werden. Ein Zusammenhang zwischen Hypertrophieprozessen des Myokards, verlängerten Diffusionsstrecken etc. ist daher ausgeschlossen. Bei allen Patienten wurde darauf geachtet, daß die Prämedikation zeitgerecht vor der

**Tabelle 10.4.** Vergleich der untersuchten Hypertoniker und Normotoniker. (Nach *Am J Cardiol* 65: 52 G, 1990)

| | Hypertoniker mit ST ↓ (n=24) | Hypertoniker ohne ST ↓ (n=24) |
|---|---|---|
| Geschlecht | 14 Frauen/10 Männer | 12 Frauen/12 Männer |
| Alter (Jahre) | 56,1±9,3 | 55,3±10,9 |
| Systolischer Blutdruck (mm Hg) | 190,8±23,4 | 188±33 |
| Diastolischer Blutdruck (mm Hg) | 102,4±12,5 | 98,1±17,1 |
| Pathologisches Belastungs-EKG | 14 | – |
| Normales Belastungs-EKG | 10 | 24 |

**Tabelle 10.5.** Quantifizierung der ST-Streckensenkungen bei den untersuchten 24 Hypertonikern mit ST-Streckensenkung [219]

| Hypertoniker | Normotoniker |
|---|---|
| 24/48<br>50% | 1/46<br>2,5% |

Untersuchung abgesetzt wurde. Insofern kommen medikamentenbedingte Effekte nicht in Betracht. Zudem waren Medikationen mit Digitalis und Diuretika ausgeschlossen, Elektrolytstörungen bestanden nicht, Hyperventilationen lagen nicht vor, desgleichen kein Mitralklappenprolaps.

Die Ursache für das exzessiv hohe Auftreten stummer Myokardischämien bei Hypertonikern ist wiederum mit hoher Wahrscheinlichkeit auf die bereits in diesem Stadium existente koronare Mikroangiopathie zurückzuführen. Eine gesteigerte Wanddicke-Radius-Relation der koronaren Widerstandsgefäße infolge Mediahypertrophie führt zu einer eingeschränkten Koronarreserve und zu einer Erhöhung des unter maximaler Vasodilatation minimal erreichbaren Koronarwiderstandes. Dadurch können bei den unterschiedlichsten körperlichen und emotionalen Belastungen Zustände reduzierten Sauerstoffangebotes an das Myokard resultieren. Allein Blutdruckspitzen, Herzfrequenzsteigerungen und emotionale Anspannungen wären demzufolge geeignet, stumme Myokardischämien auszulösen.

Das Hochdruckherz mit koronarer Mikroangiopathie, d.h. mit erhöhter Wanddicke-Radius-Relation, beantwortet einen definierten vasokonsitorischen Stimulus mit einer weitaus größeren Zunahme des Koronarwiderstandes als ein Normotoniker mit einer normalen Wanddicke-Radius-Relation seiner koronaren Arteriole. Vergleichbare sympathikotone Einflüsse bewirken daher am Hochdruckherzen stärkere Vasokonstriktionen als bei Normotonikern, wodurch eine weitere ätiologische Komponente für das Auftreten stummer Myokardischämien gegeben ist.

Derzeit nicht auszuschließen ist, daß die vermehrten stummen Myokardischämieepisoden bei Hypertonikern mit Blutdruckspitzen korrelieren. Erste Messungen unserer Arbeitsgruppe haben allerdings keine Korrelation zwischen ambulanten 24-h-Blutdruckmessungen und den im Holter-EKG im gleichen Zeitraum ermittelten ST-Streckenveränderungen ergeben. Dieser Punkt bedarf weiterer Abklärung.

Insgesamt ist das Hochdruckherz, auch in Abwesenheit einer koronaren Makroangiopathie, durch eine koronare Mikroangiopathie gekennzeichnet. Die extrem hohe Inzidenz stummer Myokardischämieepisoden weist darauf hin, daß der Mikroangiopathie des Koronargefäßsystems eine erhebliche pathogenetische Bedeutung in der Ätiologie der Ischämie des Hochdruckherzens zukommt. Damit wäre neben der belastungsinduzierten Koronarinsuffizienz des „koronargesunden“ Hypertonikers eine weitere Möglichkeit gegeben, bereits unter Ruhebedingungen das kompensierte Hochdruckherz mit normalem Koronarangiogramm in eine Situation mit einem Mißverhältnis zwischen Sauerstoffangebot und Bedarf zu manövrieren und somit dem Auftreten von Herzrhythmusstörungen sowie dem Auftreten struktureller Myokardveränderungen Vorschub zu leisten. Es werden weitere Studien zeigen, ob therapeutische Beeinflußbarkeiten dieser stummen Myokardischämieepisoden pharmakotherapeutisch realisierbar sind.

# 11 Rheologie des Koronarkreislaufs bei Hypertonie

## Pathophysiologische Vorbemerkungen

Entsprechend dem Hagen-Poiseuilleschen Gesetz determiniert die Plasmaviskosität in wesentlichem Maße den Blutdurchfluß durch Organe. Hyperviskositätssyndrome (Paraproteinämien, Polyglobulien, Hyperlipoproteinämien etc.) weisen daher eine reduzierte Koronarreserve auf [282, 288, 289]. Bei Hypertonikern wurde verschiedentlich eine Zunahme der Plasmaviskosität beschrieben. Die Frage ist daher naheliegend, ob die bei essentieller Hypertonie eingeschränkte Koronarreserve des linken Ventrikels nicht nur auf einer koronaren Mikroangiopathie beruht, sondern auch durch rheologische Faktoren mitbeeinflußt wird. Es war daher das Ziel dieser Studie, die Zusammenhänge zwischen Blutrheologie (Hämatokrit, Vollblutviskosität, Plasmaviskosität) und koronarhämodynamischen Parametern zu analysieren.

## Patientengut

Die Untersuchungen wurden an 35 essentiellen Hypertonikern und an 10 Normotonikern durchgeführt. Neben der Messung der koronaren Funktionsparameter (Koronardurchblutung, Koronarwiderstand, Koronarreserve nach Dipyridamol, 0,5 mg/kg i.v.) wurden Hämatokrit, Fibrinogen, Plasmaviskosität und Vollblutviskosität untersucht.

## Resultate

Bei der Gesamtgruppe der Hypertoniker waren Hämatokrit und Plasmaviskosität gegenüber der normotensiven Kontrollgruppe signifikant gesteigert (Tabelle 11.1). Dagegen fanden sich nur leichte, statistisch nichtsignifikante Erhöhungen des Fibrinogens und der Vollblutviskosität.

Diejenigen Patienten, die eine hochgradig eingeschränkte Koronarreserve hatten (kleiner als 2,5) zeigten auch die höchsten Plasmaviskositäten, während bei Hypertonikern mit mittelgradig eingeschränkter Koronarreserve (über 2,5) signifikant niedrigere Plasmaviskositäten vorlagen (Tabelle 11.2, 11.3). Es besteht somit ein evidenter Unterschied in der Koronarreserve bei Hypertonikern in Abhängigkeit von der Plasmaviskosität.

**Tabelle 11.1.** Blutrheologie bei Hypertonikern und Normotonikern. Beachte die Zunahme von Fibrinogen und Plasmaviskosität bei Hypertonie. (Nach *Am J Cardiol* 65: 56 G, 1990)

| | Hypertone Patienten (n=35) | Normotone Patienten (n=10) |
|---|---|---|
| Hämatokrit (%) | 45,9±3,7* | 42,3±3,6 |
| Fibrinogen (mg/dl) | 291±67 | 251±25 |
| Plasmaviskosität [mPas] | 1,39±0,07* | 1,32±0,06 |
| Vollblutviskosität | | |
| $\gamma=2\ s^{-1}$ | 7,77±1,1 | 7,21±1,28 |
| $\gamma=100\ s^{-1}$ | 4,23±0,57 | 3,91±0,64 |

* p<0,01

**Tabelle 11.2.** Koronarfluß und Koronarreserve bei 35 Hypertonikern und 10 normotensiven Patienten. Beachte die erhebliche Reduktion der Koronarreserve unter Erhöhung des minimal erreichbaren Koronarwiderstandes. (Nach *Am J Cardiol* 65: 56 G, 1990)

| | Hypertone Patienten (n=35) | Normotone Patienten (n=10) |
|---|---|---|
| Max. Koronarfluß (ml/min · 100 g)* | 215±114** | 456±172 |
| Koronarwiderstand (mm Hg · min × 100 g × $ml^{-1}$) | 1,25±0,29 | 1,16±0,28 |
| Min. Koronarwiderstand (mm Hg × min × 100 g × $ml^{-1}$)* | 0,55±0,33** | 0,29±0,19 |
| Koronarreserve | 2,44±0,8** | 4,1±1,5 |

* Nach Dipyridamol 0,5 mg/kg i.v.
** p<0,01

**Tabelle 11.3.** Blutrheologie und Koronarreserve. Beachte die Steigerung des Fibrinogens und der Plasmaviskosität bei Hypertonikern. (Nach *Am J Cardiol* 65: 56 G, 1990)

| Koronarreserve | Hypertone Patienten | | Normotone Patienten |
|---|---|---|---|
| | <2,5 (n=23) | >2,5 (n=12) | >4,0 (n=10) |
| Blutdruck (mm Hg) | 155±15/92±11* | 156±16/92±9* | 121±7/83±8 |
| Hämatokrit (%) | 46,8±2,9* | 44,8±3,4 | 42,3±3,6 |
| Fibrinogen (mg/dl) | 301±73 | 260±35 | 251±25 |
| Plasmaviskosität (mPas) | 1,40±0,8* | 1,53±0,06 | 1,32±0,06 |
| Vollblutviskosität (mPas) | | | |
| $\gamma=2\ s^{-1}$ | 7,91±0,9 | 7,58±1,07 | 7,21±1,28 |
| $\gamma=100\ s^{-1}$ | 4,38±0,5 | 4,05±0,5 | 3,91±0,64 |

* p<0,01

## Bewertung der Resultate

Die Ursache der erhöhten Plasmaviskosität bei Hypertonikern wird in einer Reduktion des intravaskulären Flüssigkeitsvolumens durch eine transkapilläre Verlagerung von Flüssigkeit in das Interstitium gesehen. Ein erhöhter kapillärer hydrostatischer Druck spielt eine Rolle. Darüber hinaus ist vorstellbar, daß durch aktivierte Interleukene eine vermehrte Synthese von Fibrinogenspaltprodukten in den präkapillären Gefäßen stattfindet. Dem erhöhten Fibrinogen bei Hochdruck dürfte daher ebenfalls eine Bedeutung für gesteigerte Plasmaviskosität zukommen.

Die korrelativen Daten zeigen, daß ein Zusammenhang zwischen der Einschränkung der Koronarreserve und dem Ausmaß der Viskositätserhöhung im Plasma besteht. Eine kausale Verknüpfung ist nicht zwingend, allerdings ist naheliegend, anzunehmen, daß die veränderte Blutrheologie bei Hochdruck als additiver Faktor zur Beeinflussung der bereits durch die hypertensiv bedingte koronare Mikroangiopathie gestörten Koronarzirkulation beiträgt. Es ist derzeit offen, ob durch pharmakotherapeutische Maßnahmen (Blutdrucksenkung, Hypertrophieregression) auch eine gleichermaßen Verbesserung der Koronarreserve bei normalisierten Plasmaviskosität erreichbar ist.

# 12 Zusammenfassung

An ca. 1000 Patienten mit essentieller Hypertonie wurden in den letzten 2 Dekaden im Rahmen diagnostischer Herzkatheterisierungen, Koronarangiographien, Ventrikulographien und Renovasographien systematische Untersuchungen zur Ventrikelfunktion, koronaren Hämodynamik und myokardialen Sauerstoffbilanz durchgeführt. Darüber hinaus wurden die Determinanten des linksventrikulären Hypertrophiegrades und Sauerstoffverbrauches analysiert sowie die diagnostischen Möglichkeiten und therapeutischen Konsequenzen unter Kontrollbedingungen sowie unter dem Einfluß von Digitalisglykosiden und $\beta$-Rezeptorenblockern für das Hochdruckherz erarbeitet. Die Untersuchungsergebnisse lassen sich wie folgt zusammenfassen:

- Die kompensierte essentielle Hypertonie ohne koronare Herzkrankheit ist auch bei schwerer Linksherzhypertrophie in Ruhe und unter körperlicher Belastung durch eine normale oder gesteigerte Ventrikelfunktion gekennzeichnet. Die kompensierte essentielle Hypertonie mit koronarer Herzkrankheit kann eine normale Ventrikelfunktion aufweisen, solange regionale Wandkontraktionsstörungen fehlen. Bei Zunahme des enddiastolischen Volumens und bei Auftreten regionaler Kontraktionsanomalien ist bereits in Ruhe mit einer deutlichen Kontraktilitätsstörung des gesamten linken Ventrikels zu rechnen. Entsprechend kardial quantifizierbaren Kriterien liegt eine dekompensierte essentielle Hypertonie vor, wenn sich der linke Ventrikel in Relation zum Hypertrophiegrad überproportional vergrößert, so daß die Auswurffraktion mit steigendem enddiastolischem Volumen progredient abnimmt.
- Die Beziehung zwischen dem enddiastolischen Volumen bzw. der systolischen Wandspannung und der Auswurffraktion ergibt eine für die essentielle Hypertonie typische Kennlinie, die eine funktionelle Kontraktionsbewertung des linken Ventrikels ermöglicht. Zur klinischen Schweregradeinstufung des essentiellen Hypertonie und zur Therapiebeurteilung kommt der Größe des linken Ventrikels eine vorrangige Bedeutung zu, da aufgrund der inversen Beziehung zwischen Herzgröße bzw. der systolischen Wandspannung und Auswurffraktion durch Bestimmung der Herzgröße ein zuverlässiger Parameter zur indirekten Ermittlung der Ventrikelfunktion gegeben ist.
- Der koronarwirksame Perfusionsdruck (+56%), der Koronarwiderstand (+38%) und die Koronardurchblutung des linken Ventrikels (+16%) sind gegenüber der Norm bei weitgehend normaler arteriokoronarvenöser Sauerstoffdifferenz signifikant erhöht. Die Koronarreserve des linken Ventrikels ist bei Hypertonikern mit signifikanten Koronarstenosen hochgradig, d.h. wie bei normotoner koronarer Herzkrankheit mit vergleichbaren Koronarstenosen eingeschränkt. Allerdings zeigen bereits die kompensierten essentiellen Hypertoniker mit normalem

Koronarangiogramm eine deutliche Einschränkung der Koronarreserve des linken Ventrikels, ein Befund, der das koronare Risiko bereits beim normal großen Hypertonikerherzen mit normalem Koronarangiogramm demonstriert.

- Der Sauerstoffverbrauch des linken Ventrikels pro Gewichtseinheit ist bei der Gesamtgruppe der Hypertoniker im Mittel um 21 % erhöht. Es besteht eine deutliche Abhängigkeit von der systolischen Wandspannung, die eine wesentliche Determinante des myokardialen Sauerstoffverbrauchs bei der essentiellen Hypertonie darstellt. Da die systolische Wandspannung mit zunehmender Ventrikeldilatation zunimmt, stellt die Linksherzgröße beim essentiellen Hochdruck nicht nur ein klinisch brauchbares Korrelat zur Erfassung der Ventrikelfunktion dar, sondern repräsentiert darüber hinaus einen Index zur Abschätzung der Ischämiegefährdung des linken Ventrikels.
- Die essentielle Hypertonie geht in 14% der Fälle mit einer asymmetrischen bzw. irregulären Ventrikelwandhypertrophie einher. Die maximalen enddiastolisch-endsystolischen Wanddickenzunahmen waren in den irregulär hypertrophierten Ventrikelabschnitten mit 133 % gegenüber der Norm (58 %) deutlich vermehrt. Formal ließen sich ventrikulographische Bilder wie bei hypertrophischer obstruktiver Kardiomyopathie nachweisen, jedoch bestand in keinem dieser Fälle eine intraventrikuläre oder Ausflußbahnobstruktion. Die systolischen Wandspannungen ware in den irregulär hypertrophierten Ventrikelwandsegmenten gegenüber regulär hypertrophierten Hypertonikern und im Vergleich zur Norm deutlich herabgesetzt. Alle Patienten waren kardial kompensiert, in der Mehrzahl bestanden signifikante Koronarstenosierungen. Es ist anzunehmen, daß die essentielle Hypertonie die häufigste Form einer irregulären bzw. asymmetrischen Ventrikelwandhypertrophie darstellt.
- Die Ventrikeldehnbarkeit ist bei der kompensierten essentiellen Hypertonie ohne koronare Herzkrankheit auch bei schwerer Ventrikelhypertrophie normal, während bei koronaren Zweiterkrankungen und beim dekompensierten Hypertonus eine deutliche Dehnbarkeitsabnahme auftritt. Die Hypertrophie des linken Ventrikels bei der essentiellen Hypertonie impliziert somit nicht auch selbst eine ventrikuläre Dehnbarkeitsänderung. Mit abnehmender Ventrikeldehnbarkeit erfolgt eine Abnahme der Vorwärtspumpfunktion, während die Ventrikelleistung (Produkt aus systolisch entwickelter Wandspannung und Schlagvolumen) ansteigt. Dieses Mißverhältnis zwischen äußerer und innerer Ventrikelleistung nimmt mit zunehmender Ventrikeldilatation zu und ist bei der dekompensierten essentiellen Hypertonie am größten. Die dekompensierte essentielle Hypertonie weist somit die größte Ventrikelleistung und die niedrigste Vorwärtspumpleistung im Vergleich zu allen anderen Hypertonikergruppen auf.
- Die maximale *systolische Wandspannung* repräsentiert eine wesentliche Resultante des Hypertrophiegrades und bestimmt ihrerseits die Ventrikelfunktion und den myokardialen Energiebedarf. In Abhängigkeit vom Hypertrophiegrad bzw. von der Proportionalität der Hypertrophie lassen sich 3 prinzipiell unterschiedliche Hypertrophieformen des linken Ventrikels bei der essentiellen Hypertonie abgrenzen:
  1) eine überproportionale Hypertrophie mit hoher Masse-Volumen-Relation und erniedrigter Wandspannung,
  2) eine proportionale Hypertrophie und

3) eine unterproportionale Hypertrophie mit normaler oder erniedrigter Masse-Volumen-Relation und mit erhöhter Wandspannung.

Auf der Basis des Hypertrophiegrades und der funktionellen Einstufung des Hochdruckherzens werden therapeutisch-medikamentöse Konsequenzen, wie $\beta$-Rezeptorenblocker bei der überproportionalen Hypertrophie und Digitalisglykoside bei der unterproportionalen Hypertrophie, dargestellt

- Die inverse Beziehung zwischen der systolischen Wandspannung und der Ventrikelfunktion kann als eine Kennlinie in der kardialen Funktionsdiagnostik eingestuft werden. Darüber hinaus repräsentiert sie die Basis für therapeutische (vor- und nachlastsenkende) Maßnahmen. Mit steigender Wandspannung nimmt die Auswurffraktion konsekutiv ab. Auch bei schwerer Druckbelastung und Hypertrophie kann die Auswurffraktion normal sein, solange die Wandspannung normal ist. Dagegen kommt es bei Ventrikeldilatation, wie bei dekompensierten Hochdruckherzen und Herzklappenvitien, im Gefolge der Wandspannungszunahme zu einer progredienten Abnahme der Auswurffraktion. Umgekehrt läßt sich unter nachlast-, d. h. wandspannungsenkenden Pharmaka eine Verbesserung der Ventrikelfunktion entsprechend dem umgekehrten Verlauf der Wandspannungs-Funktions-Beziehung erreichen. Die Beziehung zwischen beiden Variablen kann daher als eine ventrikelgeometrisch determinierte Funktionsbeziehung des Herzens angesehen werden.

  Die systolische Wandspannung determiniert nicht nur die Funktion, sondern auch den myokardialen Energiebedarf. Mit steigender Wandspannung nimmt der Sauerstoffverbrauch annähernd linear zu. Vergrößerte Herzen mit hoher systolischer Wandspannung haben daher i. allg. einen erhöhten myokardialen Sauerstoffverbrauch. Ein dilatiertes Herz mit hoher Wandspannung ist daher auf zweierlei Art ungünstig dran: einmal ist die Ventrikelfunktion herabgesetzt, zum anderen ist der myokardiale Sauerstoffverbrauch erhöht und die Ischämiegefährdung gesteigert. Therapeutisches Ziel sollte daher stets die Verkleinerung der Ventrikelgrößen und Abnahme der Wandspannung sein.
- Die Pathophysiologie der normotensiven und hypertensiven Herzinsuffizienz läßt sich nach ventrikeldynamischen, ätiologischen, pharmakologisch-toxischen und zellphysiologischen Gesichtspunkten einteilen:
  a) Zu den wesentlichen Determinanten der Ventrikelfunktion gehören die Vorlast (Preload), die Nachlast (Afterload), die Kontraktilität und Herzfrequenz. Ab- und Zunahme des Preloads können über Änderungen der Herzmuskelverkürzung und Schlagarbeit zur Herzinsuffizienz führen. Erhöhungen der ventrikulären Nachlast, die dem systolischen Wandspannungs-Zeit-Integral vergleichbar ist, gehen regelhaft mit einer Abnahme der Ventrikelfunktion einher. Dieses inverse Verhalten zwischen Wandspannung und Funktion wird durch inotrope Eingriffe modifiziert. Abnahmen der Kontraktilität gehen über Änderungen der Verkürzung, Spannungsentwicklung und Kontraktionsgeschwindigkeiten mit einer systolischen Leistungsminderung des Myokards und damit des gesamten Herzens einher. Abnorme Änderungen der Herzfrequenz führen über veränderte Ventrikelfüllungen und Koronarperfusion zur Myokardischämie und Herzleistungsminderung.
  b) Eine akute und chronische Herzinsuffizienz kann durch kardiale und extrakardiale Erkrankungen entstehen. Zu den häufigsten kardialen Ursachen gehören

Koronarerkrankungen, Herzklappenfehler, intrakardiale Kurzschlußverbindungen, Perikarderkrankungen, Kadiomyopathien. Zu den häufigsten extrakardialen Ursachen gehören die arterielle Hypertonie sowie zahlreiche allgemein-internistische Erkrankungen mit Herzbeteiligung (endokrine und Stoffwechselerkrankungen, Kollagenosen, Paraproteinämie u.a.). Das Lungenödem kann durch Erhöhung des Lungenkapillardruckes, Verminderung des kolloidosmotischen Druckes, durch eine gesteigerte Eiweißpermeabilität der Lungenkapillaren sowie durch Verminderung des intraalveolären Gewebsdruckes entstehen.

c) Eine Vielzahl pharmakologisch-toxischer Noxen führt über eine direkte Kontraktilitätsminderung oder über sekundäre myokardiale und koronare Rückwirkungen zur Herzinsuffizienz: $\beta$-Rezeptorenblocker, Analgetika, Hormone, Zytostatika, Antiarrhythmika, Katecholamine u.a. Die Kenntnis der meist komplexen Nebenwirkungen ist für eine rationale Differentialtherapie bei kardialen und extrakardialen Erkrankungen von wesentlicher Bedeutung.

d) Für zahlreiche pharmakologische und toxische Eingriffe sind Vorstellungen über die Pathomechanismen erarbeitet worden (Digitalisglykoside, Schwermetalle, Antimetaboliten, Viren, Alkohol u.a.). Durch ihre Kenntnis werden weitergehende Einblicke in die Pathogenese des Myokardversagens ermöglicht.

Die ventrikeldynamischen Grundlagen und zellphysiologischen Kriterien repräsentieren die Basis für das Verständnis der Pathophysiologie der Herzinsuffizienz. Die Diagnostik der kardialen und extrakardialen Grundkrankheit ist die wesentliche Voraussetzung für eine Therapie der Herzinsuffizienz. Die Anwendung jeglicher Pharmaka hat kardiale Nebenwirkungen mit konsekutiver Kontraktilitätsabnahme und Verschlechterung der Koronarperfusion zu berücksichtigen.

- Eine digitalisrefraktäre Herzinsuffizienz entsteht als Folge kardialer und extrakardialer Erkrankungen, bei denen die kausale Therapie nicht ausreichend, nicht durchführbar oder nicht verfügbar ist und die symptomatische Behandlung mit Digitalisglykosiden versagt. Die Diagnose „digitalisrefraktäre" Herzinsuffizienz beinhaltet demzufolge sowohl die Ausschöpfung der Summe kausaltherapeutischer Maßnahmen als auch die Unwirksamkeit der Digitalistherapie.

  Vor jeder symptomatischen Digitalistherapie steht die gedankliche Aufforderung zur Erkennung und differentialdiagnostischen Einstufung der internistischen Grunderkrankung. Die der Therapie einer Herzinsuffizienz vorangehende Diagnostik wird somit neben einer Feststellung der symptomatischen Zeichen der Herzinsuffizienz stets auch das Spektrum der überwiegend ursächlich behandelbaren Grunderkrankungen differentialdiagnostisch abwägen.

  Bei nicht hinreichend behandlungsfähiger Grunderkrankung wird der Einsatz von Digitalisglykosiden zur symptomatischen Alternative. Ist die Grunderkrankung digitalisrefraktär, so sind additiv medikamentöse, diätetische und physikalische Behandlungsformen indiziert, die mit einer Verbesserung der Herzdynamik einhergehen. Entsprechende Therapiemaßnahmen lassen sich durch Normalisierung von Vorlast und Nachlast, Kontraktilität und Herzfrequenz erreichen und durch Diuretika, Vasodilatatoren, positiv inotrope und frequenznormalisierende Eingriffe klinisch-therapeutisch umsetzen.

- Die Wirkung von intravenös verabreichtem Digoxin (0,01 mg/kg KG) ist beim kardial kompensierten (konzentrisch hypertrophiertes Hochdruckherz) als auch bei exzentrisch hypertrophierten und dilatierten Hochdruckherzen durch eine deutliche, geschwindigkeitsbezogene Inotropiezunahme des linken Ventrikels um 19,4% gekennzeichnet. Während es bei dilatierten Hochdruckherzen unter Digoxin zu einer signifikanten Verbesserung der Pumpfunktion kommt, nehmen beim normal großen und konzentrisch hypertrophierten Hochdruckherzen Größen der Pumpfunktion (Herzindex, Herzarbeit, Schlagindex) zwischen 6,5 und 11,2% ab. Die Koronardurchblutung des linken Ventrikels wurde um 8,8% gesenkt. Dagegen stiegen Koronarwiderstand und arteriokoronarvenöse Sauerstoffdifferenz um 11 bzw. 5,9% an. Der Sauerstoffverbrauch blieb im wesentlichen unbeeinflußt (−2,1%).
  Die Befunde zeigen, daß sich die durch Digoxin intravenös verursachte Inotropiezunahme bei der kardial kompensierten essentiellen Hypertonie nicht nur nicht in eine therapeutisch nutzbare Verbesserung der linksventrikulären Pumpfunktion umsetzen läßt, sondern daß darüber hinaus mit einer leichten koronarkonstriktorischen und potentiell ischämiegefährdeten Wirkung am Koronargefäßsystem zu rechnen ist. Die Indikation zur Anwendung von Digoxin bei der kompensierten essentiellen Hypertonie sollte daher zurückhaltend gestellt werden.
- Eine $\beta$-Rezeptorenblockade mittels Atenolol (5 mg i.v.) geht bei normotensiver koronarer Herzkrankheit, aber auch beim konzentrisch hypertrophierten Hochdruckherzen mit quantitativ vergleichbaren Änderungen hämodynamischer und ventrikeldynamischer Funktionsgrößen einher. Am konzentrisch hypertrophierten Hochdruckherzen kommt es unter Atenolol zu einer leichten arteriellen Drucksenkung (−5,4%), einer unveränderten Inotropie und einer deutlichen Abnahme von Herzfrequenz (−13,8%), Herzindex (−11,5%) und Herzarbeit (−14,3%). Die Veränderungen der koronaren Hämodynamik waren durch eine ausgeprägte Abnahme von Koronardurchblutung (−14,5%) und myokardialem Sauerstoffverbrauch (−13,6%) bei normaler arteriokoronarvenöser Sauerstoffdifferenz gekennzeichnet. Der Koronarwiderstand nahm erheblich zu (+12,7%). Durch Atenolol wurde die an 5 Patienten bestimmte Koronarreserve des linken Ventrikels um ca. 16% gesteigert.
  Die Befunde zeigen, daß es unter akuter $\beta$-Rezeptorenblockade bei der essentiellen Hypertonie zu einer wirksamen systolischen Entlastung des linken Ventrikels kommt, die mit einer äquivalenten Abnahme des myokardialen Energiebedarfes einhergeht. Es wird geschlossen, daß die Änderung der Koronarwiderstände und Zunahme der Koronarreserve des linken Ventrikels als Folge der metabolischen Auswirkungen einer $\beta$-Rezeptorenblockade anzusehen sind.
- Die unter dem Gesichtspunkt der Verbesserung der Ventrikelfunktion durchgeführte kontrollierte Therapiestudie mit $\beta$-Rezeptorenblockern mit (Pindolol) und ohne (Metoprolol) intrinsische sympathikomimetische Aktivität läßt erkennen, daß unter Pindolol zwar eine deutliche Steigerung des Herzimuntenvolumens im Vergleich zu Metoprolol erreichbar ist, daß allerdings Kontraktilitätsgrößen der autonomen Auswertphase unverändert bleiben. Eine differentialtherapeutische Indikation für Pindolol ist daher bei Hypertonikern mit bradykarder Ausgangsfrequenz bzw. mit Neigung zur Bradykardie und Tendenz zu bradykardiebedingter Herzinsuffizienz gegeben.

- Hydralazin kann als ein arteriolär angreifender Vasodilatator eingestuft werden, der zu einer wirksamen Nachlastreduktion führt. In Abhängigkeit vom Ausmaß der hydralazininduzierten Nachlastreduktion kommt es zur Verbesserung der Ventrikelfunktion sowohl am konzentrisch als auch am exzentrisch hypertrophierten Hochdruckherzen. Die Ventrikelfunktionsverbesserung ist am dilatierten, exzentrisch hypertrophierten Hochdruckherzen weitaus ausgeprägter als am normal großen, konzentrisch hypertrophierten Hochdruckherzen. Die arterioläre Gefäßdilatation unter Hydralazin betrifft auch das Koronargefäßsystem, das mit einer erheblichen Zunahme der Koronardurchblutung des linken Ventrikels einhergeht. Hydralazin verknüpft somit wirksame arteriolär dilatierende Effekte sowohl in der Gefäßperipherie als auch im Koronargefäßsystem. Die unter Hydralazin nachweisbare Zunahme der Ventrikelfunktion geht mit einer quantitativ gleichermaßen ausgeprägten Steigerung der Koronarperfusion und des Sauerstoffangebotes an das Herz einher. Eine der möglichen Differentialindikationen für Hydralazin ist daher neben der Therapie der arteriellen Hypertonie in der Behandlung von Herzerkrankungen mit herabgesetzter Pumpfunktion (normotensive Herzinsuffizienz), bei denen neben der Afterloadreduktion eine Verbesserung der Myokardperfusion sinnvoll ist.
- Die Hochdruckkrise gehört wegen ihrer bedrohlichen, krankheitswertigen Auswirkungen auf die Myokardfunktion (Herzinsuffizienz, Lungenödem), den Koronarkreislauf (Koronarinsuffizienz, Myokardinfarkt) und die Gehirngefäße (intrazerebrale Blutung, hypertensive Enzephalopathie) zu einem der bedrohlichsten Krankheitsbilder der inneren Medizin. Ein die Hochdruckkrise determinierender Blutdruckwert existiert nicht; stets werden die spezifischen Organläsionen vom Grad der Vorschädigung (Herzhypertrophie, Herzdilatation, Koronarstenosen, Arterienektasie, Aneurysmen u.a.) mitbestimmt, so daß auch mittelgradige Blutdruckerhöhungen zum Vollbild einer hypertensiven Krise führen können. Demzufolge müssen auch die Kriterien der malignen Hypertonie nicht immer erfüllt sein. Im Vordergrund der Therapie steht die Akutbeseitigung der notfälligen Blutdruckerhöhung: in der ambulanten Prähospitalphase durch a) Nifedipine (Adalat), b) Urapidil (Ebrantil), in der stationären Hospitalphase durch a) Urapidil (Ebrantil), b) Diazoxid (Hypertonalum) oder c) Natriumnitroprussid. Eine gleichzeitige orale Basistherapie ist überlappend mit der intravenösen oder sublingualen Soforttherapie anzustreben. Bei unbekannter Hochdruckursache ist stets nach der Grundkrankheit zu suchen.

Die Untersuchungsergebnisse zeigen, daß das Herz bei der essentiellen Hypertonie, der häufigsten Form der Druckbelastung des linken Ventrikels, in Abhängigkeit von der Hypertrophie und den Hypertrophiefolgen (Myokardfaktor) sowie von den koronaren Organmanifestationen der essentiellen Hypertonie (Koronarfaktor) eine für den jeweiligen kardialen Schweregrad spezifische Befundkonstellation von Ventrikelfunktion, Hypertrophiegrad, koronarer Hämodynamik und myokardialer Energiebilanz aufweist. Diese Befundkonstellationen ermöglichen erstmals eine diagnostische Einstufung des hypertrophierten und dilatierten Hochdruckherzens unter physiologischen Ruhe- und Arbeitsbedingungen. Entsprechend den erarbeiteten klinischen Befundkonstellationen läßt sich die essentielle Hypertonie vom Standpunkt der Ventrikelfunktion, Hypertrophie, koronaren Hämodynamik und zentralen Kreislauffunktion in 4 Stadien einteilen:

Stadium I: selten Herzbeschwerden,
Herzsilhouette, Ventrikelfunktion und Koronarangiogramm normal,
irreguläre Ventrikelwandhypertrophie möglich,
Einschränkung der Koronarreserve (+);

Stadium II: häufig Herzbeschwerden bei koronarer Herzkrankheit (Angina pectoris),
Herzsilhouette und Ventrikelfunktion (Ruhe, Belastung) noch normal,
irreguläre Ventrikelwandhypertrophie häufig,
Einschränkung der Koronarreserve (+ + +);

Stadium III: häufig Beschwerden (Angina pectoris, Belastungsdyspnoe),
Herzsilhouette vergrößert,
Einschränkung der Ventrikelfunktion und Kontraktilität unter körperlicher Belastung,
gelegentlich irreguläre Ventrikelwandhypertrophie;

Stadium IV: klinische Zeichen dekompensierter Herzinsuffizienz,
Herzsilhouette deutlich vergrößert,
Einschränkung der Ventrikelfunktion in Ruhe,
keine irreguläre Ventrikelwandhypertrophie.

- Eine der wirksamsten Therapiemaßnahmen des hypertrophierten Hochdruckherzens beinhaltet die Hypertrophieregression der quergestreiften Arbeitsmuskulatur des linken Ventrikels. Dies ist überwiegend auf die Druckentlastung des druckbelasteten linken Ventrikels bei Hypertonie durch Pharmakotherapie zurückzuführen und möglich, andererseits kommen Beeinflussungen trophischer Kofaktoren in Betracht. Aufgrund von zahlreichen und langjährigen Studien hat sich eine bei bestehender Herzhypertrophie modifizierte Hochdruckbehandlung bewährt, die in der 1. Stufe den Einsatz von Kalziumantagonisten oder ACE-Hemmern beinhaltet, in der 2. Stufe den kombinierten Einsatz beider Pharmaka, in der 3. Stufe den kombinierten Einsatz beider Substanzen und adjuvante Therapie mit sympathikolytisch wirksamen Substanzen (Clonidin, Methyldopa), während in der 4. Stufe der Behandlung, die sich meist auf dilatierende Hochdruckherzen erstreckt, additiv zu den genannten Pharmaka Diuretika und andere Vasodilatatoren in Betracht kommen. Durch eine konsequent eingesetzte Hypertrophieregression ist es möglich, die systolische Ventrikelfunktion zu verbessern und die diastolischen Dehnbarkeitseigenschaften des Myokards im Sinne einer Abnahme der pathologisch gesteigerten Steifigkeit des Herzmuskels zu reduzieren. Es ist anzunehmen, daß durch eine konsequent eingesetzte Hypertrophieregression durch Pharmakotherapie eine Verzögerung der spät einsetzenden hypertensiv bedingten Herzinsuffizienz erreichbar ist, eine Annahme, die durch weitere Studien erhärtet werden muß.
- Morphometrische Analysen an Myokardbiopsien von Hypertonikern haben ergeben, daß das hypertrophierte, kompensierte Hochdruckherz durch die Gegenwart zahlreicher kleiner Narben, einen vermehrten Kollagengehalt und eine verbreiterte Muskelfaserdicke gekennzeichnet ist. Dieser Hypertrophieprozeß führt bei Voranschreiten zur Einschränkung der systolischen und diastolischen Herzfunktion. Die Korrelation zu koronaren Funktionsparametern zeigt, daß eine Zunahme der Koronarreserveneinschränkung mit Zunahme der Narben, des Kollagengehaltes

und der Muskelfaserbreite erfolgt. Somit ist eine enge Beziehung zwischen Myokardmorphologie und Koronarkreislauf gegeben. Es wird geschlossen, daß die Myokardstruktur, insbesondere die pathologisch veränderte Morphometrie des Ventrikelmyokards zu einer direkten Rückwirkung auf den Koronarkreislauf führt.

- Das Hochdruckherz ist durch eine Einschränkung der Koronarreserve gekennzeichnet. Wie ausgedehnte experimentelle und klinische Untersuchungen ergeben haben, ist dies überwiegend Folge einer Zunahme der Wanddicke-Radius-Relation der koronaren Widerstandsgefäße infolge Hypertrophie der glatten Muskulatur. Konsekutiv kommt es zur Abnahme des Gefäßradius und zur Einschränkung der Koronarreserve. Der Hypertrophieprozeß ist daher nicht nur auf das Arbeitsmyokard begrenzt, sondern involviert bei entsprechend lange bestehendem Bluthochdruck wahrscheinlich gleichermaßen auch das Koronargefäßsystem.
- Eine Hypertrophieregression ist nicht nur am quergestreiften Herzmuskel, sondern auch an der glatten Muskulatur pharmakotherapeutisch erreichbar. Durch eine Langzeittherapie mit Kalziumantagonisten konnte gezeigt werden, daß die Wanddicke reduziert wird, die Wanddicke-Radius-Relation normalisiert wird, daß die unter Hypertrophiebedingungen einsetzende Hypertrophie und Hyperplasie der glatten Muskulatur reversibel ist und daß koronare Funktionsgrößen (Koronarreserve, minimal erreichbarer Koronarwiderstand) normalisiert werden können. Somit ist die koronare Mikroangiopathie des Hypertonikers durch eine konsequente Pharmakotherapie einer wirksamen therapeutischen Beeinflussung zugänglich.
- Das Hochdruckherz ist durch eine vermehrte Inzidenz an plötzlichem Herztod gekennzeichnet. Mit steigender Hypertrophie nimmt das Ausmaß ventrikulärer Arrhythmien zu. Determinanten dieser Arrhythmieneigung sind einerseits die Hypertrophie selbst, andererseits im Gefolge des klinischen Hochdruckablaufes einsetzende Veränderungen der Ventrikelgeometrie (Zunahme des Ventrikelradius, Abnahme der Auswurffraktion, Zunahme der systolischen Wandspannung, Abnahme der Masse-Volumen-Relation). Es wurde gezeigt, daß mit Zunahme der Ventrikelgröße, mit Abnahme der Auswurffraktion und mit Zunahme der systolischen Wandspannung die Arrhythmieinzidenz signifikant zunimmt. Ursächlich kommen neben direkten hypertrophiebedingten Ektopiemechanismen lokale Ischämien bei erhöhtem myokardialen Energiebedarf, Myokardfibrosierungen und Zunahme des Kollagengehaltes in Betracht. Eine Hypertrophieregression scheint geeignet, auch diese Hochdruckkomplikationen präventiv oder interventionell angehen zu können.
- Das Hochdruckherz mit normalem Koronarangiogramm gehört zu den häufigsten Ursachen einer stummen Myokardischämie. Während mit standardisierter Technik bei einem normotensiven Kontrollkollektiv lediglich in 2,5% der untersuchten Patienten stumme Myokardischämieepisoden nachweisbar waren, fanden sich bei 50% der untersuchten Hypertoniker vergleichbare, signifikante und pathologische stumme Myokardischämien. Damit ist das Hochdruckherz neben der koronaren Herzkrankheit die häufigste Ursache für die Entstehung stummer Ischämien. Ursächlich kommt die koronare Mikroangiopathie, der Hypertrophieprozeß, ein gesteigerter lokaler myokardialer Energiebedarf sowie die Summe der strukturellen Veränderungen in Betracht. Auch hier ist davon auszugehen, daß

eine therapeutisch effiziente Hypertrophieregression zur kausalen Beeinflussung dieser stummen Ischämieepisoden führt.

- Bei Hypertonikern besteht regelhaft eine Verschlechterung der Rheologie des Koronarkreislaufs. Fibrinogen und Plasmaviskosität sind signifikant gesteigert. Die Einschränkung der Koronarreserve hat daher ursächlich neben den nachgewiesenen strukturellen Veränderungen (Mediahypertrophie, Gefäßwandfaktor) auch die rheologische Komponente in Form verschlechterter Flußbedingungen zu berücksichtigen (Gefäßinhaltkomponente). Dadurch ist ein weiterer Faktor vorhanden, der die infolge struktureller Veränderungen vorgegebene Einschränkung der Koronarreserve weiter zu intensivieren imstande ist.
- Die koronare Mikroangiopathie des kompensierten, konzentrisch oder irregulär hypertrophierten Hochdruckherzens besitzt eine zentrale Rolle für die Symptomatik des Hypertonikers (Angina pectoris, Palpitationen etc.), die Koronarreserveneinschränkung, pathologische EKG-Veränderungen (ST-Streckensenkungen in Ruhe und unter Belastung), ventrikuläre Arrhythmien, den gehäuft auftretenden plötzlichen Herztod, die stummen Myokardischämien sowie letztendlich für die Genese der spät einsetzenden hypertensiv bedingten Herzinsuffizienz. Durch die koronare Mikroangiopathie, die im Gefolge der chronischen Druckbelastung auftritt, wird das Sauerstoffangebot an das Herz verschlechtert. Kleine Narben und Zunahmen des myokardialen Kollagens treten auf. Dadurch wird die systolische und diastolische Ventrikelfunktion weiter verschlechtert. Die myokardiale Komponente des Koronarwiderstandes (extravasale Komponente) steigt an. Das Sauerstoffangebot an das Herz wird konsekutiv verschlechtert. Der Cirkulus vitiosus schließt sich, und bei persistierenden Blutdruckerhöhungen wird die Mediaangiopathie intensiviert und gleichermaßen die zur Herzinsuffizienz führende Kausalkette verstärkt und verlängert. Eine Therapie der hypertensiv bedingten koronaren Mikroangiopathie, z.B. durch Hypertrophieregression der glatten Muskulatur, wäre geeignet, diesen Prozeß zu unterdrücken. Die hier dargestellten ersten Messungen beweisen, daß eine signifikante Verbesserung der Koronarreserve nicht nur im Experiment, sondern auch unter Hypertrophieregressionsbedingungen am Patienten erreichbar ist. Damit ist eine Therapiemöglichkeit gegeben und evaluiert worden, die für eine kausale Prophylaxe der späteinsetzenden Herzinsuffizienz des Hypertonikers geeignet ist.

*Danksagung*

Die Untersuchungen wurden mit Unterstützung der Deutschen Forschungsgemeinschaft durchgeführt. Die in den Kapiteln 7–11 dargestellten Untersuchungen wurden gemeinsam mit Mitarbeitern unserer Klinik durchgeführt: Priv.-Doz. Dr. C. Bethge, Dr. M. Klepzig, Dr. M. Leschke, Priv.-Doz. Dr. W. Motz, Dr. S. Scheler, Dr. D. Schwartzkopff, Dr. M. Vogt.

# Literaturverzeichnis


1. Alpert N, Mulieri LA (1981) The utilization of energy by the myocardium hypertrophied secondary to pressure overload. In: Strauer BE (ed) The heart in hypertension. Springer, Berlin Heidelberg New York, S 153–165
2. Arnold-Schmiebusch H, Klepzig M, Staubesand J, Strauer BE (1986) Die morphologische Grundlage der arteriellen Wandspannung im Koronargefäßsystem bei SHR verglichen mit Wistar-Kyoto-Ratten (WKY): Eine licht- und elektronenmikroskopisch morphometrische Studie zur Mediawanddicke gedehnter Gefäße. Verh Anat Ges 80:585–586
3. Asano M, Aoki K, Matsuda T (1984) Quantitative changes of maximum contractile response to norepinephrine in mesenteric arteries from spontaneously hypertensive rats during the development of hypertension. J Cardiovasc Pharmacol 6:727–731
4. Bachmann K, Zerzawy R, Riess PJ, Zölch KA (1970) Blutdruckelemetrie – kontinuierliche, direkte Blutdruckmessungen im Alltag und beim Sport. Dtsch Med Wochenschr 95:741
5. Badeer HS (1963) Contractile tension in the myocardium. Am Heart J 66:432
6. Bayer O, Loogen F, Wolter H (1967) Die Herzkatheterisierung bei angeborenen und erworbenen Herzfehlern. Thieme, Stuttgart
7. Bender F (1980) Prävention des plötzlichen Herztodes. Verh Dtsch Ges Kreislaufforsch 46:65
8. Bernsmeier A (1963) Neue Ergebnisse über den Coronarkreislauf des Menschen. Verh Dtsch Ges Inn Med 69:536
9. Bethge C, Motz W, von Hehn A, Strauer BE (1987) Ventricular arrhythmias in hypertensive heart disease with and without heart failure. J Cardiovasc Pharmacol 10, Suppl. 6: S 119–S 128
10. Bevan RD, Marthens E, Bevan JA (1976) Hyperplasia of vascular smooth muscle in experimental hypertension in the rabbit. Circ Res 38:58–62
11. Bevegard S, Holmgren A, Jonnsson B (1960) The effect of body position on the circulation at rest and during exercise, with special reference to the influence on the stroke volume. Acta Physiol Scand 49:279
12. Bing RJ (1951) The coronary circulation in health and disease as studied by sinus catheterization. Bull NY Acad Med 27:407
13. Birkenhäger HW, DeLeeuw PW, Wester A, Kho TL, Vandongen R, Falke HE (1977) Therapeutic effects of $\beta$-adrenoceptor blocking agents in hypertension. Ergeb Inn Med Kinderheilkd 39:117
14. Blömer H, Delius W, Wirtzfeld A, Wüst I (1981) Herzbeteiligung bei internistischen Erkrankungen. In: Krayenbühl HP, Kübler W (Hrsg) Kardiologie in Klinik und Praxis. Thieme, Stuttgart, S 57.1–57.29
15. Bleifeld W (1979) Therapie der akuten Herzinsuffizienz aus hämodynamischer Sicht. Dtsch Med Wochenschr 104:1215
16. Blinks JR (1967) Evaluation of the cardiac effects of several $\beta$-adrenergic blocking agents. Ann NY Acad Sci 139:673–685
17. Bock KD (1979) Pathogenetische Faktoren bei arterieller Hypertonie. In: Goetzen R, Lohmann FW (Hrsg) Hoher Blutdruck. Springer, Berlin Heidelberg New York, S 23
18. Bock KD (1973) Fixe Arzneimittelkombinationen in der Hochdrucktherapie. Intern Prax 13:189–192
19. Bohr DF (1967) Adrenergic receptors in the coronary arteries. Ann NY Acad Sci 139:799
20. Bonn R, Chasseaud LF (1980) Pharmakokinetik von Dihydralazin, Bupranolol, Bemetezid und Triamteren als Einzelstoff und als fixe Kombination. In: Siegenthaler W, Vetter E, Schrey A (Hrsg) Verlag f. angewandte Wissenschaften, München, S 176–179

21. Bretschneider HJ (1967) Aktuelle Probleme der Koronardurchblutung und des Myokardstoffwechsel. Regensburg Ärztl Fortbild 1:11
22. Bretschneider HJ, Cott L, Hilgert C, Probst R, Rau G (1966) Gaschromatographische Trennung und Analyse von Argon als Basis einer neuen Fremdgasmethode zur Durchblutungsmessung von Organen. Verh Dtsch Ges Kreislaufforsch 32:267
23. Brod J (1964) Die Nieren. Volk & Gesundheit, Berlin
24. Brunner H, Hedwall PR, Maier M (1967) Influence of adrenergic beta-receptor blockade on the acute cardiovascular effect of hydralazine. Br J Pharmacol 30:123
25. Bühler FR, Bartel O, Lüthold BE (1978) Simplified and age stratified antihypertensive therapie based on betablockers. Cardiovasc Med 3:135
26. Bürger S, Meinardus A, Strauer BE (1978) Hypertrophiegrad und Dynamik des linken Ventrikels bei der spontanen essentiellen Hypertonie der Ratte. Klin Wochenschr 56:207
27a. Bürger S, Strauer BE (1977) Ventrikelfunktion und Kontraktilitätsreserve bei der spontanen essentiellen Hypertonie der Ratte. Verh Dtsch Ges Kreislaufforsch 43:259
27b. Bürger SB, Strauer BE (1981) Left ventricular hypertrophy in chronic pressure load due to spontaneous essential hypertension. I. Left ventricular function, left ventricular geometry, and wall stress. In: Strauer BE (ed) The heart in hypertension. Springer, Berlin Heidelberg New York, pp 13–36
27c. Bürger SB, Strauer BE (1981) Left ventricular hypertrophy in chronic pressure load due to spontaneous essential hypertension. II. Contractility of the isolated ventricular myocardium, and left ventricular stiffness. In: Strauer BE (ed) The heart in hypertension. Springer, Berlin Heidelberg New York, pp 37–52
28. Büll U, Strauer BE (1981) Assessment of left ventricular muscle mass with 201-Thallium myocardial imaging. In: Strauer BE (ed) The heart in hypertension. Springer, Berlin Heidelberg New York, pp 345–356
29. Chasseaud LF (1980) Pharmakokinetics of dihydralazine and hydralazine in human subjects. In: Siegenthaler W, Vetter W, Schrey A (eds) Hypertonie. Verlag für angewandte Wissenschaften, Berlin, pp 166–175
30. Chien S (1977) Blood rheology in hypertension and cardiovascular disease. Cardiovasc Med 2:356–360
31. Chierchia S, Lazzari M, Freedman B, Brunelli C, Maseri A (1983) Impairment of myocardial perfusion and function during painless myocardial ischemia. JACC 1:924–930
32. Chmiel H (1979) Determination of blood rheological parameters and clinical application. Adv Cardiovasc Phys 3:1–44
33. Clawson BJ (1951) The heart in essential hypertension. In: Bell ET (ed) Univ Minnesota, Minneapolis
34. Cohn JN (1973) Blood pressure and cardiac performance. Am J Med 55:351
35. Cohn JN, Franciosa JA (1981) Effect of systemic vasoconstriction on left ventricular function: Implications regarding hypertension and heart failure. In: Strauer BE (ed) The heart in hypertension. Springer, Berlin Heidelberg New York, pp 307–311
36. Corea L, Bentivoglio M, Verdecchia P, Providenza M, Motoblese M (1984) Left ventricular hypertrophy regression in hypertensive patients treated with metoprolol. J Clin Pharmacol 22:363–370
37. Cothran LN, Bowie WC, Hinds JE, Hawthorne EW (1967) Left ventricular wall thickness changes in unanesthetized horses. In: Tanz RD et al. (eds) Factors influencing myocardial contractility. Academic Press, New York, p 163
38. Covell JW, Braunwald E, Ross J Jr, Sonnenblick EH (1966) Studies on digitalis. XVI. Effects on myocardial oxygen consumption. J Clin Invest 45:1535
39. Cutilletta AF, Dowell RT, Rudnik M, Arcilla RA, Zak R (1975) Regression of myocardial hypertrophy. I. Experimental model, changes in heart weight, nucleic acids and collagen. J Mol Cell Cardiol 7:767–781
40. Daggett WM, Weisfeldt ML (1965) Influence of the sympathetic nervous system on the response of the normal heart to digitalis. Am J Cardiol 16:394
41. Deanfield JE, Ribiero P, Oakley K, Krikler S, Selwyn AP (1984) Analysis of ST-segment changes in normal subjects: implications for ambulatory monitoring in angina pectoris. Am J Cardiol 54:1321–1325

42. DeMots H, Rahimtoola SH, Kremkau EL, Bennett W, Mahler D (1976) Effects of ouabain on myocardial oxygen supply and demand in patients with chronic artery disease. J Clin Invest 58:312
43. Deutsche Liga zur Bekämpfung des hohen Blutdrucks e.V. (1984) Empfehlungen zur Hochdruckbehandlung in der Praxis. MMW 45:130
44. Distler A (1980) Beta-Rezeptorenblocker in der Hypertoniebehandlung. Nieren Hochdruckkrankh 9:167
45. Distler A, Keim HJ, Philipp T, Philippi A, Walter A, Werner E (1974) Austauschbares Natrium, Gesamtkörperkalium, Plasmavolumen und blutdrucksenkende Wirkung verschiedener Diuretika bei Patienten mit essentieller Hypertonie und niedrigem Plasmarenin. Dtsch Med Wochenschr 99:864
46. Distler A, Keim HJ, Cordes U, Philipp T, Wolff HP (1978) Sympathetic responsiveness and antihypertensive effect of betareceptorblockade in essential hypertension. Am J Med 64:446
47. Drayer JJM, Gardin JM, Waber MA, Aronow WS (1982) Septal thickness as a marker of changes in left ventricular muscle mass during short-term therapy with hydrochlorothiazid. Am J Cardiol 49:951
48. Drayer JIM, Garding JM, Weber MS, Aronow WS (1983) Cardiac muscle mass during vasodilatation therapy of hypertension. Clin Pharmacol Ther 33:727–732
49. Dumesnil JG, Ritman EL, Frye RL, Gau GT, Rutherford BD, Davis GD (1974) Quantitative determination of regional left ventricular wall dynamics by Roentgen videometry. Circulation 50:700
50. Dunlop D, Shanks RG (1968) Selective blockade of adrenoceptive $\beta$-receptors in the heart. Br J Pharmacol 32:201–218
51. Dustan HP, Tarazi RC, Bravo EL, Dart RA (1973) Plasma and extracellular fluid volumes in hypertension. Circ Res [Suppl 1] 32–33:I-73–I-83
52. Eber LM, Greenby HM, Cooke JM, Gorlin R (1967) Dynamic changes in wall thickness of the human left ventricle. Circulation [Suppl II] 36:100
53. Effert S, Erbel R, Meyer J (1980) Der plötzliche Herztod. Verh Dtsch Ges Kreislaufforsch 46:1
54. Eisenlohr H, Klepzig M, Schmiebusch H, Strauer BE (1989) Hypertensive koronare Mikroangiopathie – Therapie-induzierte Regression der Mediahypertrophie in koronaren Widerstandsgefäßen. Cor Vasa 3:72–77
55. Eisenlohr H, Schniebusch H, Strauer BE (1988) Regression of medihypertrophy in hypertensive coronary resistance vessels by antihypertensive therapy. Circulation [Suppl II] 78/4:169
56. Epstein SE, Quyyumi AA, Bonow RO (1988) Myocardial ischemia – silent or symptomatic. N Engl J Med 318:1038–1043
57. Feigl EO, Fry DL (1964) Myocardial muscle thickness during the cardiac cycle. Circ Res 14:451
58. Fleckenstein A (1983) Calcium antagonists in heart and smooth muscle. Experimental facts and therapeutic prospects. John Wiley & Sons, New York Chichester Brisbane Toronto Singapore
59. Fleckenstein A, Tritthart H, Fleckenstein B, Herbst A, Grün G (1969) Zum Wirkungsmechanismus neuartiger Koronardilatatoren mit gleichzeitig Sauerstoff-einsparenden Myokard-Effekten, Prenylamin und Iproveratril. Kreislaufforsch 56:716–739
60. Folkow B (1987) Structure and function of the arteries in hypertension. Am Heart J 114:938–948
61. Ford LE (1976) Heart size. Circ Res 39:297
62. Fouad FM, Nakashima Y, Tarazi RC, Salcedo EE (1982) Reversal of left ventricular hypertrophy in hypertensive patients treated with methyldopa. Am J Cardiol 49:795–801
63. Frank S, Braunwald E (1968) Idiopathic hypertrophic subaortic stenosis. Clinical analysis of 126 patients with emphasis on the natural history. Circulation 37:759
64. Freis ED (1981) Treatment of hypertension in 1981. Hypertension 3/II:230–232
65. Frishman W (1981) $\beta$-Adrenoceptor antagonists: New drugs and new indications. N Engl J Med 27:500–506
66. Frohlich ED (1981) Beta-adrenergic receptor blockade in the treatment of essential hypertension. In: Strauer BE (ed) The heart in hypertension. Springer, Berlin Heidelberg New York, pp 425–436

67. Frohlich E (1973) Clinical-physiologic classification of hypertensive heart disease in essential hypertension. In: Onesti G, Kim KE, Moyer JH (eds) Hypertension: Mechanisms and management. Grune & Stratton, New York, p 181
68. Frohlich E, Tarazi RC, Dustan HP (1971) Clinical-physiological correlations in the development of hypertensive heart disease. Circulation 44:446
69. Gaasch WH, Battle WE, Oboler AA, Banas JS, Levine HJ (1972) Left ventricular stress and compliance in man. Circulation 45:746
70. Gaasch WH, Levine HJ, Quinones MA, Alexander JK (1976): Left ventricular compliance: mechanisms and clinical implications. Am J Cardiol 38:645
71. Gaasch WH, Quinones MA, Weisser E, Thiel HG, Alexander JK (1975) Diastolic compliance of the left ventricle in man. Am J Cardiol 36:193
72. Gault JH, Ross J jr, Braunwald E (1968) Contractile state of the left ventricle in man. Circ Res 22:451
73. Gillmann H, Bernauer K, Pankow H (1968) Über die Fehlerbreite indirekter Blutdruckbestimmungen. Lebensversicherungsmedizin 20:11
74. Gottstein U (1977) Zerebrale Hämodynamik bei arteriellem Bluthochdruck und Hochdruckkrise sowie unter dem Einfluß therapeutischer Drucksenkung. Verh Dtsch Ges Kreislaufforsch 43:61
75. Gracey DR, Brandfonbremer M (1963) The effect of lanotoside C on coronary vascular resistance. Am Heart J 66:88
76. Greeff K, Hafner J, Krobach H, Wirth KE (1979) Vergleich der biologischen Verfügbarkeit und renalen Elimination von Digitoxin und Digoxin. Herzkreislauf 11:221
77. Greenberg BH, DeMots H, Murphy E, Rahimtoola SH (1981) Mechanism for improved cardiac performance with arteriolar dilators in aortic insufficiency. Circulation 63:263–268
78. Grobecker H (1977) Sympatho-neuronale und sympatho-adrenale Aktivität bei experimenteller und essentieller Hypertonie. Verh Dtsch Ges Kreislaufforsch 43:2
79. Grossman W, Jones D, McLaurin LP (1975) Wall stress and patterns of hypertrophy. J Clin Invest 56:56
80. Gross F (1981) Experimental hypertension and its significance for clinical hypertension. In: Strauer BE (ed) The heart in hypertension. Springer, Berlin Heidelberg New York, pp 3–11
81. Gugler R, Höbel W, Bodem G, Dengler HJ (1975) The effect of pindolol on exercise-induced cardiac acceleration in relation to plasma levels in man. Clin Pharmacol Ther 17:127
82. Hahn B, Bohn J, Strauer BE (1982) Funktionsbeurteilung des Herzens mittels zweidimensionaler Echokardiographie. Z Kardiol 71:445
83. Hahn B, Strauer BE (1982) The influence of beta-adrenoceptor blockade on left ventricular function. Br J Clin Pharmacol 13:305
84. Hanrath P, Mathey D, Kremer P, Bleifeld W (1981) Left ventricular relaxation and filling pattern in different forms of left ventricular hypertrophy. In: Strauer BE (ed) The heart in hypertension. Springer, Berlin Heidelberg New York, pp 377–386
85. Hansson L, Aberg H, Jameson S, Karlberg B, Malmcrona R (1973) Initial clinical experience with J.C.I. 66,082, a new beta-adrenergic blocking agent, in hypertension. Acta Med Scand 194:549
86. Harmjanz D, Kochsiek K, Heimburg P, Emrich J (1967) Auswirkungen der irregulär hypertrophischen Kardiomyopathie auf die Funktion und Form des rechten und linken Ventrikels. Z Kreislaufforsch 56:567
87. Hawthorne E (1961) Instantaneous dimensional changes of the left ventricle in dogs. Circ Res 9:110
88. Heberer G, Rau G, Löhr HH (1966) Aorta und große Arterien. Springer, Berlin Heidelberg New York
89. Heintz R (1973) Akute hypertensive Krisen bei essentieller und renaler Hypertonie. In: Losse H, Heintz R (Hrsg) Aktuelle Hypertonieprobleme. Stuttgart, Thieme, S 120
90. Heintzen PH (1978) Review on the research and some aspects upon the modern development of demitometry, particularly roentgen-video-computer techniques. Am Radiol 21:343
91. Henry P (1980) Comparative pharmacology of calcium antagonists: nifedipine, verapamil and diltiazeme. Am J Cardiol 46:1047
92. Hess OM, Ritter M, Schneider J, Grimm K, Turina M, Krayenbühl HP (1984) Diastolic stiffness and myocardial structure in aortic valve disease before and after valve replacement. Circulation 69:865–885

93. Hilger HH, Tauchert M (1979) Die Prognose des frischen Herzmuskelinfarktes. Verh Dtsch Ges Kreislaufforsch 45:126
94. Hood WP, Rackley ChE, Rolett EL (1968) Wall stress in the normal and hypertrophied left ventricle. Am J Cardiol 22:550
95. Hood WP, Thomson WJ, Rackley CE, Rolett EL (1969) Comparison of calculation of left ventricular wall stress in man from thin-walled and thick-walled ellipsoidal models. Circ Res 24:575
96. Hort W (1981) Microscopic pathology of heart muscle and of coronary arteries in arterial hypertension. In: Strauer BE (ed) The heart in hypertension. Springer, Berlin Heidelberg New York, pp 183–192
97. Hugenholtz PG, Kaplan E, Hull E (1969) Determination of left ventricular wall thickness by angiocardiography. Am Heart J 78:513
98. Hypertension Detection and Follow-Up Program Cooperative Group (1979) Five-year findings of the hypertension detection and follow-up-program. I. Reduction in mortality of persons with higher blood pressure including mild hypertension. JAMA 242:2562
99. Ibrahim MM, Madakour MA, Massallam R (1981) Factors influencing cardiac hypertrophy in hypertensive patients. Clin Sci 105s–108s
100. Jacob R, Kissling G (1981) Left ventricular dynamics and myocardial function in Goldblatt hypertension of the rat. In: Strauer BE (ed) The heart in hypertension. Springer, Berlin Heidelberg New York, pp 89–108
101. James T (1977) Small arteries of the heart. Circulation 56:2
102. Jorgensen CR, Wang K, Wang Y, Gobel FL, Nelson RR, Taylor H (1973) Effect of propranolol on myocardial oxygen consumption and its hemodynamic correlates during upright exercise. Circulation 158:1173–1182
103. Julius S, Pasmal AB, Reilly K, London R, Arbor A (1971) Abnormalities of plasma volume in borderline hypertension. Arch Intern Med 127:116–119
104. Just H, Limbourg P (1981) Arterial hypertension: Left ventricular function at rest and during exercise. In: Strauer BE (ed) The heart in hypertension. Springer, Berlin Heidelberg New York, pp 333–344
105. Kannel EB, Dawber TR (1973) Hypertensive cardiovascular disease. The Framingham Study. In: Onesti G, Kim KE, Moyer JH (eds) Hypertension: Mechanisms and management. Grune & Stratton, New York, p 93
106. Kannel WB, Doyle JT, McNamara PM, Quickenton P, Gordon T (1975) Precursors of sudden coronary death: factors related to the incidence of sudden death. Circulation 51:606–613
107. Kannel WB, Gordon T, Offut D (1969) Left ventricular hypertrophy by electrocardiogram: prevalence, incidence and mortality in the Framingham study. Ann Intern Med 71:89–105
108. Kannel WB, Sorlie P (1981) Left ventricular hypertrophy in hypertension: Prognostic and pathogenetic implications (The Framingham Study). In: Strauer BE (ed) The heart in hypertension. Springer, Berlin Heidelberg New York, pp 223–242
109. Kaufmann W (1977) Probleme der arteriellen Hypertonie. Therapiewoche 27:5673
110. Kathke N (1955) Die Veränderungen der Koronararterienzweige des Myokards bei Hypertonie. Beitr Pathol Anat 115:405
111. Keith NM, Wagener HP, Barker NW (1939) Some different types of essential hypertension; their course and prognosis. Am J Med Sci 197:332
112. Kennedy JW, Baxley WA, Figley MM, Dodge HT, Blackmon JR (1966) Quantitative angiocardiography: I. The normal left ventricle in man. Circulation 34:272
113. Khairallah P, Sen S, Tarazi R (1976) Angiotensin, protein biosynthesis and cardiovascular hypertrophy. Am J Cardiol 37:148
114. Klaus D (1979) Chronisch arterielle Hypertonie. Informierte Arzt 10:43–55
115. Klein RC, DeMaria AN, Mason ST (1980) Association of complex ventricular beats to increased ventricular wall stress in aortic stenosis. Clin Res 28-9A
116. Klepzig M, Eisenlohr H, Steindl S, Schmiebusch H, Strauer BE (1987) Media hypertrophy in hypertensive coronary resistance vessels. J Cardiovasc Pharmacol 10:97–102
117. Klepzig M, Strauer BE (1983) Coronary reserve in spontaneously hypertensive rats: the effect of blood pressure, hypertrophy and long-term vasodilator therapy. In: Jacob R (ed) Cardiac adaptation to hemodynamic overload, training and stress. Steinkopff, Darmstadt, pp 213–219

118. Klepzig M, Eisenlohr H, Steindl J, Strauer BE (1985) Increased coronary vascular resistance in spontaneously hypertensive rats. Prog Appl Microcirc 8:105–110
119. König W, Sund M, Ernst E, Matrai A, Keil U, Rosenthal J (1989) Is increased plasma viscosity a risk factor for high blood pressure? Angiology 40:153–163
120. Kment A, Strauer BE (1980) Hämodynamik und Ventrikelfunktion unter Dihydralazin. Z Kardiol 69:203
121. Kment A, Strauer BE (1979) Myokardiale und hämodynamische Wirkungen von Diuretika. In: Rosenthal J, Knauf H (Hrsg) Diuretika. Chemie-Verlag, Weinheim, S 165–176
122. Koch-Weser J (ed) (1976) Drug therapy – hydralazine. Engl J Med 295:320–323
123. Kochsiek K, Heiss HW, Tauchert M, Strauer BE (1971) Koronarreserve und Sauerstoffverbrauch bei hypertrophischer obstruktiver Cardiomyopathie. Verh Dtsch Ges Inn Med 77:880
124. Kochsiek K, Larbig D, Harmjanz D (1971) Die hypertrophische obstruktive Kardiomyopathie. Springer, Berlin Heidelberg New York (Experimentelle Medizin, Pathologie und Klinik, Bd. 35)
125. Kochsiek T, Tauchert M, Cott L, Neubaur J (1970) Die Koronarreserve bei Patienten mit Aortenvitien. Verh Dtsch Ges Inn Med 76:214
126. Lake CR, Ziegler MG, Coleman MD, Kopin IJ (1979) Hydrochlorthiazide-induced sympathetic hyperactivity in hypertensive patients. Clin Pharmacol Ther 26:428–432
127. Laks MN (1976) Norepinephrine – the myocardial hypertrophy hormone? Am Heart J 91:674–675
128. Lasch HG, Heene D, Huth K, Sandritter W (1967) Pathophysiology, clinical manifestation and therapy of consumption-coagulopathy („Verbrauchskoagulopathie"). Am J Cardiol 20:381
129. Leschke M, Martin J, Vogt M, Motz W, Strauer BE (1990) Die Blutviskosität: Ein additiver Faktor der eingeschränkten Koronarreserve bei der arteriellen Hypertonie. Z Kardiol [Suppl 1] 79:101
130. Leschke M, Motz W, Blanke H, Strauer BE (1987) Blood rheology in hypertension and hypertensive heart disease. J Cardiovasc Pharmacol [Suppl 6] 10:103–110
131. Leschke M, Strauer BE (1990) Blutrheologie und Mikrozirkulation. Z Kardiol 79:146
132. Leschke M, Strauer BE (1990) Die Bedeutung rheologischer Mechanismen in der Atherogenese. Arzneimittelforschung 40/1, 3a:356–362
133. Leschke M, Strauer BE (1989) Hemorheologic profile and precursors in myocardial ischemia. In: Armin T, Maseri A (eds) Predisposing conditions for acute ischemic syndromes. Steinkopff, Darmstadt, pp 85–95
134. Leschke M, Vogt M, Motz W, Strauer BE (1990) Blood rheology as a contributing factor in reduced coronary reserve in systemic hypertension. Am J Cardiol 65:56G–59G
135. Letcher RL, Chien S, Pickering TG, Laragh JH (1983) Elevated blood viscosity in patients with borderline essential hypertension. Hypertension 5:757–762
136. Letcher RL, Chien S, Pickering TG, Sealey JE, Laragh JH (1981) Direct relationship between blood pressure and blood viscosity in normal and hypertensive subjects. Am J Med 70:1195–1202
137. Levy D, Anderson KM, Savage DD, Balkus SA, Kannel WB, Castelli WP (1987) Risk of ventricular arrhythmias in left ventricular hypertrophy: the Framingham Heart Study. Am J Cardiol 60:560–565
138. Lewis P (1976) The essential action of propranolol in hypertension. Am J Cardiol 60:837
139. Lichtlen P, Baumann PC, Preter B (1969) Zur selektiven Koronarographie: Klinisch-angiographische Analyse anhand von 250 Patienten. Arch Kreislaufforsch 59:287
140. Limas C, Westrum B (1984) The evolution of vascular changes in SHR. Am J Pathol 117:360–371
141. Limbourg P, Just H, Lang KF, Schölmerich P (1976) Ventricular function at rest and during exercise in the hypertensive heart. In: Roskamm H, Hahn C (eds) Ventricular function during rest and exercise. Springer, Berlin Heidelberg New York, pp 83–86
142. Linzbach AJ (1960) Heart failure from the point of view of quantitative anatomy. Am J Cardiol 5:370
143. Linzbach AJ, Linzbach M (1951) Die Herzdilatation. Klin Wochenschr 29:40
144. Linzbach AJ (1981) Structural adaption of the heart in hypertension and the physical consequences. In: Strauer BE (ed) The heart in hypertension. Springer, Berlin Heidelberg New York, pp 243–250

145. Loaldi A, Repi M, Agostini PG et al. (1983) Cardiac rhythm in hypertension assessed through 24 hour ambulatory electrocardiographic monitoring: effects of load manipulation with atenolol, verapamil, and nifedipin. Br Heart J 50:118–126
146. Lochner W (1971) Herz. In: Schütz E (Hrsg) Physiologie des Kreislaufes, Bd. 1. Springer, Berlin Heidelberg New York, S 185–228
147. Losse H (1979) Kochsalzverbrauch und Hypertonie. Dtsch Med Wochenschr 104:755
148. Lown B (1979) Symposium on nifedipine and calcium flux inhibition in the treatment of coronary artery spasm and myocardial ischemia. Am J Cardiol 44:780
148a. Lüllmann H, Holland WC (1962) Influence of ouabain on a exchangeable calcium fraction, contractile force, and resting tension of Guinea pig atria. J. Pharmacol Exp Ther 137:186
149. Lund-Johansen P (1967) Hemodynamics in early essential hypertension. Acta Med Scand [Suppl] 183:482
150. Management Committee, Reader R (1980) The Australian therapeutic trial in mild hypertension, Lancet I:1261
151. Mark A, Creager MD, Jonathan L et al. (1981) Acute regional circulatory and renal hemodynamic effects of converting-enzyme inhibition in patients with congestive heart failure. Circulation 64:483–489
152. Massie B, Ports T, Chatterjee K, Parmley W, Ostland J, O'Young J, Haughom F (1981) Long-term vasodilator therapy for heart failure: Clinical response and its relationship to hemodynamic measurements. Circulation 63:269–278
153. Mayr G, Bürger SB, Strauer BE (1981) Properties of myocardial myosin in left ventricular hypertrophy due to spontaneous essential hypertension. In: Strauer BE (ed) The heart in hypertension. Springer, Berlin Heidelberg New York, pp 131–142
154. McKenna DH, Corliss RJ, Sialer S, Zarmstorff WC, Crumpton WC, Rowe GG (1966) Effect of propranolol on systemic and coronary hemodynamics at rest and during stimulated exercise. Circ Res 19:520
155. McLenachan JM, Henderson E, Morris KI, Dargie HJ (1987) Ventricular arrhythmias in patients with hypertensive left ventricular hypertrophy. N Engl J Med 317:787–792
156. McNeil JJ, Louis WJ (1979) A double blind crossover comparison of pindolol, metoprolol, atenolol and labetalol in mild to moderate hypertension. Br J Clin Pharmacol 8:163–166
157. Meerson FS (1969) Hyperfunktion, Hypertrophie und Insuffizienz des Herzens. Volk & Gesundheit, Berlin
158. Meesmann W (1973) Zur Pathophysiologie der Koronarinsuffizienz. In: Gottstein U (Hrsg) Koronarinsuffizienz. Periphere Durchblutungsstörungen, Huber, Bern, S 20–31
159. Messerli FH, Ventura HO, Elizardi DJ, Dunn FG, Frohlich ED (1984) Hypertension and sudden death: increased ventricular ectopic activity in left ventricular hypertrophy. Am J Med 77:18–22
160. Meurer KE, Feltkamp H, Bönner G, Konrads A, Lang R, Helber A, Kaufmann W (1981) Pathophysiologic basis of antihypertensive therapy in man. In: Strauer BE (ed) The heart in hypertension. Springer, Berlin Heidelberg New York, pp 401–412
161. Mirsky J (1976) Assessment of passive elastic stiffness of cardiac muscle: mathematical concepts, physiological and clinical considerations, directions of future research. Prog Cardiovasc Dis 28:277
162. Mitchell JH, Wildenthal K, Mullins CB (1969) Geometrical studies of the left ventricle utilizing biplane cinefluorography. Fed Proc 28:1334
163. Motz W, Strauer BE (1982) Das kardiale Risiko des Hypertonikers. Int Welt 9:275
164. Motz W, Strauer BE (1982) Prevention of left ventricular dysfunction by nifedipine. Circulation 66:II-250
165. Motz W, Ploeger M, Ringsgwandl G, Göldel N, Garthoff B, Kazda S, Strauer BE (1983) Influence of nifedipine on ventricular function and myocardial hypertrophy in spontaneously hypertensive rats. J Cardiovasc Pharmacol 5:55–61
166. Motz W, Strauer BE (1983) The influence of nifedipine on left ventricular compliance and myocardial stiffness. Am J Cardiol 166 (Suppl 2):653
167. Motz W, Strauer BE (1983) Sustained arterial hypertension increases myocardial stiffness in spontaneously hypertensive rats (SHR). Am J Cardiol 167:641
168. Motz W, Strauer BE (1983) Nifedipine in the long term management of hypertensive heart disease. Hypertension S [Suppl II]:39–44

169. Motz W, Ringsgwandl G, Strauer BE (1984) Regression of left ventricular muscle mass and collagen following nifedipine therapy. Circulation 70:237
170. Motz W, Strauer BE (1984) Regression of structural cardiovascular changes by antihypertensive therapy. Hypertension 6:133–139
171. Motz W, Klepzig M, Stellwag M, Strauer BE (1987) Regression der Herzhypertrophie unter Saluretika? Klin Wochenschr [Suppl 65] 165:176
172. Motz W, Strauer BE (1988) Rückbildung der hypertensiven Herzhypertrophie durch chronische Angiotensin-Konversionsenzymhemmung. Z Kardiol 77:53–60
173. Motz W, Strauer BE (1989) Left ventricular function and collagen content after regression of hypertensive hypertrophy. Hypertension 13:43–50
174. Motz W, Strauer BE (1990) Differential therapy of hypertensive heart disease. Am J Cardiol 65:60G–64G
175. MRFIT (1990) Mortality rates after 10.5 years for participants in the MRFIT. Findings related to a priori hypothesis of the trial. JAMA 263:1795–1801
176. Muiesan G, Agabiti-Rosei E, Romanelli G, Muiesan ML, Castellano M, Beschi M (1986) Adrenergic activity and left ventricular function during treatment of essential hypertension with calcium antagonists. Am J Cardiol 57:44–49
177. Mulvany M, Halpern W (1977) Contractile properties of small arterial resistance vessels in SHR and normotensive rats. Circ Res 41:19–25
178. Mulvany M, Aalkjaer C (1978) Direct evidence, that the greater contractility of resistence vessels in SHR is associated with a narrowed lumen, thickened media and an increased number of smooth muscle cells. Circ Res 43:854–864
179. Mulvany M, Aalkjaer C, Christensen J (1980) Changes in noradrenalin sensitivity and morphology of arterial resistance vessels during development of high blood pressure in SHR. Hypertension 2:664–671
180. Nakashima Y, Found FM, Tarazi RC (1984) Regression of left ventricular hypertrophy from systemic hypertension by enalapril. Am J Cardiol 53:1044–1049
181. Nechwatal W, König E, Kronski D, Eversmann H, Eversmann T (1976) Hemodynamic response to digitalization in patient with hypertensive cardiovascular disease. Basic Res Cardiol 71:553
182. Östman-Smith I (1981) Cardiac sympathetic nerves as the final common pathway in the induction of adaptive cardiac hypertrophy. Clin Sci 61:265–272
183. Okamoto K (1972) Spontaneous hypertension. Springer, Berlin Heidelberg New York
184. Olivetti G, Loud A (1980) Morphometry of media hypertrophy in rat aorta. Lab Invest 42:559–565
185. Olshausen N, Schäfer A, Mehmel HC, Schwarz F, Senges J, Kübler W (1984) Ventricular arrhythmias in idiopathic dilated cardiomyopathy. Br Heart J 51:195–201
186. Onesti G, Kim KE, Moyer HJ (1973) Hypertension: Mechanisms and management. Grune & Stratton, New York
187. Opie LH (1980) Drugs and the heart. Lancet II:693
188. Opie LH (1980) Calcium antagonists. Lancet I:806
189. Page LB, Yager HM, Sidd JJ (1976) Drugs in the management of hypertension. Am Heart J 92:252
190. Palm D (1977) Adrenerge Beta-Rezeptoren und Beta-Rezeptorenblocker. In: Hierholzer K, Rietbrock N (Hrsg) Adrenerge Beta-Rezeptoren und Beta-Rezeptorenblocker. Straube, Erlangen, S 192
191. Parratt JR (1965) Blockade of sympathetic beta-receptors in the myocardial circulation. Br J Pharmacol 24:601
192. Pegram B, Ishise S, Frohlich ED (1982) Effect of methyldopa, clonidine and hydralazine on cardiac mass and hemodynamics in WKY and SHR. Cardiovasc Res 16:40–46
193. Perry HM (1973) Late toxicity to hydralazine resembling systemic lupus erythematosus or rheumatoid arthritis. Am J Med 54:58
194. Peterson KL, Skloven D, Ludbrook P, Uther JB, Ross J Jr (1974) Comparison of isovolumic and ejection phase indices of myocardial performance in man. Circulation 49:1088
195. Pfeffer JM, Pfeffer MA, Mirsky I, Braunwald E (1982) Regression of left ventricular dysfunction by captopril in the spontaneously hypertensive rat. Proc Natl Acad Sci USA 79:3310–3314

196. Pfeffer M, Pfeffer J, Weiss K, Frohlich E (1977) Development of hypertension and cardiac hypertrophy during prolonged beta blockade. Am J Physiol 232:H639–644
197. Philipp T, Cordes K, Distler A (1977) Sympathikusaktivierbarkeit und blutdrucksenkende Wirkung einer Beta-Rezeptorenblockade bei essentieller Hypertonie. Dtsch Med Wochenschr 102:569
198. Pickering GW (1968) High blood pressure, 2nd edn. Churchill, London
199. Pitt B, Elliot EC, Gregg DE (1967) Adrenergic receptor activity in the coronary arteries of the unaesthetized dog. Circ Res 21:75
200. Rackley CE, Dodge HT, Coble YD, Hay RE (1964) A method for determining left ventricular mass in man. Circulation 29:666
201. Ratios J (1981) Verapamil in the long term treatment of angina pectoris. In: Zanchetti A, Krikler DM (eds) Calcium antagonism in cardiovascular therapy. Experience with Verapamil. Excerpta Medica, Amsterdam, p 167
202. Rahlf G (1981) Microscopic pathology of intramural coronary arteries and arterioles of the left ventricle in arterial hypertension. In: Strauer BE (ed) The heart in hypertension. Springer, Berlin Heidelberg New York, pp 193–208
203. Rahn KH (1973) Sympathikoadrenales System und Hypertonie. In: Losse H, Heintz R (Hrsg) Aktuelle Hypertonieprobleme. Thieme, Stuttgart, S 55
204. Ratshin RA, Rackley CE, Russel RO Jr (1974) Determination of left ventricular preload and afterload by quantitative echocardiography in man. Circ Res 24:711–718
205. Riecker G (1982) Klinische Kardiologie. Springer, Berlin Heidelberg New York
206. Rienmüller R, Lissner J, Bohn I, Maier H, Strauer BE (1982) Evaluation of cardiac geometry by quantitative computer tomography. Circulation 66:II-40
207. Ritchie DG, Fuller GM (1983) Hepatocyte-stimulating factor: a monocyte derived acute phase regulatory protein. Ann NY Acad Sci 408:490–502
208. Rowe GG, Castillo CA, Maxwell GM, Crumpton CW (1961) A hemodynamic study of hypertension including observations in coronary blood flow. Ann Intern Med 54:405
209. Ryan M, Lown B, Horn H (1975) Ventricular ectopic activity in patients with coronary heart disease. N Engl J Med 292:224–229
210. Salcedo EE, Gockowsky K, Tarazi RC (1979) Left ventricular mass and wall thickness in hypertension. Comparison of M-mode and two-dimensional echocardiography in two experimental models. Am J Cardiol 44:936–940
211. Sandler H (1970) Dimensional analysis of the heart – A review. Am J Med Sci 260:56
212. Sandler H, Dodge HT (1963) Left ventricular tension and stress in man. Circ Res 13:91
213. Sandler H, Dodge HT (1968) The use of single plane angiocardiograms for the calculation of left ventricular volume in man. Am Heart J 75:325
214. Sannerstedt R (1966) Hemodynamic response to exercise in patients with arterial hypertension. Acta Med Scand [Suppl] 180:458
215. Sarre H (1969) Differentialdiagnose und Therapie des renalen Hochdrucks. Ärztl Prax 21:2201
216. Schelbert HR, Kreuzer H, Neuhaus KL, Spiller P (1973) Die Bestimmung der lokalen Myokardfunktion aus dem Cineventrikulogramm bei Herzgesunden und Patienten mit koronarer Herzkrankheit. Klin Wochenschr 51:511
217. Scheler F (1982) Arterielle Hypertonie. In: Riecker G (Hrsg) Therapie innerer Krankheiten. Springer, Berlin Heidelberg New York
218. Scheler S, Motz W, Strauer BE (1989) Determinants of silent myocardial ischemia in arterial hypertension. Circulation [Suppl 2] 4/80:569
219. Scheler S, Motz W, Strauer BE (1989) Transiente Myokardischämien bei Hypertonikern. Z Kardiol 78:197–203
220. Scheler S, Motz W, Vester J, Strauer BE (1990) Transient myocardial ischemia in hypertensive heart disease. Am J Cardiol 65:51G–55G
221. Scheler S, Motz W, Vogt M, Strauer BE (1990) Die therapeutische Wirkung eines Betarezeptorenblockers auf die transienten Myokardischämien bei arterieller Hypertonie. Klin Wochenschr [Suppl 19]
222. Schenk H, Strauer BE, Heiss HW, Kochsiek K (1973) Koronarreserve und myokardialer Sauerstoffverbrauch des linken Ventrikels bei Patienten mit stenosierender Koronarsklerose. Verh Dtsch Ges Inn Med 79:1139

223. Scherpe A, Strauer BE (1976) Untersuchungen über die hämodynamischen Determinanten der Auswurffraktion. Verh Dtsch Ges Inn Med 82:1109
224. Schettler G (1961) Arteriosklerose. Thieme, Stuttgart
225. Schettler G (1978) Angina pectoris und Arteriosklerose. In: Gill E (Hrsg) Angina pectoris. Fischer, Stuttgart, S 227–247
226. Schiller NB, Acquatella H, Ports TA et al. (1979) Left ventricular volume from paired biplane two dimensional echocardiography. Circulation 60:547–551
227. Schlant RC, Feiner JM, Blumenstein BA, Shulman NB, Heymsfield SB, Hall PW, Wollam GL (1982) Echocardiographic documentation of regression of left ventricular hypertrophy produced by treatment of essential hypertension. Am J Cardiol 49:951
228. Schmiebusch H (1979) Ultrastruktur der Arterienwand bei spontan hypertonen Ratten. Dissertation, Universität Freiburg
229. Schmiebusch H, Staubesand J (1980) Ultraschallstructural and morphometric investigations into arterial wall of SHR. Artery 8:294–304
230. Schmiebusch H, Klepzig M, Staubesand J (1985) Morphologische Grundlage der arteriellen Wandspannung im Koronargefäßsystem bei SHR verglichen mit WKY. Verh Anat Ges 80:585–586
231. Schneider A, Strauer BE (1981) Cross bridge mechanics in the heart muscle of spontaneously hypertensive rats. In: Strauer BE (ed) The heart in hypertension. Springer, Berlin Heidelberg New York, pp 143–152
232. Schröder R (1972) Hämodynamische Komplikationen bei akutem Myokardinfarkt. Internist (Berlin) 13:380
233. Schwartzkopff B, Frenzel H, Vogt M, Motz W, Strauer BE (1989) Myocardial structure in patients with reduced coronary reserve in hypertensive heart disease. Circulation [Suppl 2] 4/80:532
234. Schwartzkopff B, Steeg M, Lösse B, Scheler S, Motz W, Strauer BE (1990) Myokardischämie bei Patienten mit hypertropher Kardiomyopathie. Z Kardiol [Suppl 1] 79:83
235. Schweizer P, Erbel R, Meyer J, Grenner H, Krebs W, Effert S (1980) Möglichkeiten der Bestimmung von Volumina und Austreibungsfraktion der linken Kammer mit dem zweidimensionalen Ultraschallverfahren. Herz 5:291–302
236. Seldinger SL (1953) Catheter replacement of the needle in percutaneous arteriography. A new technique. Acta Radiol (Stockh) 39:368
237. Sen S, Bumpus FM (1979) Collagen synthesis in development and reversal of cardiac hypertrophy in SHR. Am J Cardiol 44:954–958
238. Sen S, Tarazi RC, Bumpus FM (1979) Cardiac effects of angiotensin-antagonists in normotensive rats. Clin Sci 56:439–444
239. Shand DG (1975) Drug therapy: Propranolol. N Engl J Med 293:280
240. Siegenthaler W, Veragut U, Werning C (1976) Blutdruck. In: Siegenthaler W (Hrsg) Klinische Pathophysiologie. Thieme, Stuttgart, S 617
241. Siegenthaler W (1976) Klinische Pathophysiologie. Thieme, Stuttgart
242. Siegenthaler W, Vetter W, Schrey A (Hrsg) (1980) Hypertonie. Synergistische und antagonistische Wirkungen von Antihypertensiva. Verlag für angewandte Wissenschaften, München
243. Simon H, Krayenbühl HP, Rutishauser W, Preter B (1970) The contractile state of the hypertrophied left ventricular myocardium in aortic stenosis. Am Heart J 79:587
244. Simpson P (1983) Norepinephrine-stimulated hypertrophy of cultured rat myocardial cell is in a alpha-1-adrenergic response. J Clin Invest 72:732–738
245. Singh BN, Ellrodt G, Peter CT (1978) Verapamil: a review of its pharmacological properties and therapeutics use. Drugs 15:169
246. Sokolow M, Lyon T (1949) The ventricular complex in left ventricular hypertrophy as obtained by unipolar precordial and limb leads. Am Heart J 37:161
247. Sonnenblick EH, Williams JF, Glick G, Mason DT, Braunwald E (1966) Studies on digitalis: XV. Effects of cardiac glycosides on myocardial force-velocity relations in the nonfailing human heart. Circulation 34:532
248. Spann JF, Buccino RA, Sonnenblick EH, Braunwald E (1967) Contractile state of cardiac muscle obtained from cats with experimentally produced ventricular hypertrophy and heart failure. Circ Res 21:341

249. Statistisches Bundesamt (1975–79) Statistische Jahrbücher für die BRD der Jahre 1975–1979. Wiesbaden
250. Stern S, Tzivoni D (1974) Early detection of silent ischaemic heart disease by 24 hour electrocardiographic monitoring of active subjects. Br Heart J 36:481–486
251. Stone PH, Entman EM, Muller JE, Braunwald E (1980) Calcium channel blocking agents in the treatment of cardiovascular disorders, part II: Hemodynamic effects and clinical applications. Ann Intern Med 93:886
252. Strauer BE, Bolte H-D, Heimburg P, Riecker G (1975) Zur koronaren Herzkrankheit, Teil 2: Eine Analyse diastolischer Druck-Volumen-Beziehungen und linksventrikulärer Dehnbarkeit an 110 Patienten. Z Kardiol 64:311
253. Strauer BE, Brune J, Schenk H, Knoll D, Perings E (1976) Lupus cardiomyopathy. Cardiac mechanics, hemodynamics and coronary blood flow in uncomplicated systemic lupus erythematosus. Am Heart J 92:715
254. Strauer BE (1972) Contractile response to morphine, piritramide, meperidine und fentanyl: a comparative study of effects on the isolated ventricular myocardium. Anesthesiology 37:304
255. Strauer BE, Kramer H, Avenhaus H, Bolte HD, Lüderitz B, Neubaur J, Riecker G (1975) Hämodynamik, Volumina und Dehnbarkeit des linken Ventrikels bei 167 Patienten mit angeborenen und erworbenen Herzfehlern. Klin Wochenschr 53:961
256. Strauer BE, Kramer H, Bolte H-D, Riecker G (1975) Die Beziehungen zwischen Volumengrößen und Auswurffraktion des linken Ventrikels bei Mitral- und Aortenklappenregurgitation. Klin Wochenschr 53:975
257. Strauer BE (1978) Das Hochdruckherz. VI. Ventrikelfunktion und koronare Hämodynamik unter dem Einfluß von Digitalisglykosiden. Dtsch Med Wochenschr 103:1691
258. Strauer BE (1978) Das Hochdruckherz. VII. Die Wirkung von Atenolol auf Funktion, koronare Hämodynamik und Sauerstoffverbrauch des linken Ventrikels. Dtsch Med Wochenschr 103:1785
259. Strauer BE, Tauchert M, Cott L, Heiss HW, Kochsiek K, Bretschneider HJ (1971) Über den Einfluß verschiedener Größen der Herzmechanik auf den Sauerstoffverbrauch des suffizienten und insuffizienten linken Ventrikels bei Aortenvitien. Verh Dtsch Ges Inn Med 77:876
260. Strauer BE, Tauchert M, Cott L, Kochsiek K, Bretschneider HJ (1970) Simultane Bestimmung des Sauerstoffverbrauches und der Koronardurchblutung des linken Ventrikels bei Mitral- und Herzklappenfehlern mit einem neuen hämodynamischen Parameter und der Argon-Fremdgasmethode. Verh Dtsch Ges Inn Med 76:217
261. Strauer BE, Tauchert M, Heiss HW, Kochsiek K, Bretschneider HJ (1972) On the relations between coronary blood flow, oxygen consumption and cardiac work in patients with and without angina pectoris. In: Maseri A (ed) Myocardial blood flow in man. Methods and significance in coronary disease. Minerva Medica (on behalf of the I.S.C.), Turin, pp 465–475
262. Strauer BE, Schrader J, Bürger SB (1981) Coronary hemodynamics and myocardial adenosine release under the influence of digitalis glycosides: In: Strauer BE (ed) The heart in hypertension. Springer, Berlin Heidelberg New York, pp 165–179
263. Strauer BE (1975) Dynamik, Koronardurchblutung und Sauerstoffverbrauch des normalen und kranken Herzens. Karger, Basel
264. Strauer BE (1975) Die hypertrophische obstruktive Kardiomyopathie. Internist (Berlin) 16:530
265. Strauer BE (1976) Änderungen der Kontraktilität bei Druck- und Volumenbelastungen des Herzens. Referat 42. Tagung der Dtsch. Ges. Kreislaufforsch. Verh Dtsch Ges Kreislaufforsch 42:69
266. Strauer BE (1977) Ventrikelfunktion und koronare Hämodynamik bei der essentiellen Hypertonie. Referat 43. Tagung der Dtsch. Ges. Kreislaufforsch. Verh Dtsch Ges Kreislaufforsch 43:91
267. Strauer BE (1981) Koronare Mikrozirkulationsstörungen. Klin Wochenschr 59:1125
268. Strauer BE (1977) Die quantitative Bestimmung der Koronarreserve in der Diagnostik koronarer Durchblutungsstörungen. Internist (Berlin) 18:579
269. Strauer BE (1981) Performance, wall dynamics and coronary function of the left ventricle in hypertensive heart disease. In: Strauer BE (ed) The heart in hypertension. Springer, Berlin Heidelberg New York, pp 251–284

270. Strauer BE (1982) Der Stellenwert der Vasodilatatoren in der Therapie der Myokardinsuffizienz. Dtsch Med Wochenschr 107:1026
270a. Strauer BE, Volger W (1982) Koronare Mikrozirkulationsstörungen – ein rheologisches Problem? Verh Dtsch Ges Inn Med 87:1327
271. Strauer BE (1979) Myocardial oxygen consumption in chronic heart disease: role of wall stress, hypertrophy and coronary reserve. Am J Cardiol 44:730
272. Strauer BE (1979) Ventricular function and coronary hemodynamics in hypertensive heart disease. Am J Cardiol 44:999
273. Strauer BE (1981) Pathophysiologie der Herzinsuffizienz. Therapiewoche 31:477
273a. Strauer BE (1981) Differentialdiagnose und -therapie digitalisresistenter Formen der Myokardinsuffizienz. Therapiewoche 31:2895
274. Strauer BE (1980) Hypertensive heart disease. Springer, Berlin Heidelberg New York
275. Strauer BE (ed) (1981) The heart in hypertension. Springer, Berlin Heidelberg New York
276. Strauer BE (1979) Das Hochdruckherz. Springer, Berlin Heidelberg New York
277. Strauer BE (1982) Pathophysiologie der Myokardinsuffizienz unter differentialtherapeutischen Gesichtspunkten. Verh Dtsch Ges Kreislaufforsch 48:67
277a. Strauer BE (1991) The concept of coronary flow reserve. J Cardiovasc Pharmacol (in press)
277b. Strauer BE (1983) Left ventricular dynamics, energetics and coronary hemodynamics in hypertrophic heart disease. Eur Heart J [Suppl A] 4:137
278. Strauer BE (1985) Progression und Regression der Herzhypertrophie beim arteriellen Bluthochdruck. Z Kardiol [Suppl 7] 74:171–178
279. Strauer BE (1986) Hypertension and the heart: clinical studies. In: Zanchetti A, Tarazi RC (eds) Handbook of hypertension. Vol. 7. Elsevier, New York, pp 84–101
280. Strauer BE (1987) Cardiac energetics in clinical heart disease. Steinkopff, Darmstadt, pp 391–402
281. Strauer BE (1987) Structural and functional adaptation of the chronically overloaded heart in arterial hypertension. Am Heart J 114:948–957
282. Strauer BE (1988) Angina pectoris bei normalem Koronarangiogramm: Ein differentialdiagnostisches Problem. In: Riecker G (Hrsg) Koronare Herzkrankheit. Springer, Berlin Heidelberg New York Tokyo, S 93–105
283. Strauer BE (1988) Angina pectoris und Koronarinsuffizienz bei normalem Koronarangiogramm: Pathophysiologische Grundlagen, Diagnostik und therapeutische Konsequenzen. Z Kardiol [Suppl 5] 77:35–44
284. Strauer BE (1988) Coronary hemodynamics in hypertensive heart disease. Am J Med [Suppl 3] 84:45A–53A
285. Strauer BE (1989) Hypertensive heart disease: Progression and regression of myocardial and coronary smooth vascular hypertrophy. J Mol Cell Cardiol [Suppl III] 21:26
286. Strauer BE (in press) Beta-blocking agents in heart failure: Modern concepts and overview. J Cardiovasc Pharmacol
287. Strauer BE (1990) Significance of coronary circulation in hypertensive heart disease for development and prevention of heart failure. Am J Cardiol 65:34–41
288. Strauer BE (1990) The significance of coronary reserve in clinical heart disease. J Am Coll Cardiol 15:775
289. Strauer BE, Fateh-Moghadam A, Kment A, Samtleben W, Volger E (1981) Use of plasmapheresis and of immunosuppressive therapy in coronary microangiopathies. Bibl Haematol 47:213–227
290. Strauer BE, Motz W, Bürger S (1983) Myocardial and metabolic consequences of development and regression of cardiac hypertrophy in chronic heart disease. In: Alpert NR (ed) Perspectives in cardiovascular research, vol 7: Myocardial hypertrophy and failure. Raven, New York, pp 653–671
291. Strauer BE, Mahmoud MA, Bayer F, Bohn J, Motz U (1984) Reversal of left ventricular hypertrophy and improvement of cardiac function in man by nifedipine. Eur Heart J [Suppl] 5:53
292. Strauer BE, Schwartzkopff B, Motz W, Vogt M (1991) Coronary vascular changes in the progression and regression of hypertensive heart disease. J Cardiovasc Pharmacol (im Druck)
293. Strauer BE, Bayer F, Brecht HM, Motz W (1985) The influence of sympathetic nervous activity on regression of cardiac hypertrophy. J Hypertens [Suppl 4] 3:S39–S44

294. Strauer BE, Klepzig M, Motz W (1986) Reversal of left ventricular and coronary hypertrophy following antihypertensive treatment. In: Kaufmann W (ed) Primary hypertension. Springer, Berlin Heidelberg New York Tokyo, pp 115–125
295. Strauer BE, Motz W (1988) Hypertonie und Herz. Internist (Berlin) 29:260–269
296. Stumpe KO, Kolloch R, Vetter H, Gramann W, Krück F, Ressel C, Higuchi W (1976) Acute and longterm studies of the mechanism of action of beta-blocking drugs in lowering blood pressure. Am J Med 60:853
297. Tarazi C, Frohlich ED, Dustan HP (1968) Plasma volume in men with essential hypertension. N Engl Med 278:762–765
298. Tarazi R, Sen S (1981) Reversal of cardiac hypertrophy by antihypertensive therapy. In: Strauer BE (ed) The heart in hypertension. Springer, Berlin Heidelberg New York, pp 75–88
299. Tarazi RC, Sen S, Saragoca M, Kairrallah P (1982) The multifactorial role of catecholamines in hypertensive cardiac hypertrophy. Eur Heart J [Suppl] 3:A103–A110
300. Tauchert M (1973) Koronarreserve und maximaler Sauerstoffverbrauch des menschlichen Herzens. Basic Res Cardiol 68:183
301. Teichholz LE, Kreulen T, Herman MV, Gorlin R (1976) Problems in echocardiographic volume determinations: Echocardiographic-angiographic correlations in the presence or absence of asynergy. Am J Cardiol 37:7–15
302. Treis-Müller I, Osterpey A, Loskamp T, Eggeling T, Günther H, Höpp HW, Hombach V (1988) ST-Segment-Veränderungen im Langzeit-EKG bei Herzgesunden. Z Kardiol 77:160–164
303. Tzivoni D (1978) The marked myocardial depressant effect of verapamil. Isr J Med Sci 14:933
304. Varnauskas E (1955) Studies in hypertensive cardiovascular disease with special reference to cardiac function. Scand J Clin Lab Invest [Suppl] 7:17
305. Vatner SF, Higgins CB, Franklin D, Braunwald E (1971) Effects of digitalis glykoside on coronary and systemic dynamics in conscious dogs. Circ Res 28:470
306. Vaughn Williams EM, Raine AEG, Cabrera HA, Whyte JM (1975) The effects of prolonged beta-adrenoreceptor blockade on heart size and cardiac intracellular potentials in rabbits. Cardiovasc Res 9:579
307. Veterans Administration Cooperative Study Group on Antihypertensive Agents (1962) III. Chlorothiazide alone and in combination with other agents. Arch Intern Med 110:230
308. Veterans Administeration Cooperative Study Group on Antihypertensive Agents (1967) Effects of treatment on morbidity and mortality. Results in patients with diastolic blood pressure averaging 115 through 129 mm Hg. JAMA 202:1028
309. Veterans Administration Cooperative Study Group on Antihypertensive Agents (1970) II. Results in patients with diastolic blood pressure averaging 90 through 114 mm Hg. JAMA 213:1143
310. Vogt M, Kreutz KU, Motz W, Strauer BE (1989) Hypertrophieregression nach Nitrendipin: Einfluß auf systolische und diastolische Funktion. Z Kardiol 78:469–477
311. Vogt M, Motz W, Strauer BE (1989) Coronary flow reserve in arterial hypertension. Scand J Clin Lab Invest [Suppl 49] 196:7–15
312. Vogt M, Motz W, Strauer BE (1989) Decreased coronary vasodilator reserve and left ventricular hypertrophy in hypertensive patients. Circulation [Suppl 2] 4/80:595
313. Vogt M, Rabenau O, Motz W, Strauer BE (1989) Evidence of endothelial dysfunction in patients with angina pectoris and angiographically normal coronary arteries. Circulation [Suppl 2] 4/80:436
314. Vogt M, Motz W, Scheler S, Strauer BE (1990) Disorders of coronary microcirculation and arrhythmias in systemic arterial hypertension. Am J Cardiol 65:45G–50G
315. Vogt M, Motz W, Schwartzkopff B, Strauer BE (1990) Coronary microangiopathy and cardiac hypertrophy. Eur Heart J [Suppl B] 11:133–138
316. Vogt M, Motz W, Strauer BE (1990) Einfluß der linksventrikulären Hypertrophie auf die Einschränkung der koronaren Regulationsbreite bei Patienten mit arterieller Hypertonie. Klin Wochenschr [Suppl 19]
317. Vogt M, Scheler S, Motz W, Strauer BE (1990) Ventrikuläre Herzrhythmusstörungen bei Hypertonikern. Z Kardiol [Suppl 1] 79:103
318. Wallace JM (1975) Hemodynamic lesions in hypertension. Am J Cardiol 36:670
319. Warren F, Walsh MB, Barry H, Greenberg MD (1981) Results of longterm vasodilator therapy in patients with refractory congestive heart failure. Circulation 64:499–505

320. Warshow D, Halpern W (1979) Mechanical and morphological poperties of arterial resistance vessel in young and old SHR. Circ Res 45:250–259
321. Webb RC, Vanhoutte PM (1979) Sensitivity to noradrenaline in isolated tail arteries from spontaneously hypertensive rats. Clin Sci 57:31s–3s
322. Weber KT, Reichek N, Janicki JS, Shroff S (1981) The pressure-overland heart: physiological and clinical correlates. In: Strauer EB (ed) The heart in hypertension. Springer, Berlin Heidelberg New York, pp 287–306
323. Weber KT, Janicki JS, Shroff SG, Pick R, Chen RM, Backey RI (1988) Collagen remodeling of the pressure-overloaded, hypertrophied nonhuman primate myocardium. Circ Res 62:757–765
324. Weidmann P, Fuss O (1978) Medikamentöse Hypertrophiebehandlung 1978. Schweiz Med Wochenschr 108:1
325. Weiss L, Lundgren Y, Folkow B (1974) Effects of prolonged treatment with adrenergic betareceptor antagonist on blood pressure, cardiovascular design and reactivity in spontaneously hypertensive rats (SHR). Acta Physiol Scand 91:447
326. Whitsitt LS, Lucchesi BR (1967) Effects of propranolol and its stereoisomers upon coronary vascular resistance. Circ Res 21:305
327. Wigle ED, Felderhof CH, Silver MD, Adelman AG (1973) Hypertrophic obstructive cardiomyopathy. In: Fowler NO (ed) Myocardial diseases. Grune & Stratton, New York, pp 297–318
328. Wikstrand J, Trimarco B, Ricciardelli B, DeLuca N, Volope M (1984) Reversal of cardiovascular changes during antihypertensive treatment: functional consequences and time course of reversal as judged from clinical studies. Hypertension III:III-348–III-367
329. Woessner J (1961) The determination of hydroxyproline in tissue and protein samples containing small proportions of this amino acid. Arch Biochem Biophys 93:440–447
330. Wollam GL, Hall DW, Porter VD et al. (1983) Time course of regression of left ventricular hypertrophy in treated hypertensive patients. Am J Med [Suppl] 75:100A–110A
331. Wong AYK, Rautaharju PM (1968) Stress distribution within the left ventricular wall approximated as a thick ellipsoidal shell. Am Heart J 75:649
332. World Health Organisation: Hypertension and coronary heart disease (1959) Classification and criteria for epidemiological studies. First report of the expert committee on cardiovascular diseases and hypertension. WHO Tech Rep Ser 168
333. World Health Organisation (1962) Arterial hypertension and ischemic heart disease, preventive aspects. Report of an expert committee. WHO Tech Rep Ser 231
334. Yamori Y (1981) Cardioac hypertrophy in early hypertension. Jpn Circ Res 48:308–319
335. Zähringer J (1984) Die Regulation der Proteinsynthese am normalen Herzen und unter pathologischen Bedingungen. In: Riecker G (Hrsg) Herzinsuffizienz. Springer, Berlin Heidelberg New York Tokyo (Handbuch der inneren Medizin, Bd 9/4, S 39–86)
336. Zähringer J (1985) Biochemische Veränderungen bei Herzmuskelhypertrophie-Regression. Z Kardiol [Suppl 74] 1:1–8
337. Zeft HJ, Patterson S, Orgain ES (1969) The effect of propranolol in the long-term treatment of angina pectoris. Arch Intern Med 124:578

# Sachverzeichnis